VERLAG ANTJE
KUNSTMANN

MICHAEL POLLAN

KAFFEE MOHN KAKTUS

EINE KULTURGESCHICHTE PSYCHOAKTIVER PFLANZEN

Aus dem Englischen von
Thomas Gunkel

Verlag Antje Kunstmann

INHALT

EINFÜHRUNG

Von den vielen Bereichen, in denen Menschen auf Pflanzen zurückgreifen – Ernährung, Schönheit, Medizin, Parfüm, Geschmack, Kleidung –, ist ihr Gebrauch zur Bewusstseinsveränderung sicherlich der seltsamste: zur Anregung oder Beruhigung, zur Manipulation oder vollständigen Veränderung unserer geistigen Erfahrungen. Wie die meisten Menschen gebrauche ich Tag für Tag etliche Pflanzen auf diese Weise. Jeden Morgen beginne ich meinen Tag unweigerlich mit dem Heißwasseraufguss einer von zwei Pflanzen, von denen ich abhängig bin (und das ist keine Übertreibung), um den geistigen Nebel zu lichten, meine Konzentration zu schärfen und mich auf den vor mir liegenden Tag einzustellen. Gewöhnlich betrachten wir Koffein nicht als Droge und unseren täglichen Konsum nicht als Abhängigkeit, doch das liegt nur daran, dass Kaffee und Tee legal sind und unsere Sucht gesellschaftlich akzeptiert ist. Doch was ist dann eigentlich eine Droge? Und warum ist es erlaubt, aus den Blättern von *Camellia sinensis* Tee zuzubereiten, während das Gleiche mit den Samenkapseln von Papaver somniferum, wie ich unter Gefahr feststellen musste, eine Straftat ist?

Jeder, der eine handfeste Definition von Drogen erstellen will, muss letztlich scheitern. Ist Hühnersuppe eine Droge? Wie steht es mit Zucker? Künstlichen Süßstoffen? Kamillentee? Oder mit einem Placebo? Wenn wir eine Droge nur als etwas definieren, das nach der Einnahme eine Veränderung bewirkt, sei es in Körper oder Geist (oder beidem), dann kommen wohl all diese Stoffe infrage. Aber müssten wir nicht imstande sein, Nahrungsmittel von Drogen zu unterscheiden? Angesichts dieses Dilemmas zieht sich die Arzneimittelzulassungsbehörde FDA damit aus der Affäre, dass sie Drogen in einer Zirkeldefinition als »Stoffe außer Nahrungsmitteln« bezeichnet, die in der amtlichen Arzneimittelliste, das heißt seitens der FDA, als Drogen eingestuft sind. Keine große Hilfe.

Das Ganze wird auch nicht viel klarer, wenn das Attribut »illegal« hinzukommt: Eine illegale Droge ist etwas, das die Regierung dazu erklärt. Es kann kein Zufall sein, dass davon fast ausschließlich Stoffe betroffen sind, die das menschliche Bewusstsein verändern können. Oder vielleicht sollte ich eher sagen, die das menschliche Bewusstsein derart verändern können, dass es den reibungslosen gesellschaftlichen Abläufen und den Interessen der Mächtigen zuwiderläuft. Kaffee und Tee zum Beispiel, die ihren Nutzen für den Kapitalismus in vielerlei Hinsicht sattsam unter Beweis gestellt haben, nicht zuletzt, weil sie uns zu leistungsfähigeren Arbeitern machen, laufen keine Gefahr, verboten zu werden, während Psychedelika – die nicht giftiger sind als Koffein und bei Weitem nicht so abhängig machen – seit Mitte der 1960er-Jahre, zumindest in der westlichen Welt, als Bedrohung der gesellschaftlichen Normen und Bräuche betrachtet werden.

Doch auch diese Einstufungen sind nicht so unerschütterlich wie man glauben könnte. Zu unterschiedlichen Zeiten haben die Behörden der arabischen Welt und Europas den Kaffee verboten, weil sie die Menschen, die sich versammelten, um ihn zu trinken, als politisch bedrohlich empfanden. Während ich diese Zeilen schreibe, scheinen Psychedelika gerade einen Identitätswechsel zu durchlaufen. Da die Forschung nachgewiesen hat, dass Psilocybin bei der Behandlung psychischer Krankheiten nützlich sein kann, dürften manche Psychedelika schon bald von der FDA als Arzneien zugelassen werden: Das heißt, sie werden als hilfreich und nicht mehr als bedrohlich für die Funktionsfähigkeit der Gesellschaft betrachtet.

Zufällig ist das genau die Sichtweise, die indigene Völker auf diese Stoffe hatten. In vielen indigenen Gemeinschaften *bekräftigt* der zeremonielle Gebrauch des Psychedelikums Peyote die gesellschaftlichen Normen, indem er die Menschen zusammenbringt, um die Traumata von Kolonialismus und Enteignung zu heilen. Die amerikanische Regierung erkennt das im ersten Verfassungszusatz festgehaltene Recht der Ureinwohner an, Peyote als Teil der freien Ausübung ihrer Religion einzunehmen, doch der Rest von uns genießt dieses Recht nicht, obwohl wir Peyote in ähnlicher Art und Weise gebrauchen. In diesem Fall ändert also statt der Droge die Identität des Konsumenten ihren rechtlichen Status.

Der Umgang mit Drogen ist unaufrichtig. Aber es stimmt nicht ganz, dass unsere Pflanzentabus völlig willkürlich sind. Wie die angeführten Beispiele zeigen, billigen die Gesellschaften bewusstseinsverändernde Drogen, die die Aufrechterhaltung gesellschaftlicher Regeln unterstützen, und verbieten solche, die sie untergraben. Deshalb lassen sich an den akzeptierten Stoffen die Ängste und Wünsche der Gesellschaft ablesen.

Seit ich als Jugendlicher anfing zu gärtnern und Cannabis anzubauen versuchte, bin ich fasziniert von der Anziehungskraft dieser machtvollen Pflanzen und der ebenso machtvollen Tabus und Befürchtungen, mit denen wir sie umgeben. Inzwischen weiß ich, dass wir uns, wenn wir diese Pflanzen unserem Körper zum Zwecke der Bewusstseinsveränderung zuführen, zutiefst auf Natur einlassen.

Es gibt auf der Welt nur wenige Kulturen, die in ihrer Umgebung nicht mindestens eine dieser Pflanzen oder Pilze, in den meisten Fällen sogar eine ganze Reihe davon, entdeckt haben, die in irgendeiner Form das Bewusstsein verändern. Durch ein vermutlich langes und gefährliches Ausprobieren haben die Menschen Pflanzen ermittelt, die von der Last körperlicher Schmerzen befreien, die uns leistungsfähiger oder geselliger machen, die Ehrfurcht oder Verzückung auslösen, unsere Vorstellungskraft nähren, über Zeit und Raum hinausweisen, Träume, Visionen und mystische Erfahrungen in Gang setzen und uns unseren Vorfahren oder Göttern nahebringen. Offenbar reicht uns Menschen das normale, alltägliche Bewusstsein nicht. Wir versuchen, es zu verändern, zu vertiefen und manchmal zu transzendieren, und haben in der Natur eine ganze Sammlung von Molekülen entdeckt, die uns dazu befähigen.

Kaffee, Mohn, Kaktus ist eine persönliche Erforschung dreier dieser Moleküle und der bemerkenswerten Pflanzen, von denen sie erzeugt werden: das Koffein in Kaffee und Tee, das Morphin im Schlafmohn und das vom Peyote- und vom San-Pedro-Kaktus produzierte Meskalin. Das erste dieser Moleküle ist heute überall legal, das zweite zumeist illegal (es sei denn, es wurde von einem Pharmakonzern gereinigt und von einem Arzt verschrieben), und das dritte gilt in den Vereinigten Staaten als illegal, sofern man keinem Stamm der Urbevölkerung angehört. Jedes repräsentiert eine der drei groben Kategorien psychoaktiver Stoffe: der Downer (Opium), der Upper (Koffein) und das, was ich als Outer betrachte (Meskalin). Oder, um es wissenschaftlicher auszudrücken: Ich befasse mich mit einem Beruhigungsmittel, einem Aufputschmittel und einem Halluzinogen.

Zusammen genommen decken diese drei pflanzlichen Drogen einen Großteil des Spektrums menschlicher Erfahrung mit psychoaktiven Substanzen ab, vom täglichen Konsum des Koffeins, der beliebtesten psychoaktiven Droge auf dem Planeten, über den zeremoniellen Gebrauch von Meskalin seitens der Urbevölkerung bis zum jahrhundertealten Gebrauch von Opiaten zur Schmerzlinderung. Dieses Kapitel ist zur Zeit des Drogenkriegs angesiedelt, in den chaotischen Jahren, als die Regierung ein paar Gärtnern, die Mohn anbauten, um einen milden narkotischen Tee zu kochen, mehr Aufmerksamkeit widmete als einem Pharmakonzern, der wissentlich Millionen von Amerikanern nach seinem von der FDA zugelassenen Opiat OxyContin süchtig machte. Einer der Gärtner war ich.

Jede dieser Geschichten erzähle ich aus mehreren Perspektiven und mit unterschiedlicher Sichtweise: historisch, anthropologisch, biochemisch, botanisch oder persönlich. In allen Fällen habe ich etliche Gehirnzellen aufs Spiel gesetzt, da ich ohne Selbstversuche nicht weiß, wie ich die Erfahrung der Bewusstseinsveränderung beschreiben soll. Doch beim Koffein war der Selbstversuch von Abstinenz statt von Konsum geprägt, und das erwies sich als viel schwieriger.

Eins dieser Kapitel besteht aus einem Essay, den ich schon vor fünfundzwanzig Jahren verfasst habe, als der Drogenkrieg in vollem Gange war, und er weist noch die Narben dieser angstvollen, paranoiden Zeit auf. Die anderen Geschichten sind vom Abebben dieses Kriegs beeinflusst, dessen Ende inzwischen in Sicht zu sein scheint. Bei der Wahl von 2020 stimmten die Oregoner dafür, den Besitz *jeglicher* Drogen zu entkriminalisieren und speziell Therapien, bei denen Psilocybin verwendet wird, zu legalisieren. Ein in Washington, D.C., eingereichtes Volksbegehren fordert die Entkriminalisierung[1] »entheogener Pflanzen und Pilze«. (»Entheogen«, was im Griechischen »Offenbarung des Gottes [Göttlichen] im Innern« heißt, ist eine andere Bezeichnung für Psychedelika, die 1979 in der Hoffnung, diese Wirkstoffklasse vom Makel der Gegenkultur zu befreien und den spirituellen Gebrauch zu betonen, dem sie Tausende von Jahren diente, von einer Gruppe Religionswissenschaftler geprägt wurde.) Bei derselben Wahl stimmte New Jersey zusammen mit vier traditionell republikanischen Staaten – Arizona, Mississippi, Montana und South Dakota – dafür, die Marihuanagesetze zu liberalisieren, und erhöhte die Anzahl der Staaten, die den Marihuanakonsum in irgendeiner Form legalisiert haben, auf sechsunddreißig.

Beim Schreiben von *Kaffee, Mohn, Kaktus* hat mich die Überzeugung geleitet, dass das Abflauen des Drogenkriegs mit seinem grob vereinfachenden Narrativ über »Keine Macht den Drogen« einen Raum geschaffen hat, in dem wir über unsere uralte Beziehung zu den bewusstseinsverändernden Pflanzen und Pilzen, mit denen uns die

Natur gesegnet hat, andere, viel interessantere Geschichten erzählen können.

Das Wort »gesegnet« benutze ich in vollem Bewusstsein der menschlichen Tragödien, die mit dem Konsum von Drogen einhergehen können. Viel besser als wir verstanden die alten Griechen die Doppelnatur von Drogen, was sich in der Mehrdeutigkeit des Begriffs *pharmakon* widerspiegelt. Ein *pharmakon* kann, je nach Gebrauch, Dosis, Zweck oder Set und Setting[2], eine Arznei oder ein Gift sein. (Es gibt noch eine dritte Bedeutung, auf die man sich während des Drogenkriegs oft berief: ein *pharmakos* ist ein Sündenbock, jemand, auf den eine Gruppe die Schuld an ihren Problemen schieben kann.) Drogenmissbrauch ist real, doch dabei geht es nicht so sehr um einen Gesetzesverstoß, sondern eher um das ungesunde Verhältnis zu einer Substanz, egal ob legal oder illegal, bei dem sich der Verbündete oder die Arznei in einen Feind verwandelt hat. Die gleichen Opiate, die 2019 durch eine Überdosis zum Tod von mehr als fünfzigtausend Amerikanern führten, machen Operationen erträglich oder erleichtern das Sterben. Wenn das kein Segen ist!

Die Geschichten, die ich in diesem Buch erzähle, stellen die drei psychoaktiven Substanzen in den größeren Kontext unserer Beziehung zur Natur. Einer der zahllosen Fäden, die uns mit der Natur verbinden, verknüpft die Pflanzenchemie mit dem menschlichen Bewusstsein. Und da das Ganze nun mal eine Beziehung ist, müssen wir die Perspektive der Pflanze ebenso darlegen wie unsere eigene. Wie erstaunlich ist es doch, dass so viele Pflanzenarten auf die Rezepte für Moleküle verfallen sind, die genau zu den Rezeptoren im menschlichen Gehirn passen. Und dass diese Moleküle unser Schmerzempfinden ausschalten, uns aufputschen oder uns das Gefühl nehmen können, ein vereinzeltes Ich zu sein. Da drängt sich die Frage auf: Was haben die Pflanzen davon, Moleküle zu entwickeln, die als menschliche Neurotransmitter gelten können und eine so starke Wirkung auf uns ausüben?

Die meisten von Pflanzen produzierten Moleküle, die das Bewusstsein von Tieren verändern, sind zunächst Verteidigungsmittel: Alkaloide wie Morphin, Koffein und Meskalin sind bitter schmeckende Gifte, die verhindern sollen, dass Tiere die dazugehörigen Pflanzen fressen, und sie, falls sie sich nicht davon abschrecken lassen, vergiften sollen. Doch Pflanzen sind klug, und im Lauf der Evolution haben sie gelernt, dass es nicht unbedingt die klügste Strategie ist, einen Plagegeist einfach zu töten. Da ein tödliches Pestizid bei der Schädlingspopulation schnell zu Resistenzen führen und seine Wirksamkeit verlieren würde, haben die Pflanzen subtilere, geschicktere Strategien entwickelt: Chemikalien, die auf das Bewusstsein von Tieren abzielen, die diese verwirren, orientierungslos machen oder ihnen den Appetit verderben – und genau das ist die zuverlässige Wirkung von Koffein, Meskalin und Morphin.

Auch wenn die meisten psychoaktiven Moleküle, die von Pflanzen erzeugt wurden, zunächst Gifte waren, entwickelten sie sich manchmal in die entgegengesetzte Richtung und wurden Lockstoffe. Wissenschaftler haben vor Kurzem entdeckt, dass einzelne Arten in ihrem Blütenkelch Nektar mit Koffein produzieren, und das ist der letzte Ort, an dem man erwarten würde, dass eine Pflanze ein giftiges Getränk kredenzt. Diese Pflanzen haben herausgefunden, dass sie die Bestäuber mit einem kleinen Schluck Koffein anlocken können und, was noch besser ist, Koffein offenbar das Gedächtnis von Bienen schärft und sie zu zuverlässigeren, leistungsfähigeren und härter arbeitenden Bestäubern macht. Eine ähnliche Wirkung wie bei uns.

Sobald wir herausgefunden hatten, was Koffein, Morphin und Meskalin bei uns bewirken konnten, rückten die Pflanzen, die die größte Menge dieser Chemikalien produzieren, in den Mittelpunkt unserer Aufmerksamkeit. Wir verbreiteten ihre Gene über die ganze Welt, erweiterten ihren Lebensraum beträchtlich und gingen auf ihre Bedürfnisse ein. Und inzwischen ist unser Schicksal mit dem Schicksal dieser Pflanzen eng verwoben. Was als Krieg begann, hat sich zu einer Ehe entwickelt.

Warum bemühen wir Menschen uns so, unser Bewusstsein zu verändern, und warum schränken wir dieses universelle Verlangen dann mit Gesetzen und Regeln, mit Tabus und Ängsten ein? Diese Fragen beschäftigen mich, seit ich vor mehr als dreißig Jahren begonnen habe, über unser Verhältnis zur Natur zu schreiben. Vergleicht man dieses Verlangen mit den anderen Bedürfnissen, die wir mithilfe der Natur befriedigen wollen – sei es Nahrung, Kleidung, Unterkunft, Schönheit oder was auch immer –, so scheint der Drang zur Bewusstseinsveränderung bei Weitem nicht so viel, falls überhaupt etwas, zu unserem Erfolg oder Überleben beizutragen. Eigentlich könnte man den Wunsch, sein Bewusstsein zu verändern, sogar als schädlich betrachten, da veränderte Bewusstseinszustände uns der Gefahr von Unfällen aussetzen oder uns verwundbarer machen können. Außerdem sind viele dieser pflanzlichen Chemikalien giftig, und andere, wie Morphin, haben ein hohes Suchtpotenzial.

Wenn das Verlangen unserer Spezies nach Bewusstseinsveränderung universell und eine menschliche Gegebenheit ist, dann müsste sie einen Nutzen bieten, der die Risiken ausgleicht, sonst hätte die natürliche Selektion die Drogenkonsumenten längst ausgemerzt. Nehmen wir zum Beispiel den Nutzen von Morphin als Schmerzmittel, wodurch es schon vor Tausenden von Jahren zu einer der wichtigsten Arzneien wurde.

Bewusstseinsverändernde Pflanzen befriedigen auch andere menschliche Bedürfnisse. Bei Menschen, die in einem eintönigen Leben gefangen sind, sollten wir den Nutzen einer Substanz nicht unterschätzen, die Langeweile vertreiben und unterhaltsam sein kann, indem sie im Bewusstsein neue Empfindungen und Gedanken auslöst. Wie ich in der Pandemie festgestellt habe, können manche Drogen die Konturen einer Welt erweitern, die von Sachzwängen bestimmt ist. Drogen, die Geselligkeit fördern, befriedigen uns nicht nur, sondern führen vermutlich auch zu einer größeren Nachkommenschaft. Stimulanzien wie Koffein verbessern die Konzentration, machen uns lern-

und arbeitsfähiger und fördern rationales, lineares Denken. Das menschliche Bewusstsein ist stets in Gefahr, sich zu verrennen und den Geist Grübelschleifen vollziehen zu lassen. Pilzliche Chemikalien wie Psilocybin können uns aus diesen Bahnen befreien, festgefahrene Gehirnstrukturen auflockern und frische Denkmuster ermöglichen.

Psychedelische Drogen können uns – und manchmal unserer Kultur – auch nützlich sein, indem sie die Fantasie anregen und bei den Menschen, die sie zu sich nehmen, kreativitätsfördernd wirken. Das soll nicht heißen, dass alle Gedanken, die in einem veränderten Bewusstsein auftreten, nützlich sind; auf die meisten trifft das nicht zu. Doch zuweilen dürfte ein stolperndes Gehirn auf eine neuartige Idee, die Lösung für ein Problem oder eine neue Sichtweise stoßen, die der Gemeinschaft nützt und vielleicht den Lauf der Geschichte ändert. Es spricht viel dafür, dass die Einführung des Koffeins im Europa des 17. Jahrhunderts eine neue, rationalere (und nüchternere) Denkweise auslöste, die zum Zeitalter der Aufklärung führte.

Es ist sinnvoll, sich diese psychoaktiven Moleküle als Mutagene vorzustellen, die jedoch eher in der menschlichen Kultur als in der Biologie agieren. Genauso wie die zerstörerische Kraft von Strahlung, der man ausgesetzt ist, Genmutationen auslösen, Veränderungen bewirken und neue Merkmale hervorbringen kann, die sich für die Spezies mitunter als günstig erweisen, steuern psychoaktive Drogen, die im menschlichen Bewusstsein agieren, manchmal nützliche neue Meme zur Evolution der Kultur bei – konzeptionelle Durchbrüche, frische Metaphern, neuartige Theorien. Nicht immer, nicht einmal oft, sondern nur gelegentlich, ändert sich irgendetwas beim Aufeinandertreffen des Bewusstseins mit einem Pflanzenmolekül. Wenn es eine Naturgeschichte der menschlichen Vorstellungskraft gibt, und davon ist auszugehen, kann dann ein Zweifel bestehen, dass die Pflanzenchemie sie mitgeprägt hat?

Psychedelische Substanzen können Erfahrungen mit Ehrfurcht und mystischer Verbundenheit begünstigen, die den spirituellen Impuls des Menschen nähren – einigen Religionswissenschaftlern zufolge[3] könnten sie ihn sogar hervorgerufen haben. Die Vorstellung vom Jenseits, von einer verborgenen Dimension der Realität oder einem Leben nach dem Tod – auch das könnten Meme sein, die durch Visionen, ausgelöst von psychoaktiven Molekülen im menschlichen Geist, in die Kultur eingeführt wurden. Drogen sind nicht die einzige Möglichkeit, um diese Art mystischer Erfahrung im Kern vieler religiöser Traditionen herbeizuführen – Meditation, Fasten und Abgeschiedenheit können ähnliche Ergebnisse erzielen –, doch sie sind ein bewährtes Instrument dafür. Der spirituelle oder zeremonielle Gebrauch von pflanzlichen Drogen kann auch helfen, die Menschen zusammenzuschweißen, und eine stärkere soziale, von einem verminderten Selbstempfinden begleitete Verbundenheit fördern. Wir haben gerade erst zu verstehen begonnen, wie die Beziehung des Menschen zu psychoaktiven Pflanzen unsere Geschichte geprägt hat.

Vermutlich sollte es uns nicht überraschen, dass Pflanzen, die über solche Kräfte und Möglichkeiten verfügen, von ähnlich starken Gefühlen, Gesetzen, Ritualen und Tabus umgeben sind. Darin spiegelt sich die Auffassung wider, dass Bewusstseinsveränderungen für den Einzelnen und die Gesellschaft gefährlich sein können und, wenn so machtvolle Instrumente in die Hände der falschen Leute geraten, das Ganze richtig schiefgehen kann. Wir müssen noch viel lernen von den indigenen Kulturen, die eine lange Erfahrung mit Psychedelika wie Meskalin oder Ayahuasca haben: Der Gebrauch dieser Substanzen läuft nie beliebig ab, sondern stets zielgerichtet, eingebunden in Rituale und unter der Aufsicht von erfahrenen Älteren. Diese Leute wissen, dass die Pflanzen dionysische Energien entfesseln, die außer Kontrolle geraten können, wenn man nicht vorsichtig ist.

Doch das stumpfe Instrument eines Drogenkriegs hat uns davon abgehalten, uns mit diesen Mehrdeutigkeiten und den wichtigen Fragen, die sie über unser Wesen aufwerfen, auseinanderzusetzen. Die undifferenzierte Darstellung von Drogen und das Beharren darauf, alle in einen Topf zu werfen, haben uns zu lange daran gehindert, klar über die Bedeutung und das Potenzial dieser sehr unterschiedlichen Substanzen nachzudenken. Der rechtliche Status dieses oder jenes Moleküls ist völlig uninteressant. Genau wie Nahrung ist eine psychoaktive Droge nichts Lebendiges – ohne ein menschliches Gehirn ist sie inaktiv –, sondern eher eine Beziehung; damit etwas passiert, sind ein Molekül und ein Bewusstsein nötig. Dieses Buch geht davon aus, dass die drei geschilderten Beziehungen unseren tiefsten menschlichen Bedürfnissen und Bestrebungen, unseren Bewusstseinsprozessen und unserer Verwobenheit mit der Natur den Spiegel vorhalten.

KAFFEE

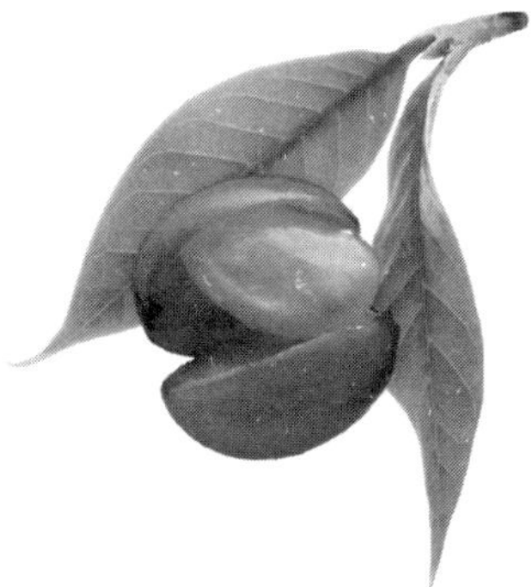

Vielleicht ist der allererste Satz nicht der richtige Ort für dieses Geständnis, ausgerechnet in dem Moment, in dem Sie überlegen, ob Sie mir ein, zwei Stunden Ihrer Aufmerksamkeit schenken sollen, doch mitten in den Recherchen für dieses Kapitel hatte ich eine Vertrauenskrise, die mich daran zweifeln ließ, dass dieses Thema für irgendwen, ja sogar für mich selbst, dessen vermeintlich glänzende Idee es war, von Interesse sein könnte. Ich begann ernsthaft zu bezweifeln, dass ein langer Essay über Koffein die Zeit und Mühe wert war, die es in Anspruch nehmen würde, ihn zu verfassen, und fragte mich, warum ich das je geglaubt hatte. Ich steckte in der Bredouille. Wir steckten in der Bredouille. Doch im Gegensatz zu mir haben Sie die Wahl: Sie können an dieser Stelle das Buch aus der Hand legen.

Vor dieser Krise war ich fröhlich umhergezogen, hatte Interviews geführt, zahllose wissenschaftliche Werke (wie sich herausstellte, ist Koffein eine der am besten untersuchten psychoaktiven Substanzen) und Geschichtsbücher gelesen (durch die Einführung des Kaffees wurde der Lauf der Geschichte im Westen entscheidend verändert), war nach Südamerika gereist, um eine Kaffee-Finca zu besuchen, und hatte alle möglichen koffeinhaltigen Getränke probiert, als ich plötzlich wie Karl der Kojote im Roadrunner-Zeichentrickfilm zufällig nach unten blickte und feststellen musste, dass unter mir keine Straße mehr war, sondern, so weit mein Blick reichte, nur noch die endlose, leere Weite der Sinnlosigkeit. *Was um alles in der Welt tat ich da?*

Doch vielleicht wäre es angebrachter zu fragen: Was tat ich *nicht*? Denn zu diesem Zeitpunkt ging etwas mit mir vor, das mit ziemlicher

Sicherheit für den plötzlichen Abfall des Kabinendrucks bei diesem Projekt verantwortlich war: Ich hatte von einem Moment auf den anderen völlig auf Koffein verzichtet.

Nachdem ich jahrelang morgens einen großen Kaffee getrunken hatte, tagsüber gefolgt von mehreren Tassen grünem Tee und einem gelegentlichen Cappuccino nach dem Mittagessen, hatte ich dem Koffein radikal abgeschworen. Das war nicht mein unbedingter Wille gewesen, doch ich war widerwillig zu dem Schluss gelangt, dass mein Essay es erforderte. Einige der Fachleute, die ich interviewte, hatten behauptet, ich könne die Rolle des Koffeins in meinem Leben – seine unmerkliche, aber tiefgreifende Macht – nicht richtig verstehen, ohne davon abzulassen und irgendwann mutmaßlich wieder darauf zurückzugreifen. Roland Griffiths, weltweit einer der führenden Forscher zu stimmungsverändernden Drogen und in starkem Maße dafür verantwortlich, dass die Diagnose »Koffeinentzugssyndrom« ins *Diagnostic and Statistical Manual of Mental Disorders* (abgekürzt als *DSM-5*), die Bibel der psychiatrischen Diagnostik, aufgenommen wurde, erzählte mir, er habe sein eigenes Verhältnis zum Koffein erst begriffen, als er darauf verzichtete und eine Reihe von Selbstversuchen durchführte. Er drängte mich, es ihm nachzutun.

Dahinter steckt der Gedanke, dass man das Fahrzeug, mit dem man fährt, nicht beschreiben kann, ohne anzuhalten, auszusteigen, und das Ding von außen genau in Augenschein zu nehmen. Das trifft wahrscheinlich auf alle psychoaktiven Drogen zu, gilt aber besonders für Koffein, denn die spezielle Bewusstseinsqualität, für die es beim regelmäßigen Konsumenten verantwortlich ist, fühlt sich nicht verändert oder verzerrt an, sondern eher normal und glasklar. Für die meisten von uns ist ein unter dem Einfluss von Koffein stehendes Bewusstsein einfach der Normalzustand. Etwa neunzig Prozent der Menschen nehmen regelmäßig Koffein zu sich und machen es zur meistkonsumierten psychoaktiven Droge auf der Welt, der einzigen, die wir (in Form von Limonade) auch Kindern geben. Nur wenige von uns betrachten Koffein als Droge, geschweige denn den täglichen Konsum als Sucht. Koffein ist so allgegenwärtig, dass man leicht die Tatsache übersieht, dass man sich unter seinem Einfluss nicht im Normalzustand, sondern einem veränderten Bewusstseinszustand befindet. Zufällig sind wir alle damit vertraut, deshalb fällt es uns nicht mehr auf.

Also beschloss ich zum Wohle des Essays – das heißt, *Ihnen* zuliebe, werter Leser –, einen Selbstversuch in Abstinenz durchzuführen. Am Beginn dieses Experiments war mir nicht in den Sinn gekommen, dass ich durch den Verzicht auf Koffein meine Fähigkeit unterminieren könnte, die Geschichte des Koffeins zu erzählen, ein Problem, das ich nicht zu lösen wusste.

Vielleicht hätte ich damit rechnen müssen. Die Wissenschaft hat es dargelegt, und ich hatte die vorhersehbaren Symptome von Koffeinentzug zur Kenntnis genommen: Kopfschmerzen, Müdigkeit, Trägheit, Konzentrationsprobleme, verringerte Motivation, Reizbarkeit, Verzweiflung, mangelndes Selbstvertrauen(!) und Übellaunigkeit – das Gegenteil von Euphorie. In einem gewissen Grad wies ich alle Symptome auf, doch hinter der scheinbar glimpflichen Rubrik »Konzentrationsprobleme« versteckt sich nichts anderes als eine existenzielle Bedrohung der Arbeit eines Autors. Wie kann man erwarten, etwas zu schreiben, wenn man sich nicht konzentrieren kann? Alle Autoren stehen vor der Aufgabe, die blühende Vielfalt der Welt und unserer Erfahrung davon *buchstäblich* in überschaubare Proportionen zu bündeln und sie dann Wort für Wort durch das Nadelöhr der Grammatik zu zwängen. Es grenzt an ein Wunder, dass jemand dieses geistige Kunststück bewältigen kann, so kommt es einem am dritten Tag des Koffeinentzugs jedenfalls vor. Aber noch bevor sich der Autor erhoffen kann, sich dieser steilen Klippe der Unmöglichkeit zu stellen und sie zu erklimmen, muss er oder sie das Selbstvertrauen – die Handlungsfähigkeit und Stärke – aufbringen, das erforderlich ist, um weiterzumachen. Es ist nicht so wichtig, ob es Einbildung ist, doch das Gefühl, dass man es mit einer Geschichte zu tun hat, von der die Welt erfahren muss, und nur man selbst sie erzählen kann, ist genau das, was man braucht, um sie zu erzählen. Man verzeihe mir die männliche Metapher, aber es hängt viel von dieser mentalen Erektion ab. Ich habe festgestellt, dass sie ihrerseits zu einem nicht geringen Teil von 1,3,7-Trimethylxanthin abhängt, dem winzigen organischen Molekül, das die meisten von uns unter dem Namen Koffein kennen.

Der erste Tag meines Entzugs, der am 10. April begann, war mit Abstand der schwierigste, in einem Maße, dass die Vorstellung, etwas zu schreiben oder auch nur zu lesen, sich sofort als vergeblich erwies. Ich hatte den dunklen Tag so lange wie möglich hinausgeschoben und mir wie jeder Süchtige alle möglichen Ausreden zurechtgelegt. »Mich erwartet eine stressreiche Woche«, sagte ich mir. »Wahrscheinlich nicht der beste Zeitpunkt für einen kalten Entzug.« Natürlich gab es gar keinen »guten Zeitpunkt« – stets hatte ich einen Grund, warum ich einen scharfen Verstand brauchte und mir die »grippeähnlichen Symptome«, die die Forscher für möglich hielten, nicht leisten konnte. »I wanna do right«, wie die Countrysängerin Gillian Welch schmachtete, »but not right now.« *Ich will richtig handeln, aber nicht jetzt*. So war es auch bei mir, Tag für Tag. Zauderei am Beginn des Schreibprojekts ist für mich nichts Ungewöhnliches, doch diesmal hielt sie wochenlang an. Und irgendwann saß ich in der Klemme, weil keine journalistische Arbeit mehr zu verrichten war und alles, was zwischen mir und dem Schreiben des Buches stand, der Verzicht auf Kaffee war – genau das, was es mir unmöglich machen würde zu schreiben.

Ich legte ein Datum fest und beschloss, daran festzuhalten.

Der 10. April, ein Mittwoch, rückte heran. Den von mir interviewten Forschern zufolge hatte der Entzug bereits in der Nacht begonnen, während ich schlief, an der »Talsohle« der Kurve, die die tägliche Wirkung des Koffeins anzeigte. Die erste Tasse Tee oder Kaffee am Tag verleiht die größte Kraft – *das Glücksgefühl!* –, nicht wegen ihrer euphorisierenden und stimulierenden Eigenschaften, sondern weil sie die auftretenden Entzugssymptome unterdrückt. Das gehört zur Heimtücke des Koffeins. Seine Wirkweise oder »Pharmakodynamik« passt so perfekt mit dem Rhythmus des menschlichen Körpers zusammen, dass die morgendliche Tasse Kaffee genau rechtzeitig kommt, um die drohenden psychischen Qualen, die von der gestrigen Tasse in Gang gesetzt wurden, abzuwenden. Tagtäglich bietet sich Koffein als optimale Lösung des Problems an, das von ihm selbst hervorgebracht wird. Genial!

Zu meinem Morgenritual mit Judith gehört es, nach dem Frühstück und der heimischen Gymnastik etwa einen Kilometer »zum Kaffee zu gehen«, wie die Immobilienmakler es gern ausdrücken. Aus irgendeinem Grund machen wir zu Hause keinen Kaffee, sondern besorgen uns einen im Cheese Board, einer örtlichen Bäckerei mit Käseverkauf, wo wir ihn aus einem mit einer warmen Pappmanschette umhüllten Pappbecher trinken. (Ressourcenvergeudung, ich weiß.) Um mir etwas vorzumachen, behielt ich alles an diesem Morgenritual bei – den Spaziergang zur Bäckerei und das heiße Getränk in einem Pappbecher –, nur dass ich mich an der Kasse zwang, statt des üblichen koffeinreduzierten großen Kaffees einen Pfefferminztee zu bestellen. (Ja, ich war bei meinem Kaffeekonsum eher zurückhaltend.) Nachdem ich jahrelang »das Übliche« gesagt hatte, sah der Barista mich erstaunt an. »Ich bin zurzeit abstinent«, sagte ich zu meiner Rechtfertigung.

An diesem Morgen fiel die angenehme Auflösung des geistigen Nebels aus, den der erste Schluck Koffein im Bewusstsein bewirkt. Der Nebel legte sich über mich und wich nicht vom Fleck. Es war kein schreckliches Gefühl – ich bekam keine schlimmen Kopfschmerzen –, doch ich war den ganzen Tag lang benommen, als hätte sich zwischen mich und die Realität ein Schleier gesenkt, eine Art Filter, der bei Licht und

Schall bestimmte Wellenlängen verschluckte. Ich schrieb in mein Notizbuch: »Mein Bewusstsein scheint nicht so klar zu sein wie üblich, als wäre die Luft verdichtet und würde meine Wahrnehmung verlangsamen.« Ich konnte arbeiten, war aber zerstreut. »Ich fühle mich wie ein stumpfer Bleistift«, schrieb ich. »Randständiges drängt sich in mein Bewusstsein und lässt sich nicht ignorieren. Ich kann mich höchstens eine Minute lang konzentrieren. Fühlt es sich so an, wenn man ADS hat?«

Mittags betrauerte ich die Tatsache, dass Koffein für unbestimmte Zeit aus meinem Leben verschwunden war. Ich vermisste schmerzlich, was Judith als »Tasse voll Optimismus« bezeichnete; das gleiche Getränk, das Alexander von Humboldt, der große deutsche Naturforscher, »konzentrierter Sonnenschein« nannte. (Humboldt hatte einen Papagei, der Jakob hieß und nur einen einzigen Satz sagen konnte: »Viel Kaffee, viel Zucker.«) Doch in diesem Augenblick hätte es gar nicht mal Optimismus sein müssen. »Was mir fehlt«, schrieb ich, »hat nichts mit einem Rauschzustand oder Euphorie zu tun, es ist bloß mein gewohntes alltägliches Bewusstsein. Ist das mein neuer Normalzustand? Gott, hoffentlich nicht.«

In den nächsten Tagen begann ich mich besser zu fühlen – der Schleier hob sich –, doch ich war nicht ganz auf der Höhe, und mit der Welt verhielt es sich ebenso. Am Ende der Woche war ich an einem Punkt angelangt, an dem ich glaubte, die Schuld an meiner Geistesverfassung (und der enttäuschenden Arbeitsleisung) nicht dem Koffeinentzug geben zu können, und doch kam mir die Welt in diesem neuen Normalzustand trister vor. Auch ich kam mir trister vor. Morgens war es am schlimmsten. Ich begriff, wie wesentlich Koffein für die tägliche Aufgabe ist, sich nach dem Zerfasern des Bewusstseins im Schlaf wieder zusammenzufügen. Diese Rekonsolidierung des Ichs – das tägliche Spitzen des geistigen Bleistifts – dauerte viel länger als sonst und fühlte sich nie vollständig an. Ich begann Koffein für einen unverzichtbaren Bestandteil beim Aufbau eines Ichs zu halten. Meinem Ich fehlte es nun an diesem Baustoff, und das erklärt vielleicht, warum mir das Ziel, diesen Essay zu schreiben – eigentlich je wieder irgendetwas zu schreiben –, inzwischen unerreichbar vorkam.

Ich spreche hier von einer Chemikalie – dem Koffein –, aber natürlich geht es in Wirklichkeit um eine Pflanze oder in diesem Fall um zwei Pflanzen: *Coffea* und *Camellia sinensis*, bzw. Tee, die im Lauf der Evolution entdeckten, wie man eine Chemikalie produziert, die die meisten Menschen süchtig macht[1]. Das ist eine erstaunliche Leistung, und obwohl es bei der Entwicklung des Moleküls nicht die Absicht der Pflanzen gewesen war – in der Evolution gibt es keinen Plan, sondern nur blinden Zufall, der mitunter eine so gute Anpassung hervorbringt, dass sie reich belohnt wird –, nahm das Schicksal dieser Pflanzenart und dieser Tierspezies, als das Molekül den Weg ins menschliche Gehirn gefunden hatte, eine folgenschwere Wendung.

Die Anpassung erwies sich als so kunstvoll, dass sie den Pflanzen erlaubte, ihre Anzahl und ihren Lebensraum beträchtlich zu vergrößern. Im Falle *Coffeas*, deren Verbreitungsgebiet vorher auf ein paar Zipfel Ostafrikas und Südarabiens beschränkt gewesen war, bewirkte ihre Anziehungskraft auf unsere Spezies, dass sie den ganzen Planeten umrunden und ein breites Gebiet besiedeln konnte, das von Afrika bis nach Ostasien, Hawaii und Mittel- und Südamerika reicht und mehr als zehn Millionen Hektar umfasst. Der Weg von *Camellia sinensis* führt von ihrem Ursprung in Südwestchina (unweit von Tibet und Myanmar) in westlicher Richtung bis Indien und östlich bis Japan und umfasst ein Gebiet von mehr als vier Millionen Hektar. Die beiden gehören gemeinsam mit den essbaren Gräsern Reis, Weizen und Mais zu den weltweit erfolgreichsten Pflanzen. Doch verglichen mit den Arten, die unsere Unterstützung gewannen, weil sie unseren Kalorienbedarf so vortrefflich stillen, beinhaltete der Weg von Tee und Kaffee zur Weltherrschaft etwas viel Subtileres und Entbehrlicheres: ihre Fähigkeit, unser Bewusstsein auf erstrebenswerte und nützliche Weise zu verändern. Und anders als bei den essbaren Gräsern, deren fetthaltige Samen wir bei fast jeder Mahlzeit verzehren, geht es uns bei den Tee- und Kaffeepflanzen nur um die Koffeinmoleküle und ein paar charakteristische Aromen, die wir aus ihren Blättern und Samen gewinnen. Also verringern wir lediglich das Gewicht ihrer riesigen Biomasse, bevor wir sie einfach auf Mülldeponien beseitigen. Diese äußerst wertvollen landwirtschaftlichen Erzeugnisse werden tonnenweise aus den Tropen in die höheren Breiten geliefert, um dort kurz in heißem Wasser aufgebrüht und dann achtlos entsorgt zu werden. Ist es nicht ökologischer Irrsinn, all diese Blätter und Samen um die halbe Welt zu transportieren, nur um den Geschmack von Wasser zu verändern?

Kaffee und Tee hatten ihre eigenen Gründe für die Produktion des Koffeinmoleküls, und wie so oft bei den sogenannten sekundären Metaboliten, die von Pflanzen erzeugt werden, dient es dem Schutz vor Fressfeinden. In hohen Dosen ist Koffein für Insekten tödlich. Sein bitterer Geschmack soll sie davon abhalten, an den Pflanzen zu nagen. Und Koffein scheint auch herbizide Eigenschaften zu haben, um zu verhindern, dass konkurrierende Pflanzen keimen, die in dem Gebiet zu wachsen versuchen, in dem Jungpflanzen Wurzeln geschlagen oder später ihre Blätter abgeworfen haben.

Viele der von Pflanzen erzeugten psychoaktiven Moleküle sind giftig, aber wie schon Paracelsus gesagt hat: Die Dosis macht das Gift. Was in einer bestimmten Dosis tödlich ist, kann in einer anderen eine dezente, angenehme Wirkung haben. Die interessante Frage ist, warum so viele von Pflanzen erzeugte Schutzchemikalien bei Tieren in nicht tödlichen Dosen psychoaktiv sind. Eine Theorie besagt, dass die Pflanze den Fressfeind nicht unbedingt töten, sondern ihn nur entwaffnen will. Wie die lange Geschichte des Wettrüstens der pflanzlichen Schutzchemikalien gegen Insekten zeigt, ist die Tötung des Fressfeindes nicht unbedingt die beste Strategie, da das Gift nach Widerstand selektiert und ihn unschädlich macht. Wenn es hingegen gelingt, den Feind zu verwirren – ihn von seinem Mahl abzulenken oder ihm den Appetit zu verderben, wie viele psychoaktive Substanzen es tun –, dürfte die Pflanze besser dran sein, da sie sich rettet und zugleich die Kraft ihres Schutzgifts bewahrt.

Koffein verringert tatsächlich den Appetit und verwirrt Insektengehirne. In einem berühmten Experiment der NASA in den 1990er-Jahren fütterten die Forscher Spinnen mit einer Vielzahl psychoaktiver Substanzen, um zu sehen, wie sich das auf ihre Fähigkeit des Netzwebens auswirken würde. Die unter dem Einfluss von Koffein stehende Spinne webte ein seltsam kubistisches und völlig untaugliches Netz mit schrägen Winkeln, die Löcher so groß, dass kleine Vögel hindurchpassten, schlichtweg unsymmetrisch und ohne Mittelpunkt. (Das Netz war viel abstruser als bei den Spinnen, die Cannabis oder LSD erhalten hatten.) Bei berauschten Insekten ist es wie bei berauschten Menschen wahrscheinlicher, dass sie leichtsinnig werden und dadurch die Aufmerksamkeit von Vögeln oder anderen Raubtieren auf sich ziehen, die freudig tun, was die Pflanze will, indem sie sich das tänzelnde oder taumelnde Tierchen schnappen und es vertilgen.

Die meisten pflanzlichen Chemikalien oder Alkaloide, die die Menschen genutzt haben, um die Textur des Bewusstseins zu verändern, dienten ursprünglich dem Schutz der Pflanzen. Doch auch in der Welt der Insekten macht die Dosis das Gift, und wenn sie gering genug ist, kann eine Schutzchemikalie einen ganz anderen Zweck erfüllen: die treue Verbundenheit von Bestäubern zu gewinnen und abzusichern. Genau das scheint zwischen Bienen und bestimmten koffeinproduzierenden Pflanzen abzulaufen, in einer symbiotischen Beziehung, die uns vielleicht etwas Wichtiges über unser eigenes Verhältnis zum Koffein erzählen kann.

Die Geschichte beginnt in den 1990er-Jahren, als deutsche Forscher die überraschende Entdeckung machten, dass mehrere Pflanzengruppen – darunter nicht nur Kaffee und Tee, sondern auch die *Citrus*-Familie und eine Handvoll andere Gattungen – in ihrem Nektar Koffein produzieren, eine Substanz, die Insekten eher anlocken als abwehren soll. War das Zufall, und das Koffein war aus anderen Pflanzenteilen ausgetreten, oder konnte es eine diabolische Anpassung sein?

Als Geraldine Wright auf die deutsche Abhandlung stieß, war sie eine junge, von Botanik auf Insektenkunde umgestiegene Dozentin an der Newcastle University in England. »Wir hatten keine Ahnung, warum sich Koffein im Nektar befand«, sagte sie mir. Also führte Wright, die inzwischen einen Lehrstuhl in Zoologie an der University of Oxford innehat, ein einfaches, nicht besonders kostspieliges Experiment durch, um es herauszufinden. Sie fing ein paar Honigbienen ein, steckte sie in kleine Bienenzwangsjacken und brachte sie in einem Gitter aus bienengroßen, dachlosen Kammern unter, aus denen nur ihre Köpfe ragten. Mit einer Pipette gab Wright ihren Bienen unterschiedliche Zuckerwassermischungen mit und ohne Koffeinkonzentrationen zu fressen. Jedes Mal, wenn sie einer Biene einen Tropfen Pseudonektar gab, fügte sie einen Duftstoff hinzu. Dadurch wollte sie sehen, wie schnell die Bienen lernten, den Duft mit einer attraktiven Nahrungsquelle zu verknüpfen.

»Simpler Aufbau, einfache Durchführung, keine Fördermittel«, beschrieb sie die primitiven Bedingungen. Gut, aber wie ermittelt man die Nahrungsmittelvorlieben einer Biene? »Auch das ist einfach«, sagte Wright. »Wenn sie etwas haben wollen, strecken sie die Fresswerkzeuge und den Rüssel aus.«

Wright stellte fest, dass ihre Bienen den Duft, der mit dem koffeinhaltigen Nektar verbunden war, besser erkannten als den, der nur mit Saccharose verbunden war. (Ihre Ergebnisse erschienen 2013 in einem

Science-Artikel mit dem Titel »Koffein in Blütennektar verbessert bei Bestäubern das Belohnungsgedächtnis«.) Sogar bei Konzentrationen, die so gering waren, dass die Bienen sie nicht schmecken konnten, half ihnen das Koffein, einen speziellen Duft zu erkennen und zu bevorzugen.

Man kann verstehen, warum das für eine Blume nützlich wäre: Es würde bewirken, dass der Bestäuber sich an sie erinnert und zuverlässiger zu ihr zurückkehrt. Oder, wie die Insektenkundlerin es in dem Artikel ausgedrückt hat, koffeinhaltiger Nektar erhöht die »Bestäubertreue«, die ansonsten Blumenkonstanz genannt wird. Die Blume muss ihrem Bestäuber eine geringe Koffeindosis verabreichen, damit er sich an sie erinnert, nach mehr verlangt und sie anderen Pflanzen vorzieht, die ihm nicht den gleichen Rausch bieten.

Eigentlich wissen wir nicht, ob die Bienen *irgendetwas* empfinden, wenn sie Koffein zu sich nehmen, wir wissen nur, dass die Chemikalie ihnen hilft, sich zu erinnern – und das scheint Koffein, wie wir sehen werden, auch bei uns zu bewirken. Weitere Experimente, mit größerem Budget und ausgefeilterem Aufbau, bei denen künstliche Blumen in naturalistischerer Kulisse verwendet wurden, haben Wrights Ergebnis reproduziert: Bienen können sich besser an Blumen erinnern, die ihnen koffeinhaltigen Nektar bieten, und kehren zuverlässiger zu ihnen zurück. Außerdem ist die Macht dieser Wirkung so groß, dass Bienen selbst dann zu jenen Blumen zurückkehren, wenn kein Nektar mehr vorhanden ist. Ein von Margaret J. Couvillon durchgeführtes, 2015 in *Current Biology* veröffentlichtes Experiment (»Koffeinhaltige Nahrung veranlasst Honigbienen zu verstärkter Nahrungssuche und augeprägterem Rekrutierungsverhalten«) warf die Cui-Bono-Frage auf: Wer hat von diesem koevolutionären Arrangement zwischen Bestäubern und koffeinproduzierenden Pflanzen den größeren Nutzen? Die Antwort scheint zu lauten: die Pflanze.

Couvillon zeigte auf, dass sich Bienen so gut an koffeinhaltige Blumen erinnerten und so begeistert von ihnen waren, dass »die Häufigkeit der Nahrungssuche, die Wahrscheinlichkeit und Häufigkeit ihres Schwänzeltanzes und die dauerhafte Bindung an den Nahrungsort [zunahmen] und zu einer Vervierfachung der Rekrutierung auf Koloniebene führten« – das heißt, dass nach Couvillons Schätzung die koffeinhaltigen Blumen von viermal so vielen Bienen aufgesucht wurden wie diejenigen, die nur Nektar zu bieten hatten. Doch der Überschwang der Bienen übersteigt jeglichen denkbaren Nutzen für sie und macht das Ganze irrational: »Das Koffein veranlasst die Bienen, die Qualität der Nahrung zu überschätzen, und verleitet die Kolonie zu suboptimalen Strategien der Nahrungssuche«, wodurch wahrscheinlich »die Honigspeicherung reduziert« wird, da sie auch noch zu den koffeinhaltigen Blumen zurückkehrten, als deren Nektar längst erschöpft war. Couvillon kam zu dem Schluss, dass »die Beziehung zwischen Bestäuber und Pflanze [deshalb] eher ausbeuterisch als mutualistisch« ist. Dass die Pflanze den Bienen Koffein bietet, »ähnelt der Verabreichung von Drogen, durch die beim Bestäuber die Wahrnehmung der Nahrungsqualität verändert wird und diese wiederum sein individuelles Verhalten ändert«. Es ist eine schaurig bekannte Geschichte: Ein vertrauensseliges Tier wird von der intelligenten Neurochemie einer Pflanze dazu verleitet, gegen seine eigenen Interessen zu handeln.

Es stellt sich eine Reihe unangenehmer Fragen: Könnte es sein, dass wir Menschen mit diesen glücklosen Bienen im selben Boot sitzen? Werden auch wir von koffeinhaltigen Pflanzen dazu verleitet, nach ihrer Pfeife zu tanzen und dabei gegen unsere eigenen Interessen zu handeln? Wer ist in unserer Beziehung zu den koffeinproduzierenden Pflanzen der Stärkere?

Es gibt verschiedene Wege, diese Frage anzugehen, und eine gute Möglichkeit ist der Versuch, zwei weitere Fragen zu beantworten: Ist die Entdeckung des Koffeins durch den Menschen für unsere Zivilisation Fluch oder Segen? Und wie steht es mit unserer Spezies, was nicht genau dasselbe sein dürfte?

Im Fall des Koffeins können wir in der Geschichtsschreibung nach Antworten suchen, da die Bekanntschaft mit Koffein erstaunlicherweise noch nicht lange besteht. Auch wenn es schwer vorstellbar ist, bis zum 17. Jahrhundert war die westliche Zivilisation weder mit Kaffee noch mit Tee in Berührung gekommen. Tatsächlich trafen Kaffee, Tee und Schokolade (die ebenfalls Koffein enthält) erst im selben Jahrhundert – in den 1650er-Jahren – in England ein, und so können wir eine Vorstellung von der Welt vor und nach der Ankunft des Koffeins bekommen. In Ostafrika war der Kaffee schon ein paar Jahrhunderte vorher bekannt – er soll gegen 850 n. Chr. in Äthiopien entdeckt worden sein –, doch er ist viel jünger als andere psychoaktive Substanzen wie Alkohol, Cannabis oder die Psychedelika Psilocybin, Ayahuasca und Peyote, die in der menschlichen Kultur schon seit Jahrtausenden eine Rolle spielen. Tee ist ebenfalls älter als Kaffee und wurde spätestens 1000 v. Chr. in China entdeckt und als Arznei verwendet, auch wenn er erst zwischen 618 und 907 n. Chr. in der Tang-Dynastie als Freizeitgetränk populär wurde.

Man kann durchaus sagen, dass die Ankunft des Koffeins in Europa ... alles veränderte. Das klingt übertrieben, ich weiß, und über andere Entwicklungen in der »materiellen Kultur« bekommen wir oft etwas Ähnliches zu hören – dass die Entdeckung von X oder Y (ein Erzeugnis der Neuen Welt, irgendeine Erfindung oder Erkenntnis) »die moderne Welt erschuf«. Das bedeutet gewöhnlich, dass das Aufkommen von X oder Y eine verändernde Wirkung auf die Wirtschaft, den Alltag oder die Lebenshaltung hatte. Aber wie beim Koffeinmolekül selbst, das rasch jede Zelle des Körpers erreicht, der es aufgenommen hat, liefen die von Kaffee und Tee bewirkten Veränderungen auf einer fundamentaleren Ebene ab – auf der Ebene des menschlichen Geistes. Kaffee und Tee leiteten eine Veränderung des geistigen Wetters ein, sie schärften den Verstand, der vom Alkohol vernebelt gewesen war, befreiten die Menschen von den natürlichen Rhythmen ihres Körpers und der Sonne und ermöglichten neue Arbeitsformen und vermutlich auch neue Denkweisen. Nachdem das Koffein eine neue Form von Bewusstsein nach Europa gebracht hatte, beeinflusste es einfach alles, vom Welthandel über den Imperialismus, den Sklavenhandel, den Arbeitsplatz, die Naturwissenschaften, die Politik, bis zu den gesellschaftlichen Beziehungen und wohl auch dem Rhythmus der englischen Prosa.

Es heißt, dass die Beschäftigung des Menschen mit der Kaffeepflanze mit einem aufmerksamen Ziegenhirten im heutigen Äthiopien beginnt, einem der wenigen Orte in Afrika, wo der strauchartige Baum wild wächst. Dieser Geschichte zufolge bemerkte im 9. Jahrhundert ein Hirte namens Kaldi, dass seine Ziegen sich launisch verhielten und die ganze Nacht wach blieben, wenn sie die roten Beeren der *Coffea-arabica*-Pflanze gefressen hatten. Kaldi erzählte dem Abt eines örtlichen Klosters von seiner Beobachtung, der aus den Beeren ein Getränk zubereitete und die stimulierenden Eigenschaften des Kaffees entdeckte.

Schon möglich. Was wir aber wissen, ist, dass seit dem 15. Jahrhundert in Ostafrika Kaffee angebaut und auf der arabischen Halbinsel damit Handel getrieben wurde. Anfangs wurde das neue Getränk als Konzentrationshilfe angesehen und von Sufis im Jemen genutzt, um bei der Ausübung ihrer religiösen Bräuche nicht einzudösen. (Tee begann auch als eine Art spirituelles Koffein für buddhistische Mönche, die bei langen Meditationsübungen wach bleiben wollten.) Innerhalb eines Jahrhunderts waren in den Städten der arabischen Welt unzählige Kaffeehäuser aus dem Boden geschossen. 1570 gab es allein in Konstantinopel mehr als sechshundert davon, und mit dem Osmanischen Reich breiteten sie sich nach Norden und Westen aus. Diese neuen öffentlichen Orte waren Brutstätten von Klatsch und Nachrichten, Lokalitäten, an denen man sich für Darbietungen und Spiele versammelte. Kaffeehäuser waren relativ liberale Einrichtungen, wo sich die Gespräche oft um Politik drehten, und zu verschiedenen Zeiten staatliche und geistliche Machthaber versuchten, sie zu schließen, aber nie lange und nie mit großem Erfolg. (1511 wurde in Mekka vor Gericht wegen der gefährlich berauschenden Wirkung über ein Fass Kaffee verhandelt, doch das Urteil und das folgende Verbot wurden vom Sultan von Kairo rasch revidiert.) Wie die Verteidiger des Kaffees zu Recht betonten, wird das Getränk im Koran nirgends erwähnt. Und so bot der Kaffee der islamischen Welt eine geeignete Alternative zum Alkohol, der im Koran ausdrücklich verboten ist, und wurde bekannt als *kahve*, was frei übersetzt »Wein Arabiens« bedeutet. Die Vorstellung, dass Kaffee irgendwie den Widerpart zu Alkohol darstellt, hielt sich sowohl im Osten als auch im Westen und zeigt sich heute in dem verbreiteten Irrglauben, schwarzer Kaffee sei ein Mittel gegen Trunkenheit.

Die islamische Welt war damals in vielerlei Hinsicht höher entwickelt als Europa, in Wissenschaft, Technik und Gelehrsamkeit. Ob diese geistige Blüte etwas mit der vorherrschenden Stellung des Kaffees (und dem Verbot von Alkohol) zu tun hatte, ist schwer zu beweisen, doch wie der deutsche Historiker Wolfgang Schivelbusch geltend macht, schien das Getränk »wie geschaffen für eine Kultur, die den Alkohol verboten und die neuzeitliche Mathematik hervorgebracht hat«. Auch in China fiel die Beliebtheit des Tees in der Tang-Dynastie mit einem goldenen Zeitalter zusammen. Und die tiefgreifenden Auswirkungen, die das Aufkommen des Kaffees in Europa hatte, verleihen dem Gedanken eines Kausalzusammenhangs eine gewisse Plausibilität.

Die Europäer waren schon lange von den exotischen Gebräuchen des »Orients« fasziniert, und dieses tintenschwarze heiße Getränk weckte bald ihre Neugier. Ein Venezianer, der 1585 nach Konstantinopel reiste, vermerkte, dass die Einheimischen »die Gewohnheit haben, öffentlich in Läden und auf der Straße eine kochend heiße schwarze Flüssigkeit zu trinken, die aus Cave genannten Samen gewonnen wird ... und die Eigenschaft haben soll, die Menschen wach zu halten«. Die Vorstellung, ein Getränk sehr heiß zu trinken, war selbst exotisch, und tatsächlich erwies sich das als eins der bedeutendsten Geschenke von Kaffee und Tee an die Menschheit: Dass man Wasser kochen musste, um beides zuzubereiten, bedeutete, dass sie das Ungefährlichste waren, was man trinken konnte. (Vorher war das der Alkohol gewesen, der gesünder als Wasser war, aber nicht so ungefährlich wie Tee oder Kaffee. Auch die Tannine in all diesen Getränken haben antimikrobielle Eigenschaften.) Der Beitrag von Kaffee und Tee zur Gesundheit der Bevölkerung hilft vielleicht zu erklären, warum Gesellschaften, wenn sie die neuen Heißgetränke bereitwillig übernahmen, florierten, während mikrobielle Krankheiten zurückgingen.

1629 entstanden, nach arabischem Vorbild gestaltet, in Venedig die ersten Kaffeehäuser Europas, und die erste derartige Einrichtung in England wurde 1650 von einem jüdischen Einwanderer, der als Jacob der Jude bekannt war, in Oxford eröffnet. Kurz darauf kamen sie auch in London auf und breiteten sich rasend schnell aus: Schon nach wenigen Jahrzehnten gab es Tausende von Kaffeehäusern, und der Höchststand war eins pro zweihundert Londoner.

Wie in der islamischen Welt wurde in Europa der Kaffee vor allem in öffentlichen Kaffeehäusern getrunken, pulsierenden Treffpunkten, an denen die politischen, finanziellen und kulturellen Neuigkeiten des Tages ebenso anziehend waren wie der Kaffee. Kaffeehäuser wurden zu demokratischen öffentlichen Bereichen. In England waren sie die einzigen Orte, wo Menschen aus verschiedenen Gesellschaftsschichten miteinander verkehren konnten. Jeder konnte sich überall hinsetzen. Aber *nur* Männer, zumindest in England, was einen Witzbold zu der Warnung veranlasste, dass die Beliebtheit des Kaffees »die gesamte Menschheit mit dem Aussterben bedroht«. (In den französischen Kaffeehäusern waren Frauen willkommen.) Verglichen mit Schenken waren Kaffeehäuser bemerkenswert zivilisierte Orte, wo von jedem, der Streit anfing, erwartet wurde, dass er allen eine Runde spendierte.

Bezeichnet man ein englisches Kaffeehaus als eine neue Art öffentlichen Bereich, wird man ihm jedoch nicht ganz gerecht. Es stellte eher eine neue Art Kommunikationsmittel dar, das zufällig aus Backstein und Mörtel statt aus Strom und Drähten bestand. Man zahlte einen Penny für den Kaffee, doch die Informationen – in Form von Zeitungen, Büchern, Magazinen und Gesprächen – waren gratis. (Kaffeehäuser wurden oft »Penny-Universitäten« genannt.) Nachdem ein französischer Autor namens Maximilien Misson mehrere Londoner Kaffeehäuser besucht hatte, schrieb er: »Dort erfährt man alle möglichen Neuigkeiten, es gibt ein schönes Feuer, an dem man so lange sitzen darf, wie man will, man trinkt eine Tasse Kaffee, trifft seine Freunde, um Geschäfte abzuschließen, und alles für einen Penny, sofern man nicht mehr ausgeben will.«

Die Londoner Kaffeehäuser unterschieden sich durch die beruflichen oder geistigen Interessen ihrer Stammgäste voneinander, die ihnen letztlich eine spezielle Identität verliehen. So trafen sich Kaufleute und am Schiffsverkehr interessierte Männer beispielsweise im Lloyd's Coffee House. Dort konnte man erfahren, welche Schiffe an- oder ablegten, und eine Versicherung für seine Fracht abschließen. Lloyd's Coffee House wurde schließlich zum Versicherungsunternehmen Lloyd's of London. Entsprechend lagen die Wurzeln der Londoner Börse in den Handelsgeschäften, die in Jonathan's Coffee House betrieben wurden. Gelehrte und Wissenschaftler – damals Naturphilosophen genannt – trafen sich im Grecian, das in enger Verbindung zur Royal Society stand. Isaac Newton und Edmund Halley diskutierten dort über Physik und Mathematik und sezierten angeblich einmal im Haus einen

Delfin. Tom Standage, Autor von *Sechs Getränke, die die Welt bewegten* (von denen drei Koffein enthalten: Kaffee, Tee und Cola), schreibt, dass Kaffeehäuser »gewissermaßen die gesellschaftlichen Umschlagplätze für philosophisches, wirtschaftliches und politisches Gedankengut« waren, was sie in London zum »Dreh- und Angelpunkt der wissenschaftlichen Revolution [machte], aus der sich die Instrumente des modernen Finanzwesens entwickelten«.

Unterdessen trafen sich die Literaten im Will's und im Button's in Covent Garden, wo man John Dryden oder Alexander Pope begegnen konnte. Popes »Der Lockenraub« ist durchdrungen von der Kultur und insbesondere dem Klatsch des Kaffeehauses und huldigt in Canto III der Macht des Kaffees, »der oftmals eines Staatsmanns Geist erbauet«. Er stellte auch ein wichtiges Handlungselement dar: Es war Kaffee, der »Hilft anjetzt durch seine Dünste dem Baron zu neuer List / Wie er zu der Locke komme, die so schön und trefflich ist«. Manche Kritiker behaupten, die Kultur des Kaffeehauses habe die englische Prosa dauerhaft verändert. Stammgäste wie Henry Fielding, Jonathan Swift, Daniel Defoe und Laurence Sterne nahmen den Rhythmus gesprochenen Englischs in ihre Prosa auf, was eine radikale Abkehr von der Förmlichkeit früherer englischer Prosastilisten darstellt.

Auch wenn Londons Kaffeehäuser auf bestimmte Interessengebiete spezialisiert waren, waren sie durch Stammgäste verknüpft, die den ganzen Tag von einem zum anderen zogen und Nachrichten, aber auch Gerüchte und Klatsch mitbrachten, die sich durch das Geflecht von Kaffeehäusern schneller verbreiteten als durch jedes andere Medium.

The Tatler, eine der ersten englischen Zeitschriften, wurde 1709 im Grecian aus der Taufe gehoben und war selbst ein Versuch, die schiere Vielfalt der Londoner Kaffeehauskultur auf Papier festzuhalten. Die Zeitschrift war in Rubriken unterteilt, die jeweils ein anderes Thema behandelten und nach dem Kaffeehaus benannt waren, das mit jenem speziellen Interesse verknüpft war. Wie Richard Steele, der Herausgeber des *Tatler*, in einer frühen Ausgabe erklärte: »Alle Berichte über die galante Welt des Vergnügens und der Unterhaltung werden unter der Rubrik White's Chocolate-house veröffentlicht; Dichtung erscheint unter der Rubrik Will's Coffee-house, Gelehrtes unter Graecian, und allgemeine Nachrichten finden Sie unter St. James' Coffee-house.«

Im 17. Jahrhundert billigten nicht alle Engländer den Kaffee oder das Kaffeehaus. Ärzte diskutierten darüber, ob das Getränk bei Fieber gesund sei, und Frauen beklagten sich heftig, dass die Männer so viel Zeit in Kaffeehäusern verbrachten. In einem 1664 veröffentlichten Pamphlet mit dem Titel »Die Klage der Frauen über Kaffee« behaupteten die Autorinnen, das »schwächende Getränk« beraube die Männer ihrer sexuellen Energie und mache sie »so unfruchtbar wie jene Wüsten, aus denen die unglückselige Frucht stammen soll«.

Der derbe Untertitel des Pamphlets – »Bescheidene Bittschrift und Klage mehrerer Tausend gesundheitsstrotzender guter Frauen, die in äußerstem Mangel darben« – nahm kein Blatt vor den Mund: Männer verbrachten so viel Zeit in Kaffeehäusern und tranken so viel Kaffee, dass bei ihrer Rückkehr »bei ihnen nichts steif war außer ihren Gelenken«. Die Männer antworteten mit einem eigenen Pamphlet, in dem sie behaupteten, dass das »harmlose und heilsame Getränk ... die Erektion kraftvoller, die Ejakulation üppiger macht [und] dem Spermium Spiritualeszenz verleiht«. Jegliches Problem in diesem Bereich schrieben die Verfasser »der natürlichen Gebrechlichkeit des Gatten« zu oder dem Umstand, »dass ihr ihn ständig reitet, statt Kaffee zu trinken«.

Der im 17. Jahrhundert tobende Krieg der Geschlechter wegen des Kaffees führte dazu, dass Tee mit Weiblichkeit und häuslichem Leben assoziiert wurde, wie es in der westlichen Welt auch heute noch ist. Ein Londoner konnte im Kaffeehaus auch eine Tasse Tee bekommen, doch bis 1717, als Thomas Twining ein Teehaus direkt neben Tom's, seinem Kaffeehaus an der Strand, eröffnete, gab es zum Teetrinken keine spezielle Lokalität. Dort konnten Frauen die verschiedenen Teesorten kosten und für zu Hause Teeblätter kaufen. Auch dank Twinings Neuerung war das koffeinhaltige Getränk, das in Großbritannien schon bald am beliebtesten sein sollte, der Kontrolle von Frauen aus der Ober- und Mittelschicht unterworfen, die eine reichhaltige Kultur von Teegesellschaften entwickelten, von Tee mit Snacks über Tee mit Abendessen bis zu Unmengen von Teezubehör, darunter auch Porzellan, Teelöffel und Teewärmer und Fingerfood, die ausdrücklich dafür hergestellt wurden, zum Tee verzehrt zu werden. (Die Temperenzlerbewegung, die von Frauen angeführt wurde und Tee als Alternative zu Gin anpries, sollte später das weibliche Image des Tees im Westen festigen.)

Nicht nur die Frauen erhoben die Stimme gegen das Kaffeetrinken. Bei den Gesprächen in den Londoner Kaffeehäusern ging es häufig um Politik, in lebhafter Ausübung der Redefreiheit, was, besonders nach der Wiederherstellung der Monarchie im Jahre 1660, den Zorn der Regierung erregte. Aus Besorgnis, dass in den Kaffeehäusern Komplotte geschmiedet wurden, entschied Charles II., dass es sich um Brutstätten des Aufruhrs handelte, denen die Krone ein Ende setzen müsse. 1675 machte der König Anstalten, die Kaffeehäuser zu schließen, weil die »falschen, böswilligen und skandalösen Darstellungen«, die von dort ausgingen, »eine Störung von Ruhe und Frieden des Reiches« seien. Wie so viele andere Substanzen, die beim Menschen die Grundeigenschaften des Bewusstseins verändern, wurde Koffein als Bedrohung der institutionellen Macht angesehen, die es, auf künftige Drogenkriege vorausdeutend, zu verbieten galt.

Doch der Krieg gegen den Kaffee dauerte nur elf Tage. Charles musste feststellen, dass es zu spät war, dem Koffein den Kampf anzusagen: Inzwischen war das Kaffeehaus ein so fester Bestandteil der englischen Kultur und des täglichen Lebens – und so viele berühmte Londoner waren bereits koffeinabhängig –, dass alle den Befehl des Königs einfach ignorierten und unbekümmert weiter Kaffee tranken. Aus Angst, dass seine Autorität nicht ausreichend sein könnte, machte der König einen Rückzieher und erließ eine zweite Proklamation, mit der er die erste »aus fürstlicher Rücksicht und königlicher Barmherzigkeit« zurücknahm.

Auch in Frankreich wurden die Kaffeehäuser mit Aufruhr gleichgesetzt und spielten eine entscheidende Rolle in den Geschehnissen von 1789. Jules Michelet schrieb, dass diejenigen, »die sich im Café de Procope täglich versammelten, mit durchdringendem Blick auf dem Grunde ihres schwarzen Getränks das Leuchten des Revolutionsjahres sahen«. Vielleicht blühten aus diesem Grund in den Pariser Kaffeehäusern die Intrigen. Die Menge, die schließlich die Bastille erstürmte, hatte sich im Café de Foy versammelt und war, berauscht nicht von Alkohol, sondern Koffein, durch die Wortgewalt des politischen Journalisten Camille Desmoulins aufgestachelt worden.

Es ist nur schwer vorstellbar, dass der politische, kulturelle und geistige Aufruhr, der in den Kaffeehäusern Englands und Frankreichs aufwallte, sich in einer Schenke vollzogen hätte. Wenn der Alkohol unsere dionysischen Neigungen befeuert, so nährt das Koffein die apollonischen. Schon früh erkannten die Menschen den Zusammenhang zwischen dem Aufstieg des Rationalismus und dem modischen neuen Getränk. »Fortan ist die Schenke entthront«, schrieb Michelet, was mit Sicherheit übertrieben war. Wein und Bier verschwanden nicht, doch der europäische Geist wurde dem Griff des Alkohols entrissen und dem neuen Denken, das durch Koffein gefördert wurde, zugänglich gemacht. Man kann sich darüber streiten, was zuerst kam, aber das magische Denken, das der Alkohol im mittelalterlichen Geist begünstigte, wich im 17. Jahrhundert einem neuen Geist des Rationalismus und etwas später dem aufklärerischen Denken. Bei Michelet heißt es weiter: »Der Kaffee, das nüchterne Getränk, die mächtige Nahrung des Gehirns, die, anders als Spirituosen, die Reinheit und Klarheit steigert, der Kaffee, der die Wolken der Einbildungskraft und ihre trübe Schwere vertreibt, der die Wirklichkeit der Dinge jäh mit dem Blitz der Wahrheit erleuchtet.« Mit Klarheit »die Wirklichkeit der Dinge« zu sehen: Das war im Kern das rationalistische Projekt. Der Kaffee wurde zusammen mit dem Mikroskop, dem Teleskop und der Feder zu einem seiner unverzichtbaren Instrumente. Doch im Gegensatz zu den anderen war er ein Instrument, mit dem man sich *im* Gehirn und Geist beschäftigte. Wolfgang Schivelbusch schreibt in seiner wunderbaren Geschichte der Stimulanzien und Rauschmittel *Das Paradies, der Geschmack und die Vernunft*: »Im Kaffee verschafft sich das rationalistische Prinzip Eingang in die Physiologie des Menschen und gestaltet sie seinen Erfordernissen entsprechend um.«

Die Begeisterung für den Kaffee unter Intellektuellen in England und Frankreich spiegelte vielleicht ebenso sehr seine Neuartigkeit wie seine Macht wider: Neue Drogen muten stets wundersam an, deshalb werden ihnen oft erstaunliche Eigenschaften zugeschrieben, und sie werden im Übermaß konsumiert. Voltaire war ein glühender Befürworter des Kaffees und trank angeblich bis zu zweiundsiebzig Tassen pro Tag. Der Kaffee und die Kaffeehäuser trieben die Schriftsteller der Aufklärung zu heroischen Arbeitsleistungen an. Denis Diderot kompilierte sein Opus magnum, während er sich im Café de Procope Koffein einverleibte. Höchstwahrscheinlich wäre die *Encyclopédie* in einer Schenke nie fertiggestellt worden.

Honoré de Balzac war überzeugt, dass sein gewaltiges literarisches Werk und seine Vorstellungskraft auf der immensen Kaffeemenge beruhten, die er nachts konsumierte, während er die menschliche Komödie in seinen zahllosen Romanen protokollierte. Schließlich entwickelte er eine derartige Koffeintoleranz, dass er völlig auf den Verdünnungseffekt von Wasser verzichtete und seine einzigartige Methode ersann, sich die Droge trocken zu verabreichen:

> Schließlich habe ich noch eine entsetzliche und grausame Methode entdeckt, die ich nur jenen Leuten anrate, die eine ganz außerordentliche Natur haben ... Es handelt sich um den Gebrauch von gemahlenem, gerührtem, kaltem und (ganz oder fast) wasserfreiem Kaffee, den man nüchtern genießt. Dieser Kaffee fällt sozusagen in ihren Magen hinein, der ... eine Art von Sack ist, im Innern mit Samt gefüttert und mit Saugorganen und

> kleinen Wärzchen tapeziert. Er findet dort nichts, er greift also sofort diese zarte und lüsterne Fütterung an [... und lässt] die Funken bis ins Gehirn hinauf sprühen.

Balzac ging es darum, das Gehirn in ein offenes geistiges Schlachtfeld zu verwandeln, auf dem die epischen Streitkräfte seiner Vorstellung kämpfen konnten:

> Die Folge davon ist eine allgemeine Aufregung, die Gedanken kommen in eine Verwirrung wie die Bataillone der großen Armee auf dem Schlachtfelde, und die Schlacht findet eben statt. Die Erinnerungen stürmen im Laufschritt eines heftigen Angriffs mit fliegenden Fahnen. Die leichte Kavallerie der vergleichenden Vorstellungen entfaltet sich in einem großartigen Galopp, die Artillerie der Logik kommt mit ihrem Train und dem schweren Geschütz, die Geistesblitze sind sozusagen die Sprengbomben, die Figuren stellen sich auf, das Papier bedeckt sich mit Tinte ...

Es ist wohl nicht überraschend, dass es Balzac war, der eine der besten Schilderungen aller Zeiten darüber verfasste, wie es sich anfühlt, überkoffeiniert zu sein, als einen Zustand, der

> eine Art nervöser Beweglichkeit [erzeugt], die eine Ähnlichkeit mit dem Jähzorn hat; die Worte werden laut, die Gesten drücken eine krankhafte Ungeduld aus, man merkt eben das Bedürfnis, dass alles so geht, wie die Gedanken in einem gehen. Man ist heftig, macht um jeder Nichtigkeit willen Lärm ... Man mutet anderen die hellseherischen Kräfte zu, die man selber hat. Ein Mann von Geist muss sich also hüten, in diesem Zustande gesehen zu werden oder jemandem nahe zu kommen.

Es ist eine Sache, in einer gemeinsamen Kultur des Koffeins zu leben, in der jeder Geist im selben beschleunigten Tempo läuft. Etwas völlig anderes ist es jedoch, wenn man geistig so schnell ist, dass einem die anderen Menschen wie reglose Gestalten auf einem Bahnsteig vorkommen, während man in Koffeinwolken der Ungeduld an ihnen vorbeirauscht.

Als der dritte Monat meiner Abstinenz heranrückte, traf Balzacs Darstellung des Koffeinrauschs den Nagel auf den Kopf. Ich kam mir so ähnlich vor wie die unbewegliche Gestalt auf dem Bahnsteig und warf durchs Zugfenster neidische Blicke auf die vorbeigleitenden Kaffeetrinker.

Nach ein paar Wochen hatten die geistigen Beeinträchtigungen des Entzugs nachgelassen, und ich konnte wieder geradlinig denken, einen abstrakten Gedanken länger als zwei Minuten im Kopf behalten und alles Nebensächliche ausblenden. Mein Selbstvertrauen beim Erzählen dieser Geschichte kam allmählich zurück, und nach einem Monat konnte ich wieder schreiben. Wie gut, das müssen Sie selbst beurteilen, aber zumindest klappte es. Doch ich habe weiterhin das Gefühl, geistig leicht hinterherzuhinken, besonders wenn ich in Gesellschaft von Kaffee- oder Teetrinkern bin, also so gut wie überall. Am College war ich mit einer Frau zusammen, die ohne Fernseher aufgewachsen war. Ihr entgingen so viele Verweise, Witze und Anspielungen, dass sie uns manchmal ein bisschen fremd vorkam und wir ihr ebenso. Es gab da so ein unterschwelliges, aber unübersehbares geistiges Problem. So geht es mir zurzeit auch.

Ich vermisse es, wie das Koffein und die damit verbundenen Rituale meinen Tag strukturieren, besonders am Morgen. Kräutertees – die nicht oder nur in geringem Maße psychoaktiv sind – haben nicht die Fähigkeit von Kaffee und Tee, dem Tag einen Rhythmus mit energetischen Höhen und Tiefen zu geben, wie es die geistigen Gezeiten des Koffeins vermögen. Die morgendliche Aufwallung ist ein Segen, aber auch das Abflauen am Nachmittag, das durch eine Tasse Tee behutsam revidiert werden kann, hat etwas Tröstliches.

Ich vermisse das mich einhüllende Aroma und die Geräusche des Kaffees, ob es das Kreischen der Bohnen in der Maschine oder das behaglichere Brodeln des Kaffees im Perkolator ist. Eigentlich sind diese Sinneseindrücke bei mir noch vorhanden – sobald ich an einem Café vorbeigehe –, doch wie sich herausstellt, sind die Gerüche und Geräusche allein nur ein Hohn, wenn die Erfüllung nicht folgt. In letzter Zeit habe ich angefangen, zu Hause für Judith Kaffee zu machen, die rauchigen Aromen aus den Bohnen zu mahlen und Dampf aus ihrer Tasse einzuatmen, bevor ich sie ihr überreiche, in der Hoffnung, einen Hauch des geistigen Stimulans aufzusaugen, bevor ich mich zu meinem Schreibtisch begebe und meinen Kamillentee trinke. Welches geniale Werk entstand je durch einen Kamillentee? Welcher geistige Durchbruch wurde je einem Pfefferminztee zugeschrieben? Ein Wunder, dass ich mit unserer Geschichte so weit gekommen bin.

Ich vermisse es, an der Kaffeekultur teilhaben zu können, in Cafés herumzusitzen und die Szenerie auf mich einwirken zu lassen. Auch wenn der Geist schneller arbeitet, wird der Körper langsamer und gibt sich vollauf damit zufrieden, die Zeit zu vertrödeln. Seltsamerweise kreist diese Kultur nicht mehr um Gespräche, die im heutigen Kaffeehaus nahezu versiegt sind. Diese Gespräche wurden ersetzt durch die geistige Betriebsamkeit von Kaffeetrinkern, die mit einer Dringlichkeit auf ihren Laptops herumtippen, die ich nicht mal vortäuschen kann. So viele wichtige Projekte! Klar, ich kann dort mit meinem Kräutertee bei ihnen sitzen, aber das ist nicht dasselbe. Ich schwimme nicht mehr im selben Koffeinmeer wie alle anderen. Gestrandet, kann ich noch immer das Wasser sehen – aber es ist weit draußen.

Doch das Ganze hat auch Vorteile. Ich schlafe wieder wie ein Teenager und fühle mich beim Aufwachen erfrischt. (Dafür gibt es eine Erklärung, auf die ich noch zurückkommen werde.) Und ich habe auch einen seltsamen und unerwarteten Geselligkeitsnutzen erkannt. Wenn ich das Angebot eines Kaffees ablehne und mein Enthaltsamkeitsexperiment erläutere, zeigen die Leute großes Interesse und sind erstaunlicherweise beeindruckt. Es ist, als hätte ich eine bedeutende Leistung vollbracht. »Das könnte ich nicht«, sagt dann ein Freund oder: »Das sollte ich auch mal versuchen, dann könnte ich besser schlafen. Aber ich würde wohl nicht mal den Morgen überstehen.« Natürlich geben mir diese Reaktionen das Gefühl, als hätte ich wirklich etwas Bewundernswertes geleistet. Vermutlich profitiere ich vom Puritanismus, der in unserer Kultur nachhallt und noch immer Punkte für Selbstdisziplin und die Überwindung von Gelüsten vergibt. Abhängigkeit, und sei es von einer relativ harmlosen und leicht zu beschaffenden Droge wie Koffein, wird als Zeichen von Charakterschwäche betrachtet. »Ich merkte, dass mein Leben vom Koffein beherrscht wurde«, sagte mir ein Schlafforscher (und Koffeinabstinenzler), den ich interviewte. »Wenn mich eine Reise in eine mir unbekannte Stadt führte, konnte ich erst ins Bett gehen, wenn ich erkundet hatte, wo ich am nächsten Morgen meine Dosis bekommen konnte. Ich habe gern die Kontrolle und merkte, dass sie mir entglitten war. Das Koffein hatte mich im Griff.«

Der Drogenforscher Roland Griffiths erzählte mir, seine Entscheidung, sich mit Koffein zu befassen, sei auf die Scham über sein eigenes »abstoßendes Verhalten« zurückzuführen. Wenn er in Eile war und dringend eine Koffeindosis brauchte, hatte er tiefgefrorenen Kaffeesatz in eine Tasse getan, heißes Wasser darübergegossen, das Ganze kurz geschwenkt und dann hinuntergekippt. »Drogenbeschaffungsverhalten erkenne ich auf den ersten Blick!« Dennoch meinte er, dass an einer Sucht eigentlich nichts »falsch« ist, wenn die Versorgung gesichert ist, man kein bekanntes Gesundheitsrisiko hat und den Gedanken nicht als kränkend empfindet. Doch viele von uns können nicht anders, als sich moralisch darüber zu entrüsten.

Ich muss gestehen, dass auch ich manchmal einem Anfall von Rechtschaffenheit fröne. Normalerweise erfüllte mich der Weg durch den Flughafen in der Zeit meiner Abstinenz mit Sehnsucht und Neid, wenn ich an einer aromatischen Koffeingelegenheit nach der anderen vorbeiging. Aber frühmorgens sieht die Sache für einen geläuterten Süchtigen ganz anders aus. An einem solchen Morgen, an dem ich mich aus dem Bett gequält hatte und, befeuert durch nichts als Pfefferminztee, zum Flughafen gefahren war, um eine um sechs Uhr startende Maschine zu erreichen, verspürte ich nur Mitleid, als ich die Schlangen vor dem Starbucks und Peet's erblickte, die so lang waren, dass es locker eine halbe Stunde dauern würde, bis diese armen Teufel bedient wurden. Ich sah, dass sie die ersten Symptome von Koffeinentzug zeigten, und ihre verzweifelten Versuche, sie abzuwehren und zum Normalzustand zurückzukehren, hatten etwas Ergreifendes. Sie sahen aus wie besser gekleidete Versionen der Süchtigen, die sich in Amsterdam vor dem Apothekenmobil angestellt hatten, um ihre morgendliche Dosis zu bekommen. *Diese Leute sind jämmerlich!*, dachte ich. Auf diesen Gedanken bin ich nicht stolz, denn ich freue mich darauf, mich so bald wie möglich wieder unter die Koffeinabhängigen einzureihen. Doch in der Zwischenzeit versuche ich, die moralische Erhöhung und Selbstachtung zu genießen, die man verspürt, wenn man von dieser Sucht frei ist. Einstweilen ist das alles, was mir bleibt.

Irgendwann begann ich mich zu fragen, ob sich das Gefühl, geistig in Rückstand geraten zu sein, seit ich auf Kaffee und Tee verzichtete, nur in meinem Kopf abspielte. Dass die Geistesgrößen der Aufklärung so bereitwillig eingestanden, wie viel sie dem Kaffee verdankten, nährte meinen Verdacht, dass ich noch immer an einer leichten oder auch nicht so leichten geistigen Unzulänglichkeit leiden könnte. War es möglich, da ich während meiner Koffeinabstinenz dem Wein nicht abgeschworen hatte, dass ich persönlich den Vormarsch des intellektuellen Fortschritts im Westen umgekehrt und mich wieder in den mittelalterlichen Nebel langsamen magischen Denkens gestürzt hatte? Doch auch ohne die geistige Klarheit, die Koffein beschert, hütete ich mich, viel Gewicht auf die Erfahrungen einer Einzelperson zu legen. Deshalb beschloss ich, mich der Wissenschaft zuzuwenden, um zu erfahren, welche kognitive Verbesserung dem Koffein überhaupt zugeschrieben werden kann. Was verpasste ich eigentlich?

Ich fand zahlreiche Studien, die berichteten, dass Koffein bei einer Reihe von kognitiven Funktionen – wie Gedächtnis, Konzentration, Aufmerksamkeit, Wachsamkeit und Lernfähigkeit – die Leistung verbesserte. Ein in den 1930er-Jahren durchgeführtes Experiment ergab, dass Schachspieler auf Koffein deutlich bessere Leistungen zeigten als enthaltsame Spieler. In einer anderen Studie bewältigten Koffeinkonsumenten eine Reihe von Denkaufgaben schneller, machten aber mehr Fehler. Wie eine Arbeit es in ihrem Titel ausdrückte, sind Menschen auf Koffein »schneller, aber nicht klüger«. In einem Experiment von 2014 konnten sich die Versuchspersonen, denen man Koffein verabreicht hatte, direkt nach dem Erlernen von etwas Neuem besser daran erinnern als diejenigen, die ein Placebo erhalten hatten. Tests der psychomotorischen Fähigkeiten deuten ebenfalls darauf hin, dass Koffein uns einen Vorteil verschafft: Bei simulierten Fahrübungen wirkt Koffein leistungsverbessernd, besonders wenn die Versuchsperson müde ist. Es verbessert die körperliche Leistungsfähigkeit auch im Hinblick auf Zeitfahren, Muskelkraft oder Ausdauer.

Allerdings ist es ratsam, diese Ergebnisse mit Vorsicht zu genießen, und sei es nur, weil diese Art der Forschung schwer durchzuführen ist. Das Problem ist, in einer Gesellschaft, in der fast alle koffeinsüchtig sind, eine gute Kontrollgruppe zu finden. Wenn man die Leistungsfähigkeit zweier Gruppen vergleicht, denen man Koffeintabletten oder Placebos verabreicht hat, ist die Wahrscheinlichkeit groß, dass die Placebo-Gruppe unter Koffeinentzug leidet und deshalb bei der Ausführung jeglicher kognitiven oder motorischen Aufgabe deutlich benachteiligt ist. Es könnte sein, dass das Koffein bei den Versuchspersonen nur den Normalzustand der geistigen Funktionen wiederherstellt, statt ihn zu verbessern.

Forscher können dieses Problem überwinden, indem sie sicherstellen, dass ihre Versuchspersonen seit ein, zwei Wochen koffeinfrei sind, und viele tun das auch. Es scheint der Konsens zu bestehen, dass Koffein die geistige (und körperliche) Leistungsfähigkeit bis zu einem gewissen Grad verbessert. In der Wissenschaft gibt es Hinweise, dass ich seit Beginn dieses Experiments verglichen mit meinem vorherigen Kaffee und Tee trinkenden Ich höchstwahrscheinlich geistig in Rückstand geraten bin. Hiermit möchte ich mich für alle Fehler entschuldigen, die mir deshalb unterlaufen sind.

Ob Koffein auch die Kreativität steigert, ist eine andere Frage, und man darf es trotz Balzacs gegenteiliger Überzeugung bezweifeln. Koffein verbessert unsere Konzentrationsfähigkeit, und das ist bestimmt förderlich für unser lineares und abstraktes Denken, doch Kreativität funktioniert ganz anders. Sie kann vom *Verlust* einer bestimmten Art der Konzentration abhängig sein und von der Freiheit, den Geist von der Leine des linearen Denkens zu lassen.

Kognitionspsychologen sprechen manchmal von zwei verschiedenen Bewusstseinsarten: das Scheinwerfer-Bewusstsein, das einen einzelnen Kernpunkt der Wahrnehmung beleuchtet und es zum logischen Denken prädestiniert, und das Rundumleuchten-Bewusstsein, bei dem die Aufmerksamkeit nicht so zielgerichtet ist, die aber ein größeres Wahrnehmungsfeld beleuchtet. Kleine Kinder zeigen ein Rundumleuchten-Bewusstsein, das gilt auch für viele Menschen auf Psychedelika. Diese diffusere Form von Aufmerksamkeit eignet sich für Gedankenabschweifung, freie Assoziation und zur Herstellung neuer Verbindungen – all das kann Kreativität fördern. Der große Beitrag des Koffeins zum menschlichen Fortschritt hingegen bestand in der Stärkung des Scheinwerfer-Bewusstseins – der konzentrierten, linearen, abstrakten und leistungsfähigen kognitiven Verarbeitung, die enger mit geistiger Arbeit als mit dem Spielen verbunden ist. Genau das hat Koffein zur perfekten Droge nicht nur für das Zeitalter der Aufklärung, sondern auch für den Aufstieg des Kapitalismus gemacht.

Apropos Konzentration ... tut mir leid, aber ich wollte den Faden von der Geschichte des Koffeins, dem wir vor einer Weile gefolgt sind, nicht fallen lassen. Ich will versuchen, ihn wieder aufzunehmen.

Die zunehmende Beliebtheit des Kaffeehauses im Europa des 17. Jahrhunderts stellte ein Problem für das Geschäftsinteresse dar, denn damals hatten arabische Händler das uneingeschränkte Monopol auf Kaffeebohnen. Sie profitierten von jeder Tasse Kaffee, die in London, Paris oder Amsterdam getrunken wurde. Die Araber wachten sorgfältig über ihr Monopol: Um zu verhindern, dass jemand außerhalb der von ihnen kontrollierten Gebiete Kaffee anbaute, rösteten die arabischen Händler die Kaffeebohnen (die letztlich Samen sind) vor dem Export, damit sie nicht keimen konnten.

Doch 1616 brach ein verschlagener Holländer die absolute Herrschaft der Araber über *Coffea arabica*. Er schmuggelte lebende Kaffeepflanzen aus der jemenitischen Hafenstadt Mokka heraus und übergab sie dem botanischen Garten in Amsterdam, wo sie unter Glas gezogen und vermehrt wurden. (Man kann eine neue, genetisch identische Pflanze erzeugen, indem man einen Trieb oder Zweig in die Erde steckt.) Einer dieser Klone landete auf der von Holland kontrollierten indonesischen Insel Java, wo die holländische Ostindien-Kompanie die Pflanzen erfolgreich vermehrte und schließlich genug Kaffeesträucher erzeugte, um dort eine Plantage einzurichten. Daraus wurde der kostbare Kaffee, der als Mokka Java bekannt ist.

1714 erhielt Ludwig XIV. zwei Abkömmlinge des geraubten Kaffeestrauchs zum Geschenk und ließ sie im Jardin du Roi in Paris einpflanzen. Ein paar Jahre später fasste ein ehemaliger französischer Marineoffizier namens Gabriel de Clieu, der in der französischen Kolonie Martinique lebte, den Plan, dort mit der Kaffeeproduktion zu beginnen. Im Verlauf eines zweiten folgenschweren Kaffeediebstahls behauptete er, eine Frau am Hof habe in seinem Auftrag einen Steckling der königlichen Pflanze entwendet.

Nachdem er den Steckling erfolgreich bewurzelt hatte, setzte er die kleine Pflanze in einen Glaskasten, um sie vor den Elementen zu schützen, und nahm sie mit auf ein Schiff, das nach Martinique fuhr. Die Überfahrt erwies sich als schwierig und dauerte, anders als erwartet, so lange, dass die Trinkwasservorräte an Bord streng rationiert werden mussten. Fest entschlossen, seine Kaffeepflanze am Leben zu erhalten, teilte sich de Clieu seine spärliche Wasserration mit ihr.

Er behauptete, auf der Fahrt fast verdurstet zu sein, doch seine Opferbereitschaft gewährleistete, dass die Pflanze wohlbehalten nach Martinique kam, wo sie wuchs und gedieh. 1730 versorgten die französischen Kolonien in der Karibik ein Europa mit Kaffee, das inzwischen hoffnungslos koffeinsüchtig war. Viele der Kaffeepflanzen, die heute in der Neuen Welt angebaut werden, sind Abkömmlinge der Ursprungspflanze, die 1616 aus Mokka herausgeschmuggelt wurde, Produkte eines Diebstahls von prometheischen Ausmaßen. Nun hatte der Westen die Kontrolle über den Kaffee übernommen – und der Kaffee übernahm die Kontrolle über den Westen.

Vor der Ankunft von Kaffee und Tee wurde in Europa morgens, mittags und abends Alkohol konsumiert, nicht nur in Schenken nach Einbruch der Dunkelheit, sondern auch beim Frühstück zu Hause oder sogar am

Arbeitsplatz, wo er in den Pausen an die Arbeiter ausgeschenkt wurde. Besonders der Verstand der Engländer war den größten Teil des Tages durch eine relativ konstante Alkoholzufuhr benebelt. Hin und wieder kam es zu Temperenzkampagnen, aber in Ermangelung eines Ersatzgetränks waren sie nicht von Erfolg gekrönt.

Der Kaffee tritt auf.

Schon 1660 konnte der Schriftsteller und Historiker James Howell schreiben: »Allenthalben meinen die Leute, dass dieser Kaffeetrank unter den Völkern eine größere Nüchternheit bewirkt hat; wohingegen die Lehrjungen & Handlungsgehilfen mit anderen ehedem allmorgendlich dem Bier oder Wein frönten, welche durch den Schwindel, den sie im Gehirn herbeiführen, gar manchen untauglich für Geschäfte machten, schwelgen sie nun in diesem aufmunternden und gesitteten Trank.«

Howell verdient Anerkennung, da er schon so früh die Auswirkung des Kaffees auf das Arbeitsverhalten erkannt hat, denn diese sollte sich Jahre später, als die englische Wirtschaft den Wechsel von körperlicher zu geistiger Arbeit vollzog, noch als folgenschwer erweisen. Lange vor der Kaffeepause gab es die Bierpause, die im Allgemeinen für Arbeiter galt, die körperliche Arbeit im Freien verrichteten. Geistige Klarheit hatte keine Priorität, genauso wenig wie die Beachtung der Uhrzeit. Bei Arbeitern, die Maschinen bedienten, war ein alkoholgetrübter Verstand allerdings eine Gefährdung der Sicherheit und Produktivität. Und für Buchhalter und andere Leute, die es mit Zahlen zu tun hatten, machten die Aufmerksamkeit, Konzentration und allgemeine geistige Klarheit, die ihnen der Kaffee bot, diesen zur idealen Droge – »zu *dem* Getränk der bürgerlichen Neuzeit«, wie Wolfgang Schivelbusch es formulierte. Der Kaffee kam genau im richtigen Moment nach Europa: »Er infiltriert den Körper und vollzieht chemisch-pharmakologisch, was Rationalismus und protestantische Ethik ideologisch-geistig bewirken.« Als rationalistische Droge par excellence half der Kaffee, den Alkoholnebel Europas aufzulösen, eine erhöhte Aufmerksamkeit und

Detailgenauigkeit zu fördern und, wie die Arbeitgeber schon bald entdeckten, die Produktivität deutlich zu steigern.

Es ist bestimmt nicht bloß Zufall, dass Koffein und der Minutenzeiger an Uhren im selben historischen Moment erschienen. Für die Menschen im Mittelalter und besonders für diejenigen, die körperliche Arbeit im Freien verrichteten, war der Sonnenstand wichtiger als der Uhrzeiger. Damals gab es keinen Minutenzeiger, weil es unnötig war, die Stunde weiter zu unterteilen. Aber neue Arbeiten erforderten ein besonderes Augenmerk auf die Zeit und ihre Einteilungen, und welche psychoaktive Droge ist schon so zeitgebunden wie Koffein? So eng verknüpft mit den zeitlichen Orientierungspunkten des Tages? (Man denke an T. S. Eliots Prufrock, der sein Leben in Kaffeelöffeln abmisst.) Die Arbeit wurde jetzt nicht nur ins Innere von Gebäuden verlegt, sondern auch auf dem Prinzip der Uhr aufgebaut, Regeln und Abläufen unterworfen, und diese Veränderung erforderte eine neue Zeitdisziplin, die sich mithilfe von Kaffee und Tee durchsetzen ließ.

Doch der wichtigste Beitrag, den Koffein zur modernen Arbeit – und folglich zum Aufstieg des Kapitalismus – leistete, bestand darin, dass er uns von den festen Rhythmen der Sonne befreite, einem astronomischen Zeitmesser, der auch unsere innere Uhr beeinflusst. Vor dem Koffein war die Einführung einer Spätschicht und erst recht einer Nachtschicht unvorstellbar – das ließ der menschliche Körper einfach nicht zu. Doch die Fähigkeit des Koffeins, uns wach und munter zu halten, die anbrandende Erschöpfung zu hemmen, befreite uns von unserem Biorhythmus und erschloss die noch ungenutzte Nacht, zusammen mit dem Aufkommen künstlichen Lichts, den Möglichkeiten der Arbeit. Diese »der Natur abgerungene Wachheit«, wie ein deutscher Arzt das Geschenk des Koffeins an die Menschheit am Beginn des 19. Jahrhunderts beschrieb, erlaubte uns, unseren Körper und Geist den Erfordernissen des modernen Lebens anzupassen.

Und der Industrie. Was der Kaffee Beamten und Intellektuellen ermöglichte, bewirkte der Tee schon bald für die englische Arbeiterklasse. Es war der Tee aus Ostindien – stark gesüßt mit Zucker von den Westindischen Inseln –, der die industrielle Revolution befeuerte. Wir betrachten England als Teekultur, doch zunächst dominierte der Kaffee, der anfangs weitaus billiger war. Erst als die Britische Ostindien-Kompanie (die beschränkten Zugang zu den Kaffeeanbaugebieten hatte) am Anfang des 18. Jahrhunderts einen regelmäßigen Handel mit China aufnahm, konnte der Tee den Kaffee als wichtigstes Mittel zur Versorgung Englands mit Koffein ablösen.

Die Geschichte des Tees sieht im Osten ganz anders aus als im Westen, was nahelegt, dass die Bedeutung, die wir diesen psychoaktiven Pflanzen zuschreiben, genauso stark vom kulturellen Kontext abhängig ist, in dem sie konsumiert werden, wie von ihren inneren Eigenschaften, die natürlich ebenfalls eine große Rolle spielen. Im Osten ging es beim Tee nicht so sehr um Arbeit und Handel, sondern er diente, beginnend im Taoismus und Konfuzianismus und seinen Höhepunkt im Zen-Buddhismus erreichend, dem spirituellen Leben.

Die ersten Teeplantagen in China wurden vor Jahrtausenden von Mönchen angelegt, die entdeckten, dass das Getränk ein wichtiges Hilfsmittel für die Meditation war. In einer der Ursprungsgeschichten über die Entdeckung des Tees war Bodhidharma, ein indischer Prinz aus dem 6. Jahrhundert, der nach Erleuchtung suchte, gerade mitten in einer sieben Jahre dauernden Meditation (er hatte bereits neun Jahre lang vor einer Wand gesessen und »dem Geschrei der Ameisen gelauscht«), als er trotz der festen Absicht, wach zu bleiben, plötzlich einschlief. Vor Wut riss er sich die Augenlider aus und warf sie auf die Erde. Da, wo sie gelandet waren, sprossen daraufhin Teesträucher, deren Blätter wie Augenlider aussahen. Von da an half das Getränk den Mönchen, in den langen Stunden der Meditation wach zu bleiben.

Tee wurde in China und später auch in Japan nicht nur als Wachmacher gepriesen, sondern auch weil er gesund war. Lange bevor die Wissenschaft entdeckte, dass Tee Fluorid enthielt, wurde er im Osten schon als Mundspülung benutzt (die Engländer machten diesen Nutzen unwirksam, indem sie reichlich Zucker hineinrührten). Und Tee enthält sehr viele Vitamine und Mineralien - eine der höchsten Konzentrationen aller Pflanzen - sowie ungeheure Mengen von Polyphenolen, die zu den effektivsten Antioxidantien zählen. (Im Tee sind mehr Polyphenole als im Rotwein enthalten.)

»Trinke den Tee immer, als wäre er das Leben selbst«: Dieser Appell aus dem im 8. Jahrhundert verfassten *Cha-Jing oder der Teeklassiker* bezieht sich auf die herausgehobene Rolle, die der Tee im spirituellen Leben Chinas und Japans spielte. Die Feinheiten dieser zarten Modulation von Wasser, in Geschmack, Aroma und Aussehen, unterstützte genau die Art von Konzentration und Aufmerksamkeit für den gegenwärtigen Augenblick, die der Buddhismus einzuflößen versuchte.

Die Vorstellung, dass das Teetrinken eine spirituelle Praxis sein konnte, gipfelte in der Zen-Teezeremonie. Dort bot die penible Aufmerksamkeit für jede körperliche Geste und jedes materielle Detail den Beteiligten die Gelegenheit, aus der Hektik und Unordnung des Alltags auszusteigen und seinen Geist stattdessen den Zen-Prinzipien Ehrfurcht, Reinheit, Harmonie und Stille zuzuwenden. Wenn man sich der Teezeremonie in diesem Geist der Transzendenz näherte, besaß sie die Fähigkeit zur Bewusstseinsveränderung. Der japanische Teemeister Sen Sotan formulierte es im 17. Jahrhundert folgendermaßen: »Der Geschmack von Zen und Tee ist der gleiche.«[2]

Beim Transport in den Westen verlor der Tee diesen Geschmack größtenteils, was ihn von einem Instrument der Spiritualität in eine Handelsware verwandelte. Diese Verwandlung begann als Begleiterscheinung des Gewürzhandels. Als die Kaufleute, die den Osten nach Gewürzen durchkämmten, erstmals ein paar Kisten Tee zu ihrer Fracht hinzufügten, gab es in Europa noch keine entsprechende Nachfrage. Sie hatten keine Ahnung, dass diese Beigabe schon bald eine viel wichtigere Ware als die Gewürze und das beliebteste Getränk auf dem Planeten sein würde.

Bald nachdem die Britische Ostindien-Kompanie den Handel mit China aufgenommen hatte, wurde England mit billigem Tee überschwemmt, der den Kaffee als bevorzugten Koffeinlieferanten der Nation rasch ersetzte. Ein Getränk, das sich um 1700 nur die Wohlhabenden leisten konnten, wurde 1800 von fast allen konsumiert, von Damen der höheren Gesellschaft bis zu Fabrikarbeitern. Die Befriedigung dieser Nachfrage erforderte eine imperialistische Unternehmung von riesigem Ausmaß und großer Brutalität, besonders nachdem die Briten zu dem Schluss gelangt waren, dass es profitabler wäre, ihre Kolonie Indien in ein Teeanbaugebiet zu verwandeln, als Tee von den Chinesen zu kaufen. Zu diesem Zweck musste man erst die Geheimnisse der Teeproduktion von den Chinesen stehlen (eine Mission, die von dem berühmten schottischen Botaniker und Pflanzenforscher Robert Fortune, als Mandarin verkleidet, erfüllt wurde), dann musste man das Land der Bauern in Assam beschlagnahmen (wo der Tee wild wuchs) und diese schließlich in die Knechtschaft zwingen und von morgens bis abends Teeblätter pflücken lassen.[3] Bei der Einführung des Tees im Westen drehte sich alles um Ausbeutung – um die Ausschöpfung des Mehrwerts von der Arbeit, nicht nur bei der Produktion in Indien, sondern auch beim Konsum in England.

In England ermöglichte der Tee der Arbeiterklasse, lange Schichten, brutale Arbeitsbedingungen und ständigen Hunger auszuhalten, das Koffein half, die Hungergefühle zu lindern, und der Zucker im Tee wurde zu einer wichtigen Kalorienquelle. (Unter Ernährungsgesichtspunkten hätten die Arbeiter besser bei Bier bleiben sollen.) Doch das Koffein im Tee half dem Kapital nicht nur, mehr Nutzen aus der Arbeit zu ziehen, sondern es erschuf auch einen neuen Typ Arbeiter, der besser an die Herrschaft der fordernden, gefährlichen, nie stillstehenden

Maschine angepasst war. Es fällt schwer, sich die industrielle Revolution ohne Koffein vorzustellen.[4]

Ich bin, zumindest bisher, der Frage nach dem Nutzen ausgewichen, mit der wir begonnen haben, als ich überlegte, ob das Koffein für die Zivilisation und/oder unsere Spezies eher Fluch oder Segen ist.

Der weitverbreitete Konsum von Koffein dürfte eine der Entwicklungen in der Menschheitsgeschichte sein, die uns, wie die Kontrolle über das Feuer oder die Domestikation von Pflanzen und Tieren, geholfen hat, uns aus dem Naturzustand zu erheben und ein neues Maß an Kontrolle über die Biologie, in diesem Fall unsere eigene, zu erlangen. Aber ist das gut oder schlecht?

Bei einem unserer Skype-Interviews stellte ich Roland Griffiths die Frage, ob Koffein ein Segen sei oder nicht. Er hatte einen großen Starbucks-Becher vor sich stehen und zögerte lange, bevor er antwortete. »Klar, angesichts der Tatsache, wie unsere Kultur funktioniert, dass es Zeiten gibt, in denen wir irgendwann wach sein und schlafen und zur Arbeit gehen müssen. Wir können nicht mehr einfach unserem natürlichen biologischen Rhythmus folgen, deshalb ist Koffein nützlich, weil es unseren Rhythmus mit den Erfordernissen der Zivilisation synchronisiert. Ob das hilfreich für unsere Spezies ist, ist eine ganz andere Frage«, schloss er und verstummte, deutete damit aber an, dass es sich nicht so verhielt.

Viel hängt davon ab, wie man zu den Zielkonflikten des modernen Lebens, besonders denen des Kapitalismus, steht. Das Konzept der »Körperdisziplin« des Philosophen Michel Foucault könnte mit Gewinn zur Beschreibung der Auswirkungen von Koffein verwendet werden, da Koffein half, den Menschen an das Rad der Maschine und die Erfordernisse einer neuen wirtschaftlichen und geistigen Ordnung zu gewöhnen. So betrachtet ist Koffein ein Fluch, da es uns in ein System zwängt, das uns zu fügsameren, produktiveren Arbeitern macht, und uns befähigt, mit der von Menschenhand geschaffenen Maschinerie des modernen Lebens besser Schritt zu halten.

Die Frage, wer mehr von der Einführung des Koffeins profitierte, die Fabrik oder die Arbeiter, das Kapital oder die Arbeit, war das Thema einer lebhaften Diskussion, die sich Mitte des 20. Jahrhunderts in Amerika zuspitzte. In den 1920er-Jahren, als Management und Produktivität als wissenschaftliche Disziplin in Erscheinung traten, wurden die Auswirkungen des Kaffees auf den Arbeitsplatz genau untersucht. Man war sich einig, dass Kaffee zu einer »größeren Arbeitskapazität« führte, wie der Forscher Charles W. Trigg es ausdrückte, und »ein Hilfsmittel für die Produktivität in den Fabriken« war. Doch die Wissenschaft wusste nicht genau, wie das Koffein die Energie der Menschen steigerte. Energie in biologischen Systemen wurde als Funktion der Kalorien aufgefasst, aber ungesüßter Kaffee oder Tee enthielt gar keine Kalorien. Woher stammte dann dieser neue Zuwachs an menschlicher Energie? Es schien gegen die Gesetze der Thermodynamik zu verstoßen und legte nahe, dass Koffein so etwas wie ein kostenloses physiologisches Mittagessen bot. Doch ungeachtet der Frage, ob es dafür eine wissenschaftliche Erklärung gab, erkannten die Arbeitgeber schnell den potenziellen Nutzen des Koffeins und zogen Gewinn daraus.

(Einer der ersten amerikanischen »Arbeitgeber«, der sich den Gebrauchswert des Koffeins zunutze machte, war die Unionsarmee im Sezessionskrieg. Man teilte jedem Soldaten jährlich fünfzehn Kilo Kaffee zu, und zugleich beraubte die Wirtschaftsblockade gegenüber dem Süden die Konföderierten des Kaffees. Dem Historiker Jon Grinspan zufolge zehrte der Verlust des Kaffees an der Kampfmoral – und vielleicht auch an der Leistungsfähigkeit – der konföderierten Soldaten, während seine einfache Verfügbarkeit den Unionssoldaten einen Vorteil verschaffte. Ein General der Union ging sogar so weit, Koffein zu einer Waffe zu machen, befahl seinen Leuten, vor der Schlacht Kaffee in ihre

Feldflaschen zu füllen, und plante seine Angriffe danach, wann die Soldaten am meisten Koffein im Blut hatten. Doch die aufgeputschten Truppen standen für eine höhere Wahrheit: dass der Sezessionskrieg den Sieg des koffeingeprägten Nordens mit seiner beschleunigten industrialisierten Wirtschaft über die langsamere koffeinlose Wirtschaft der Konföderierten verkörperte. Seither hat das amerikanische Militär Koffein in all seinen Formen – beispielsweise Tabletten und ein speziell entwickeltes Kaugummi – für seine Soldaten jederzeit verfügbar gemacht.)

Um die Ursprünge der »Kaffeepause«, ein Begriff, der erst in den 1950er-Jahren in die Volkssprache eingeht, besser zu verstehen, muss man das Vorgehen zweier Unternehmen in Buffalo, New York, am Beginn des 20. Jahrhunderts betrachten – die Larkin Company (eine Seifenfabrik) und die Barcalo Manufacturing Company (die den Barca-Lounger hergestellt hat). Barcalo gestand seinen Angestellten vormittags und nachmittags eine Pause zu, aber sie mussten ihren eigenen Kaffee mitbringen und zubereiten. (Die Arbeiter legten zusammen, um den Kaffee zu kaufen, und die einzige weibliche Angestellte des Unternehmens kochte ihn.) Larkin hingegen stellte seinen Angestellten kostenlosen Kaffee bereit, gab ihnen aber keine Pause, in der sie ihn trinken konnten.

Erst in den 1950er-Jahren setzte sich das moderne Konzept der Kaffeepause – kostenloser Kaffee plus eine bezahlte Pause, in der man ihn trinken konnte – in Amerika als gesetzlich anerkannte Einrichtung durch. Der Auslöser war eine Halstuchfabrik in Denver namens Los Wigwam Weavers. (Diese Geschichte wird ausführlich in dem 2020 erschienenen Buch *Coffeeland* des Historikers Augustine Sedgewick erzählt.) Als Phil Greinetz, der Besitzer von Wigwam, seine besten jungen Angestellten durch die Kriegsanstrengungen verlor, stellte er zur Bedienung der Webmaschinen ältere Männer ein. Wegen der komplizierten Muster und der vielen Farben in den Halstüchern war die Arbeit anspruchsvoll und ermüdend, und die älteren Männer konnten die

Qualitätsstandards der Fabrik nicht erfüllen. Deshalb bemühte sich Greinetz, an ihrer Stelle Frauen mittleren Alters einzustellen. Die Frauen besaßen zwar die nötigen Fertigkeiten, doch ihnen fehlte die Ausdauer für eine volle Schicht. Bei einer betriebsweiten Besprechung zur Erörterung des Problems schlugen die Angestellten vor, dass man ihnen zwei fünfzehnminütige Pausen gab – eine morgens, eine am Nachmittag – und sie währenddessen mit Kaffee versorgte.

Greinetz griff die Anregung auf und richtete einen Pausenraum ein, den er mit Kaffee und Tee ausstattete. Schon bald »stellte er bei seinen Arbeiterinnen eine Veränderung fest«, schreibt Sedgewick. »Vier Frauen, die zu den schlechtesten Arbeiterinnen gezählt hatten, gehörten nun zu den besten. Insgesamt begannen die Frauen in sechseinhalb Stunden so viel Arbeit zu verrichten wie die älteren Männer in acht Stunden. Greinetz fühlte sich dadurch bestärkt und machte die Pausen verbindlich.«

Doch er vertrat die Ansicht, die Arbeiterinnen für die Pausen, die er als Freizeit betrachtete, nicht bezahlen zu müssen, und zog ihnen die dreißig Minuten vom Lohn ab. Aber dadurch sank ihr Gehalt unter den gesetzlichen Mindestlohn, was eine Klage des amerikanischen Arbeitsministeriums gegen die Firma nach sich zog. »Vor Gericht«, schreibt Sedgewick, »bezeugte Greinetz die außergewöhnlichen Veränderungen, die er [seit der Einführung der Kaffeepausen] an seinen Angestellten beobachtet hatte«, aber weil die Pausen keine Arbeitszeit seien, müsse er die Arbeiterinnen nicht dafür bezahlen.

Die Firma unterlag schließlich vor dem Bundesgericht. Das Gericht erklärte, dass die Pausen zwar den Arbeiterinnen zugutekämen, doch »insofern als sie leistungsfördernd sind, eine größere Produktionsmenge zur Folge haben und das einer der wichtigsten Faktoren, wenn nicht *der* wichtigste Faktor ist, der den Arbeitgeber veranlasst, solche Pausenzeiten einzuführen«, seien sie mindestens »ebenso vorteilhaft für den Arbeitgeber«. Der Richter wies zu Recht darauf hin, dass die Kaffeepausen »in engem Zusammenhang« zur Arbeit stünden und deshalb als solche bezahlt werden müssten. Dieses Urteil verankerte die bezahlte Kaffeepause im amerikanischen Leben. Wie Sedgewick betont, »wurde das Prinzip, das Physiologen und Firmenchefs bereits in der Praxis entdeckt hatten – dass Kaffee der Arbeitskraft des menschlichen Körpers etwas hinzufügt, das unabhängig vom Prozess und Zeitrahmen des Essens und der Verdauung ist und jenseits dessen liegt, was die Energiewissenschaft und die Gesetze der Thermodynamik für möglich halten –, selbst eine Art Gesetz«.

Was den Begriff »Kaffeepause« betrifft, so scheint er 1952 eingeführt worden zu sein, in einer Werbekampagne des Pan-American Coffee Bureau, des Marketingzweigs der Kaffeepflanzer in Süd- und Mittelamerika. Ihr Slogan lautete: »Gönnen Sie sich eine Kaffeepause ... und holen Sie sich, was Ihnen der Kaffee gibt!«

Und wie genau gibt uns Kaffee oder, allgemeiner ausgedrückt, Koffein das, was es uns gibt? Wie könnte dieses kleine Molekül den menschlichen Körper ohne Kalorien mit Energie versorgen? Könnte Koffein das sprichwörtliche kostenlose Mittagessen sein? Oder zahlen wir einen Preis für die geistige und körperliche Energie – die Wachheit, Konzentration und Ausdauer –, die uns Koffein gibt?

Um diese Frage beantworten zu können, muss man etwas von der Pharmakologie des Koffeins verstehen. Koffein ist ein winziges Molekül, das genau in einen wichtigen Rezeptor im zentralen Nervensystem passt, ihm erlaubt, ihn zu besetzen, und damit den Neuromodulator zu blockieren, der sich normalerweise an den Rezeptor binden und ihn aktivieren würde. Dieser Neuromodulator wird Adenosin genannt, und sein Widersacher Koffein hindert ihn an der Erfüllung seiner Aufgabe, indem er ihm in die Quere kommt.

Adenosin ist eine psychoaktive Substanz, die eine blutdrucksenkende, hypnotische (das heißt einschläfernde) Wirkung auf das Gehirn hat, wenn es sich an seinen Rezeptor bindet. Es verringert das Tempo, in dem unsere Neuronen feuern. Im Lauf des Tages steigt der Adenosinspiegel in der Blutbahn allmählich, und solange kein anderes Molekül seine Wirkung blockiert, verlangsamt es die Denkvorgänge in Vorbereitung auf den Schlaf. Während das Adenosin im Gehirn zunimmt, lässt die Aufmerksamkeit nach, und das Verlangen, ins Bett zu gehen, wird immer stärker – in der Wissenschaft wird das Schlafdruck genannt.

Doch wenn das Koffein vor dem Adenosin an die Rezeptoren andockt, empfängt das Gehirn nicht mehr das Signal, das geistige Licht zu löschen. Trotzdem zirkuliert das Adenosin noch im Gehirn – der Spiegel steigt sogar weiter an –, aber weil die Rezeptoren gekapert wurden, spürt man seine Wirkung nicht. Stattdessen fühlt man sich hellwach und aufmerksam. Stimmt das auch? Ja und nein. Man fühlt sich, wie man sich fühlt, das stimmt schon, aber wie Matthew Walker, ein Neurowissenschaftler und Schlafforscher an der UC Berkeley, erklärt, wird man, da das Adenosin weiter zunimmt, vom Koffein, das sein Vorhandensein vertuscht, nur vorübergehend getäuscht.

Was ich gerade beschrieben habe, ist der direkte Einfluss des Koffeins auf das Gehirn, doch die Chemikalie hat auch verschiedene indirekte Auswirkungen, zum Beispiel die Zunahme von Adrenalin, Serotonin und Dopamin. Die Freisetzung von Dopamin ist typisch für Drogen und dürfte für die stimmungsaufhellenden Fähigkeiten des Koffeins – die Tasse voll Optimismus! – und die Tatsache, dass es abhängig macht, verantwortlich sein. Koffein ist auch gefäßerweiternd und kann leicht harntreibend sein. Es erhöht vorübergehend den Blutdruck und lockert die glatten Muskeln des Körpers, was für die abführende Wirkung des Kaffees verantwortlich sein dürfte. (Das könnte die frühe Beliebtheit des Kaffees zum Teil erklären, denn Verstopfung war im Europa des 17. und 18. Jahrhunderts eine ernste Angelegenheit.)

Doch einzigartig am Koffein ist seine gezielte Beeinflussung einer der wichtigsten biologischen Funktionen: Schlaf. Walker schreibt in seinem 2018 erschienenen Werk *Das große Buch vom Schlaf*, der Konsum von Koffein – dem am weitesten verbreiteten psychoaktiven Stimulans der Welt – sei »Gegenstand einer der längsten und größten unkontrollierten Drogenstudien, die jemals am Menschen durchgeführt wurden«. Inzwischen kennen wir die Ergebnisse dieser Studie, und wenn man Walker glauben darf, sind sie alarmierend.

Seit der Mensch Kaffee und Tee trinkt, warnen medizinische Autoritäten und Quacksalber der verschiedensten Couleur vor den Gefahren, die diese Getränke für die menschliche Gesundheit darstellen, das heißt vor den Gefahren des Koffeins. Und seit dem 17. Jahrhundert, als die Frauen sich wegen der Auswirkung des Kaffees auf die männliche Potenz Sorgen machten, vermutet man, dass es ein Problem geben muss. Vielleicht weil wir fester an das eiserne Gesetz der Sühne als an die Möglichkeit eines kostenlosen Mittagessens glauben, hat die Forschung weltweit jahrhundertelang recherchiert, um die karmische Rache des Koffeins zu entdecken – die Art und Weise, auf die uns unsere lieb gewonnene Gewohnheit den Tod bringt. Krebs? Bluthochdruck? Herzleiden? Geisteskrankheit? Zeitweise war Koffein in all diese Probleme und viele weitere schon einmal verstrickt.

Und doch wurde Koffein, zumindest bis jetzt, von den schwersten Vorwürfen entlastet. Der gegenwärtige Konsens in der Wissenschaft ist mehr als beruhigend – die Forschung lässt sogar darauf schließen, dass Kaffee und Tee, statt gesundheitsschädlich zu sein, bedeutende Vorteile bieten könnten, solange man beides nicht im Übermaß konsumiert. Regelmäßiger Kaffeegenuss wird mit einem verminderten Risiko für mehrere Krebsarten (zum Beispiel Brust-, Prostata-, Darm- und Gebärmutterkörperkrebs), für Herz-Kreislauf-Erkrankungen, Altersdiabetes, Parkinson-Krankheit, Demenz und möglicherweise Depressionen und Selbstmord in Verbindung gebracht. (Doch eine hohe Dosis kann zu Nervosität und Unruhe führen, und wenn man täglich acht oder mehr Tassen trinkt, erhöht sich die Selbstmordgefahr.)

Kaffee und Tee sind in der Ernährung der Amerikaner auch die wichtigste Quelle für Antioxidantien, ein Umstand, der allein schon den gesundheitlichen Nutzen der beiden Getränke belegen dürfte. (Und diese Antioxidantien erhält man auch, wenn man koffeinfreien Kaffee trinkt.)[5] Bei der Lektüre der medizinischen Literatur über Kaffee und Tee stellte sich mir die Frage, ob meine Abstinenz nicht nur meinen geistigen Fähigkeiten, sondern auch meiner körperlichen Gesundheit schadete.

Aber das war, bevor ich das Buch von Matt Walker las und ihn danach interviewte.

Das große Buch vom Schlaf ist eins der beängstigendsten Bücher, die ich je gelesen habe. Walker ist Engländer und ein gedrungener, umtriebiger Mensch – er scheint unter dem Einfluss von Koffein zu stehen, doch ich weiß, dass das nicht zutrifft. Er verfolgt beharrlich seine Mission: die Welt vor einer unsichtbaren Krise der öffentlichen Gesundheit zu warnen, die darin besteht, dass wir bei Weitem nicht genug Schlaf bekommen, dass der Schlaf, den wir bekommen, eine miserable Qualität hat und ein Hauptschuldiger an diesem Verbrechen gegen Körper und Geist Koffein ist. Koffein selbst mag nicht schädlich sein, doch der Schlaf, den es den Menschen raubt, könnte einen Preis haben: Walker zufolge lässt die Forschung darauf schließen, dass ungenügender Schlaf ein wesentlicher Faktor bei der Entstehung von Alzheimer, Arteriosklerose, Schlaganfall, Herzversagen, Depressionen, Ängsten, Selbstmordgedanken und Fettleibigkeit sein könnte. »Je kürzer dein Schlaf«, sagt er unverblümt, »umso geringer deine Lebenserwartung.«

Matt Walker wuchs in England auf und trank morgens, mittags und abends beträchtliche Mengen schwarzen Tee. Inzwischen nimmt er kein Koffein mehr zu sich, abgesehen von der geringen Menge in einer gelegentlichen Tasse koffeinfreiem Kaffee. Keiner der Schlafforscher oder Experten zum Biorhythmus, die ich für dieses Buch interviewt habe, konsumiert noch Koffein.

Bevor ich Matt Walker traf, dachte ich, ich würde ziemlich gut schlafen. Beim Mittagessen fragte er nach meinen Schlafgewohnheiten. Ich sagte, gewöhnlich hätte ich sieben Stunden Schlaf, schliefe problemlos ein und träumte in den meisten Nächten.

»Wie oft wachen Sie nachts auf?«, fragte er. Ich stehe drei-, viermal pro Nacht auf (gewöhnlich um zu urinieren), doch ich schlafe fast immer gleich wieder ein.

Er nickte mit ernstem Gesicht. »Das ist wirklich nicht gut, all diese Unterbrechungen. Die Schlafqualität ist genauso wichtig wie die Schlafquantität.« Die Unterbrechungen beeinträchtigten meinen »tiefen« oder »langwelligen« Schlaf, der über den REM-Schlaf hinausging, den ich immer für das Maß aller Dinge gehalten hatte. Aber der Tiefschlaf scheint für unsere Gesundheit genauso wichtig zu sein, und die Menge, die wir davon bekommen, nimmt mit dem Alter ab.

Im Tiefschlaf laufen Hirnwellen mit niedriger Frequenz vom frontalen Kortex zum hinteren Bereich des Gehirns und synchronisieren Tausende von Hirnzellen zu einer Art Nervensymphonie. Diese Harmonisierung unserer Neuronen hilft uns, die Flut von Informationen, die wir tagsüber aufgenommen haben, zu destillieren und zu verknüpfen. Erinnerungen werden auf diesen langsamen Wellen von Bereichen kurzfristiger Speicherung an einen dauerhafteren Ort transportiert. Das entspricht der Vorstellung, den geistigen Desktop am Ende des Arbeitstages leer zu räumen und neu zu ordnen, wobei die Dateien des Gehirns am richtigen Ort gespeichert oder in den Mülleimer geworfen werden.

Bei all den Unterbrechungen, die ich erlebte, nahm Walker an, dass es mir an Tiefschlaf fehlte. »Vermutlich wollen Sie das Problem angehen.« An jenem Abend schickte er mir einen Link zu einem Präparat, das angeblich die Prostatafunktion verbesserte.

Bei unserem gemeinsamen Essen hatte ich noch nicht mit meinem Abstinenzexperiment begonnen, und Walker erkundigte sich nach meinem Koffeinkonsum. Erst eine Tasse koffeinreduzierten Kaffee, den ganzen Vormittag hindurch grünen Tee, und manchmal, wenn ich abschlaffe, nach dem Mittagessen einen Cappuccino. Walker erklärte, dass für die meisten Menschen das »Viertelleben« des Koffeins gewöhnlich zwölf Stunden beträgt, das heißt, dass fünfundzwanzig Prozent des Koffeins in einer mittags getrunkenen Tasse Kaffee noch im Gehirn zirkulieren, wenn man um Mitternacht ins Bett geht. Diese Menge könnte ausreichen, um ihren Tiefschlaf völlig zugrunde zu richten.

Mit Schaudern dachte ich an die gelegentliche Tasse Kaffee nach dem Abendessen. »Manche Leute sagen, sie können nachts Kaffee trinken und trotzdem sofort einschlafen«, sagte Walker in mitleidsvollem Ton. »Das kann schon stimmen, aber der Anteil des langwelligen Schlafs dürfte um fünfzehn bis zwanzig Prozent sinken. Wenn ich Ihren Tiefschlaf um so viel verringern wollte, müsste ich Sie zwanzig Prozent älter machen.« Das hieß, dass der Espresso nach dem Abendessen mich so miserabel schlafen ließe wie einen zwölf Jahre älteren Mann. Ich stellte mir das Chaos meines Computerdesktops nach einem langen Arbeitstag vor, an dem ich auf jegliche digitale Hygiene verzichtet hatte.

Koffein ist nicht der einzige Grund für unsere Schlafprobleme – Bildschirme, Alkohol (der unserem REM-Schlaf genauso zusetzt wie Koffein dem Tiefschlaf), Medikamente, Arbeitszeiten, Lärmbelästigung, Lichtverschmutzung und Angst können alle daran beteiligt sein, die Dauer und Qualität unseres Schlafs zu beeinträchtigen. Aber Koffein steht weit oben auf der Liste der Schuldigen. »Wenn man die Zunahme an Starbucks-Cafés in den letzten fünfunddreißig Jahren und den Anstieg des Schlafmangels im gleichen Zeitraum grafisch darstellen würde, sähen die beiden Linien ganz ähnlich aus.«

(Ich war erleichtert zu erfahren, dass Walker den Kaffee seither nicht mehr so kategorisch verurteilt. Vor Kurzem deutete er bei einem Schriftwechsel an, dass der nachgewiesene gesundheitliche Nutzen »mäßigen Kaffeekonsums am Morgen« die Beeinträchtigung unseres Schlafs wieder wettmachen könnte. »Letzten Endes«, schrieb er, »sollten wir das Leben [in Maßen] genießen!«)

Doch Koffein ist eine besonders heimtückische Droge: Es ist nicht nur die wesentliche Ursache für unseren Schlafmangel, sondern auch das Hauptmittel zur Behebung des Problems. Der größte Teil des Koffeins, das wir heutzutage konsumieren, dient dazu, den miserablen Schlaf aufzuwiegen, den Koffein verschuldet. Das bedeutet, dass Koffein hilft, das von ihm selbst geschaffene Problem vor unserem Bewusstsein zu verbergen. Charles Czeisler, der an der Harvard Medical School den Schlaf und die Biorhythmen erforscht, hat das Ganze vor einigen Jahren in einem *National Geographic*-Artikel von T. R. Reid klipp und klar formuliert:

> Koffein wird überall auf der Welt zumeist konsumiert, um wacher zu werden. Doch der Hauptgrund, warum die Menschen zu dieser Krücke greifen, ist ungenügender Schlaf. Man führe sich das vor Augen: Wir konsumieren Koffein, um einen Schlafmangel auszugleichen, der größtenteils die Folge des Koffeinkonsums ist.

Als ich vor Kurzem mit Czeisler sprach, sagte er, er konsumiere kein Koffein, erzählte dann aber eine Anekdote über seinen Doktorvater in Stanford. Bill Dement war ein berühmter Schlafforscher, der an der Entdeckung der Verbindung zwischen REM-Schlaf und Träumen beteiligt gewesen war und die Schlafstörungsmedizin ins Leben gerufen hatte.

»Als er mal bei uns übernachtete, kam er morgens die Treppe herunter und fragte: ›Wo ist der Kaffee?‹ Wir besaßen nicht mal eine Kaffeemaschine! ›Tut mir leid, Bill, aber wie du weißt, ist Koffein der Feind des Schlafs.‹ ›Stimmt schon‹, erwiderte er, ›aber auch der Freund des Wachwerdens!‹«

Ich weiß nicht, ob Matt Walker diese Geschichte auch nur halbwegs witzig finden würde.

Das Schlafproblem bietet eine Antwort auf die Frage, wie Koffein als Quelle menschlicher Energie fungieren könnte. Es sieht lediglich so aus, weil Koffein unsere Erschöpfung nur verbirgt oder hinauszögert, indem es die Wirkung des Adenosins blockiert. Sobald die Leber dem Blutkreislauf das Koffein entzieht, bricht der Damm, der das aufgestaute, noch immer zunehmende Adenosin zurückhält, und wenn diese Chemikalie das Gehirn überschwemmt, bricht man zusammen und ist noch müder als vor der ersten Tasse Kaffee. Und was tut man dann? Man trinkt wahrscheinlich noch eine Tasse.

Anscheinend gibt es kein kostenloses Mittagessen. Die Energie, die man der Tasse Kaffee oder Tee verdankt, ist nur von der Zukunft geliehen und muss irgendwann zurückgezahlt werden. Und außerdem sind für dieses Darlehen Zinsen zu entrichten, die sich anhand der Quantität und Qualität des Schlafs errechnen lassen.

Unsere Geschichte über die Tasse »konzentrierten Sonnenschein« scheint sich zu verfinstern, und ich befürchte, zum Ende hin wird sie noch finsterer. Man kann argumentieren, dass Kaffee und Tee im Westen einen wichtigen, positiven Beitrag zum Voranschreiten der sogenannten »Zivilisation« leisteten, wenn wir damit die verschiedenen Segnungen der Kultur und des Kapitalismus meinen, darunter auch Kunst und Wissenschaft und der Lebensstandard. Doch ebenso wie die Koffeinkonsumenten letztlich einen biologischen Preis für die Energie zahlen müssen, die ihnen die Droge ihrer Wahl liefert, wurde auch ein ökonomischer und ein moralischer Preis gezahlt. Fast von Anfang an waren die Segnungen des Kaffees und Tees im Westen untrennbar mit den Sünden der Sklaverei und des Imperialismus verbunden, die in einem weltweiten Produktionssystem mit so brutaler Rationalität praktiziert wurden, dass sie nur – *was denn sonst?* – vom Koffein selbst angetrieben worden sein konnten.

Kaffee und Tee, als Handelswaren im globalen Süden produziert, um im Norden konsumiert zu werden, verwickelten jeden, der sie trank, in ein verschlungenes neues Netz internationaler Wirtschaftsbeziehungen – vor allem Kolonialismus und Imperialismus. Der Gewürzhandel – ein weiterer dynamischer Markt für Pflanzenstimulanzien – begann schon ein paar Jahrhunderte vorher, war jedoch auf der Konsumentenseite vergleichsweise unbedeutend, da vor allem Wohlhabende involviert waren.

Am Ende des 18. Jahrhunderts trank fast jeder in England tagtäglich Tee. Tee wurde die wichtigste von der Britischen Ostindien-Kompanie vertriebene Handelsware, die für schätzungsweise fünf Prozent des Bruttosozialprodukts verantwortlich war. »Es erscheint mir äußerst seltsam«, schrieb der englische Geistliche David Davies Ende des 18. Jahrhunderts, »dass das gemeine Volk aller europäischen Länder sich gezwungen sieht, als Teil seiner täglichen Nahrung zwei Produkte zu sich zu nehmen, die von der anderen Seite der Erde importiert werden.«

Die beiden Produkte, an die Davies dachte, waren Tee und Zucker, die schon bald nach Einführung des Tees in England – etwas überraschend, da man Tee in China nicht süßte – miteinander gekoppelt wurden. Niemand weiß genau, warum sich diese Praxis etablierte, doch der von Großbritannien importierte Tee schmeckte bitter und konnte als Heißgetränk ohne Weiteres große Mengen Zucker aufnehmen. Zucker wurde in Großbritannien hauptsächlich zum Süßen von Tee verwendet, und diese Gepflogenheit trieb den Zuckerkonsum in die Höhe – was wiederum eine Ausweitung der Sklaverei nach sich zog, damit die Zuckerplantagen in der Karibik bewirtschaftet werden konnten. (Schätzungsweise siebzig Prozent des Sklavenhandels dienten der Zuckerproduktion.) Der Kaffee war noch direkter in die Sklaverei verwickelt, besonders in Brasilien, wo die Kaffeeanbauer Unmengen afrikanischer Sklaven einführten, die auf ihren Plantagen arbeiten sollten. Wie viele Kaffee- und Teetrinker in Europa hatten wohl eine Vorstellung davon, dass ihre schlichte, zivilisierte Gewohnheit auf solcher Brutalität beruhte?

Der Teehandel der Britischen Ostindien-Kompanie mit China trug einen anderen moralischen Makel. Da die Kompanie den Tee in Pfund Sterling bezahlen musste und China wenig Interesse an englischen Waren zeigte, wies England bald ein enormes Handelsdefizit auf. Die Ostindien-Kompanie ließ sich zwei kluge Strategien einfallen, um ihre Zahlungsbilanz aufzubessern: Sie verwandelte Indien, ein Land, das sie kontrollierte und in dem es zuvor keine umfangreiche Teeproduktion gegeben hatte, in einen der führenden Tee- und Opiumproduzenten. Der Tee wurde nach England exportiert und das Opium trotz energischer Einwände seitens der chinesischen Regierung nach China geschmuggelt, wo sich das Ganze rasch zu einer verderblichen, unvorstellbaren Flut ausweitete.

1828 machte der Opiumhandel sechzehn Prozent der Einnahmen der Ostindien-Kompanie aus, und nach fünf Jahren beförderte sie jährlich 2,2 Millionen Kilogramm indisches Opium nach China. Das half zwar, das Handelsdefizit abzubauen, doch wurden Millionen von Chinesen süchtig, was zum Niedergang einer vormals großen Zivilisation beitrug. Nachdem der chinesische Kaiser 1839 die Schließung aller Opiumläden befohlen hatte, erklärte Großbritannien China den Krieg, damit das Opium weiter ins Land fließen konnte. Dank der weit überlegenen Feuerkraft der Royal Navy siegten die Briten schnell, erzwangen die Öffnung von fünf »Vertragshäfen« und nahmen in einem vernichtenden Schlag gegen Chinas Souveränität und Wirtschaft Hongkong in Besitz.

Das war ein weiterer moralischer Preis, der für Koffein gezahlt werden musste: Um den englischen Geist mit Tee schärfen zu können, musste der chinesische mit Opium getrübt werden.

Wer heute eine Tasse Kaffee oder Tee genießt, weiß nicht viel mehr über das Produktionssystem als die Konsumenten zur Zeit der Sklaverei oder der Opiumkriege. Die komplizierte Versorgungskette, die uns unsere tägliche Koffeindosis liefert, ist größtenteils unsichtbar, und auch wenn sie nicht mehr auf afrikanischen Sklaven oder chinesischen Opiumsüchtigen beruht, liegt ihr weiterhin ein System wirtschaftlicher Ausbeutung zugrunde. Von jedem Vier-Dollar-Latte kommen nur ein paar Pennys bei den Anpflanzern an, die zumeist Kleinbauern sind und ein paar steile Parzellen in irgendeinem ländlichen Winkel eines tropischen Landes bewirtschaften. In den letzten Jahren ist der Preis für Kaffeebohnen weltweit einem starken, zerstörerischen Auf und Ab ausgesetzt, während der Markt dem immer gleichen Ablauf folgt: Er sucht ständig nach dem weltweit billigsten Anbieter.

In den 1960er-Jahren schlossen sich die kaffeeanbauenden Länder der Welt zusammen, um diese Ausschläge durch eine gemeinsame Steuerung des Angebots zu beschränken. Das Internationale Kaffee-Übereinkommen legte Exportquoten für alle kaffeeproduzierenden Länder fest, um die Preise innerhalb einer gewissen Bandbreite stabil zu halten. Das klappte viele Jahre lang ziemlich gut. Doch nach dem Aufstieg der neoliberalen Wirtschaft und der Konzentration der Kaufmacht in den Händen weniger multinationaler Konzerne zerbrach es 1989. Die Preise werden jetzt von den künftigen Absatzmärkten in London und New York festgelegt und steigen und fallen dramatisch und unvorhersehbar. Oft sind die Bauern gezwungen, ihre Bohnen zu einem Preis zu verkaufen, der nicht einmal die Kosten des Anbaus deckt. Von den zehn Dollar, die man für ein Pfund Kaffee bezahlt, erreicht den Bauern, der ihn angebaut hat, nur etwa ein Zehntel. Am oberen Ende des Markts versuchen eine Handvoll Unternehmen wie Starbucks und Zertifizierungssysteme wie Fairtrade International das Los der Kaffeebauern zu verbessern, indem sie ihnen einen garantierten Mindestpreis zahlen. Doch ein freier Markt für Feldfrüchte, die von Millionen kleiner Produzenten angebaut und nur von einer Handvoll

Großkunden gekauft werden, wird zwangsläufig Letztere reich und Erstere arm machen.

Vielleicht denken Sie, ich zeichne ein so düsteres Bild von Kaffee und Tee, weil der Umstand, dass ich keinen trinken kann, mich so demoralisiert hat wie die konföderierten Truppen. Und möglicherweise fragen Sie sich, warum ich die reiche, vielschichtige Kultur, die die beiden Getränke umgibt, auf Hirnchemie und Ökonomie beschränke, da Sie das als eine zu reduzierte Perspektive auf etwas so Wunderbares wie Kaffee und Tee betrachten.

Da mögen Sie recht haben. Doch ich will die komplexen Kulturen, von denen Tee und Kaffee umgeben sind, keineswegs schmälern und über die Chemikalie, die ihnen gemeinsam ist, hinausgehen. Der Inbegriff der Koffeinkultur ist natürlich die japanische Teezeremonie, die die Zubereitung und den Genuss des Tees zu einer spirituellen Praxis erhebt. Angesichts der vielen Ebenen der Zeremonie – Ritual, Zen-Philosophie, kunstvolle Gestaltung, festgelegter Gesprächsablauf und kostbares Zubehör – könnte man leicht aus dem Blick verlieren, dass man eine Droge zu sich nimmt.

Warum gibt es keine vergleichbare Kaffeezeremonie? (Am nächsten reicht die traditionelle Kaffeezeremonie in Äthiopien heran, bei der grüne Kaffeebohnen über offener Flamme geröstet, dann gemahlen und in einem speziellen Gefäß gekocht werden.) Doch ich finde es seltsam, wie unterschiedlich sich die Funktion und Symbolik dieser beiden koffeinliefernden Systeme entwickelt haben. Wie kommt es, dass die Teekultur wesentlich verfeinerter ist als die ungeschliffene Kaffeekultur? Vielleicht hat es etwas damit zu tun, dass eine Tasse Kaffee stärker wach rüttelt als Tee, der nicht mal halb so viel Koffein enthält. Doch sobald man eine zweite Tasse Tee trinkt, gleicht sich das aus, deshalb kann das nicht alles sein. Vielleicht sind auch der Geschmack, die Chemie oder das Herkunftsgebiet die Erklärung, oder die verschiedenen kulturellen Assoziationen von Kaffee und Tee beruhen nur auf der unterschiedlichen Geschichte beider Getränke.

Was auch immer der Grund sein mag, die Unterschiede sind offenkundig. In *The World of Caffeine* vergleichen Bennett Alan Weinberg und Bonnie K. Bealer die konkurrierenden Kulturen, indem sie eine Liste klarer Dualitäten erstellen. Diese sind so eindeutig, dass ich nicht zu erläutern brauche, welcher Begriff sich auf welches Getränk bezieht:

männlich/weiblich
übermütig/schicklich
unkonventionell/konventionell
offensichtlich/unaufdringlich
Hemmungslosigkeit/Mäßigung
Laster/Tugend
Leidenschaft/Spiritualität
zwanglos/zeremoniell
bodenständig/erhaben
amerikanisch/englisch
das Pioniergebiet/der Salon
Erregung/Gelassenheit
Halbwelt/bessere Gesellschaft
extrovertiert/introvertiert
kraftvoll/verweichlicht
westlich/östlich
Arbeit/Kontemplation
Anspannung/Entspannung
Spontaneität/Bedächtigkeit
Beethoven/Mozart
Balzac/Proust

Und so weiter. Die verschiedenen Versorgungssysteme für Alkohol zeigen eine ähnliche Differenzierung – man vergleiche nur die kulturelle Symbolik beim Wein mit der, die zum Bier oder Schnaps gehört.

Wir Menschen haben anscheinend das tiefe Verlangen, alles zu verkomplizieren, noch die grundlegendste biologische Reaktion mit den starken Farben und Geweben der Kultur auszuschmücken. Schon die Vorstellung, dass diese Getränke ein »Versorgungssystem« für eine psychoaktive Substanz darstellen, empfinden wir als Kränkung. Aber jemand, der die kunstvollen Weinbeschreibungen hört, ohne je Wein getrunken zu haben, käme nicht auf den Gedanken, dass der springende Punkt an diesem Getränk seine bewusstseinsverändernde Wirkung ist. Das Gleiche gilt für Kaffee und Tee – im Gegensatz zu den meisten anderen Flüssigkeiten, die wir trinken. Denkt irgendwer so eingehend – so metaphorisch – über die psychosensorischen Eigenschaften von Orangensaft oder Milch nach?

Nein, in dieser Hinsicht sind Tee und Kaffee außergewöhnlich. Man sehe sich nur die Liste von Attributen an, auf die ich im Internet für Kaffeeverkostung gestoßen bin. Sie wurde von Counter Culture Coffee erstellt.

Allein die pflanzlich-erdige Kategorie ist in zwanzig Geschmacksprofile unterteilt, darunter auch grünes Blattgemüse, Heu/Stroh, Tabak, Zeder, Frischholz und Erde. Es gibt die Geschmacksrichtungen herzhaft, zu der fleischig und ledrig gehören, und Korn und Getreide, die in frisches Brot, Gerste, Weizen, Roggen, Graham Cracker, Müsli und Gebäck unterteilt ist. Süß und Zuckrig umfasst braunen Zucker, Ahornsirup, Melasse und Cola. Die anderen Kategorien – Nuss, Schokolade, Trockenfrüchte, Beeren, Steinobst, Zitrusfrüchte, Blumen, Gewürze und Röstaromen – sind ebenfalls in spezifische Geschmacksrichtungen aufgegliedert. Diese Liste enthält nicht einmal die Attribute, die sich auf den Körper oder »das Mundgefühl« beziehen, wie zum Beispiel teeartig, seiden, mollig, samten, voluminös und weich. Und dann gibt es noch eine gesonderte Liste für unerwünschte Eigenschaften wie

Schimmel, faules Obst, altbackenes Brot, Heftpflaster, Pappe, Kompost, Tierhaut und Gestank/Müll.

Wie herrlich, in einer Tasse Kaffee solch eine Palette von Geschmacksrichtungen, Aromen und Konsistenzen – anscheinend alle natürlichen Ursprungs – erkennen und benennen zu können! Vom Tee, der sein eigenes suggestives Vokabular besitzt, im positiven wie im negativen und rein beschreibenden Sinne, lässt sich dasselbe sagen. So kann ein bestimmter Tee verworfen werden, weil er blechern, brotig, kistig (das heißt, er verströmt den Geruch der Holzkiste, in der er transportiert wurde), grasig, teerig oder schlammig schmeckt, oder er wird gelobt, weil er lebhaft, heiter, brötchenartig, malzig, nussig, rauchig oder muskatartig schmeckt. Die Verkoster vergleichen das Teearoma mit Blüten (Flieder, Jasmin, Magnolie, Osmanthus, Orchidee, Lilie, Lotus, Kamelie, Maiglöckchen), mit Früchten (Litschi, Ananas, Kokosnuss, Passionsfrucht, Zimtapfel) und asiatischen Pflanzen (Aloe, Sandelholz, Zimtbaum, junger Kampfer, alter Kampfer). Manche dieser Eigenschaften sind mit Sicherheit frei erfunden, doch die meisten stimmen mit einem der vielen verschiedenen Moleküle überein, die im Tee und Kaffee zu finden sind – den Estern, Terpenen, Aminen, Säuren, Ketonen, Laktonen, Pyrazinen, Pyridinen, Phenolen, Furanen, Thiophenen und Thiolen, die gemeinsam unsere sinnliche Erfahrung dieser Getränke ausmachen.

Diese Geschmacks- und Aromamoleküle sind alle in einer Tasse enthalten, doch was würde das für eine Rolle spielen, wäre da nicht dieses andere Molekül namens 1,3,7-Trimethylxanthin? Hätte man Kaffee und Tee je entdeckt, geschweige denn seit Hunderten von Jahren getrunken, wenn sie kein Koffein enthielten? Es gibt zahllose andere Samen und Blätter, die man in heißem Wasser ziehen lassen kann, um daraus ein Getränk zu machen, und einige davon dürften besser schmecken als Tee oder Kaffee, doch wo in unseren Häusern, Büros und Läden sind die Altäre für diese Pflanzen?

Seien wir ehrlich: die Rokokobauten der Bedeutung, die wir auf diesen psychoaktiven Molekülen errichtet haben, dienen nur der Verkleidung unseres Verlangens nach Bewusstseinsveränderung im Festgewand der Metapher und Assoziation. In Wirklichkeit finden wir diese Getränke nicht so empfehlenswert, weil wir dabei an Holzrauch, Steinobst oder Brötchen denken, sondern wegen der Erfahrung des Wohlbefindens – der Euphorie –, die sie uns zuverlässig vermitteln.

Diese Erfahrung, von Drogenforschern Verstärkung genannt, garantiert, dass wir wieder zu Tee, Kaffee oder Wein zurückkehren werden, und kann unsere Geschmacksempfindung der Getränke verändern.

»Die Leute werden beim Geschmack schwer getäuscht«, erklärte Roland Griffiths, der Drogenforscher an der Johns Hopkins University. »Zum Beispiel, wenn man sagt: ›Ich mag den Geschmack von Scotch.‹ Nein! Das ist eine erlernte Geschmackspräferenz. Wenn man einen Geschmack mit einem Verstärker wie Alkohol oder Koffein kombiniert, entwickelt man eine spezifische Vorliebe für diesen Geschmack.«

In Kaffee und Tee kommt Koffein natürlicherweise vor, doch Limonaden wird es zumeist beigemischt – warum sollten die Limonadenhersteller das wohl tun? Besonders bei Getränken mit Kindern als Zielgruppe? Die Industrie behaupte (gegenüber der FDA und anderen Regulierungsbehörden), Koffein diene als Aromastoff, und man verwende es wegen der bitteren Note, die das Alkaloid verleiht. Sie behaupten das tatsächlich, ohne mit der Wimper zu zucken. Im Jahr 2000 widerlegte Griffiths' Labor diese Behauptung problemlos mit einem Doppel-Blind-Geschmackstest, bei dem Colatrinker aufgefordert wurden, Unterschiede bei Colas zu entdecken, von denen einige Koffein enthielten und andere nicht. Die meisten schmeckten den Unterschied nicht. Und dennoch enthalten die sechs meistverkauften Limonadensorten in den Vereinigten Staaten alle Koffein (in der Regel etwa so viel wie eine Tasse Tee). Griffiths sagt, wenn man Koffein mit irgendeinem Geschmack kombiniert, bringen die Leute eine Vorliebe für diesen Geschmack zum Ausdruck. »Zum Beispiel, wenn ich sage: ›Ich liebe den Geschmack von Scotch.‹«

Griffiths' Experiment erinnerte mich an einen anderen Geschmackstest, von dem ich gehört hatte, doch es dauerte einen Moment, bis mir einfiel, worum es sich handelte (fraglos weil ich noch koffeinabstinent war): *Geraldine Wrights Bienen!* Wright hatte einen entsprechenden Test mit ihren Honigbienen durchgeführt und herausgefunden, dass auch sie eine Vorliebe für Nektar entwickelten, der Koffein enthielt. Wir Menschen sind den Bienen ähnlicher, als mir klar war, wir lassen uns genauso leicht, in diesem Fall von den Limonadenherstellern statt von den Pflanzen, zu einer Vorliebe für eine Sorte Zuckerwasser verleiten, der Koffein beigemischt wurde. Die Limonadenhersteller haben entdeckt, was die Pflanzen schon vor langer Zeit lernten.

Es war an der Zeit, mein Experiment zum Koffeinentzug abzuschließen. Ich hatte alles, was möglich war, daraus gelernt, war in vielen Nächten mit ausgezeichnetem Schlaf belohnt worden und brannte darauf zu sehen, was ein Körper, der drei Monate lang kein Koffein aufgenommen hatte, erleben würde, wenn er einer Tasse Espresso ausgesetzt war. Ich war gewissermaßen in einen Zustand zurückgekehrt, der von Koffein unberührt war, und wollte diesen Zustand allzu gern beenden, um mich der menschlichen Gemeinschaft der Koffeinkonsumenten wieder anzuschließen.

Ich hatte lange und genau, ja geradezu liebevoll überlegt, wohin ich gehen würde, um meine erste Tasse zu genießen. Es sollte auf jeden Fall Kaffee sein. So gern ich auch Tee trinke, ich konnte mir nicht vorstellen, dass er mir den psychoaktiven Ruck geben würde, auf den ich mich freute. Zuerst erwog ich, meine erste Tasse bei Peet's in meinem Viertel zu trinken, das zufällig der usprüngliche, 1966 gegründete Laden ist. An der Ecke Walnut und Vine Street in North Berkeley ist Peet's inzwischen eine Institution, ein Ort, der in der Geschichte des Kaffees einen Wendepunkt darstellt. Es war Alfred Peet, der ausgewanderte Sohn eines niederländischen Kaffeerösters, der Amerika nahezu im Alleingang mit gutem Kaffee bekannt machte. Bevor Peet seinen Laden eröffnete, tranken die Amerikaner zumeist Instantkaffee, Kaffee zum Mitnehmen aus blau-weißen Pappbechern oder gemahlenen Filterkaffee aus Folgers- oder Maxwell-House-Dosen. Damals wurde der größte Teil des Kaffees aus zweitklassigen Robusta-Bohnen hergestellt, die einen hohen Koffeingehalt haben, aber bitter und eindimensional schmecken. Doch er war billig und alles, was wir kannten.

Peet, der aus den Niederlanden Besseres gewohnt war, bestand darauf, ausschließlich Arabica-Bohnen zu verwenden, und röstete sie langsam, bis sie ganz dunkel waren. Seine hohen Standards und die Ästhetik der Alten Welt haben einen großen Beitrag zu der Kaffeekultur geleistet, die wir heute kennen. Peet war so großzügig, eine ganze Generation amerikanischer Kaffeeimporteure und -röster zu beraten, darunter auch die Gründer von Starbucks, die für ihn in dem Laden in Berkeley arbeiteten und dort lernten, wie man Bohnen auswählt und röstet. Peet erzog die Amerikaner auch dazu, mehrere Dollar für einen Kaffee auszugeben, und machte ihn zu einer neuen Art alltäglichem Luxusartikel. Es hatte also eine gewisse poetische Logik, meine erste Tasse in diesem lokalen Heiligtum guten Kaffees zu trinken.

Leider Gottes mag ich Peets Kaffee nicht. Er schmeckt zu oft verbrannt. Deshalb beschloss ich letztlich, eine persönlichere Kaffeetradition zu würdigen. Ich würde mich für einen »Special« im Cheese Board entscheiden, dem Laden an der Shattuck Avenue, in dem Judith und ich seit vielen Jahren morgendliche Stammkunden sind. »Special« ist im Cheese Board die Bezeichnung für einen doppelten Espresso mit etwas weniger heißem Milchschaum als der typische Cappuccino. Ich glaube, in Australien würde man ihn Flat White nennen.

Vor dem Laden hat man ein paar Parkplätze in einen schönen kleinen Westentaschenpark mit ein paar Bänken, Blumenkästen und Bäumen sowie einer dicken Holztheke verwandelt, an die man sich anlehnen kann. Ich nehme mir nur selten die Zeit, mich dort hinzusetzen, aber es war ein so herrlicher Mittsommertag, dass wir beschlossen zu bleiben und uns einen Platz zu suchen, wo wir unseren Kaffee genießen und die Szenerie auf uns einwirken lassen konnten. Es war noch früh, deshalb waren viele mit Pappbechern bewaffnete junge Eltern mit kleinen Kindern da, die mit ihren Muffins und ihrem Schokoladengebäck beschäftigt waren. Die Kinder machten ihre eigene Drogenerfahrung.

Mein »Special« war *unglaublich* gut, eine deutliche Erinnerung daran, was für eine schlechte Imitation koffeinfreier Kaffee ist. Hier waren ganze Dimensionen und Intensitäten von Geschmack, die ich völlig vergessen hatte! Ich spürte geradezu, wie sich die winzigen Koffeinmoleküle in meinem Körper ausbreiteten, wie sie in den Arterien ausschwärmten, mühelos durch die Wände meiner Zellen glitten und die Blut-Gehirn-Schranke überwanden, um ihren Platz an meinen Adenosinrezeptoren einzunehmen. »Wohlbefinden« war der Begriff, der das erste Gefühl, das ich registrierte, am besten beschrieb, und es nahm zu, breitete sich aus und fügte sich zu einem Ganzen zusammen, bis mir das Wort »Euphorie« gerechtfertigt schien. Und dennoch war da keine verzerrte Wahrnehmung, wie ich sie mit den meisten anderen psychoaktiven Drogen verbinde, mein Bewusstsein fühlte sich glasklar an, als berauschte ich mich an Nüchternheit.

Doch es war nicht das vertraute Koffeingefühl – die freudige (und dankbare) Rückkehr zum Normalzustand, wenn die erste Tasse den aufziehenden Nebel des Entzugs auflöst. Nein, es unterschied sich deutlich vom Normalzustand, fast als wäre meiner Tasse etwas Stärkeres beigemischt, wie Kokain oder Speed. *Boah – dieser Stoff soll legal sein?* Ich blickte mich um, sah mir die entspannte Bürgersteigszenerie an, die Kleinen in ihren Kinderwagen und die Hunde, die ihnen nachliefen, um ein paar Krümel zu ergattern. Alles in meinem Blickfeld wirkte angenehm akzentuiert, filmisch, und ich fragte mich, ob all diese Leute mit ihren in Pappmanschetten gehüllten Bechern auch nur im

Entferntesten wussten, was für eine starke Droge sie zu sich nahmen. Doch wie sollten sie das wissen? Sie waren schon lange mit Koffein in Berührung und konsumierten es inzwischen zu einem völlig anderen Zweck. Zur Aufrechterhaltung des Normalzustands und einer willkommenen Stimmungsaufhellung. Ich war froh, dass ich diese beeindruckende Erfahrung machen konnte. Zusammen mit dem ausgezeichneten Schlaf war das die herrliche Dividende für meine Investition in die Abstinenz.

Und dennoch würde ich in wenigen Tagen genau wie sie sein, koffeintolerant und von Neuem süchtig. Ich fragte mich, ob es eine Möglichkeit gab, die Kraft dieser Droge zu bewahren. Konnte ich eine neue Beziehung zum Koffein entwickeln? Es vielleicht eher wie ein Psychedelikum behandeln – als etwas, das man nur gelegentlich zu sich nimmt, mit einer größeren Zeremonie und Bedeutung? Vielleicht sollte ich versuchen, nur samstags Kaffee zu trinken.

Nach einer halben Stunde spürte ich, wie sich die anfängliche Woge des Optimismus in etwas Manischeres, Gereiztes verwandelte. Vor einem Restaurant auf der anderen Straßenseite hatte ein Müllwagen gehalten. Unübersehbar begann er große Plastiktonnen in seinen Schlund zu rütteln und dann geräuschvoll den Müll zu verschlingen. Der Lärm war unerträglich, so fühlte es sich in meinem extrem wachsamen Zustand zumindest an. Ich wurde langsam nervös und begann im Kopf aufzulisten, was ich an diesem Tag noch erledigen musste. Ich fragte Judith, ob sie bereit sei zu gehen, und sie stimmte zu – die Szenerie hatte ihren Zauber verloren. Und so gingen wir wieder nach Hause.

Judith begab sich in ihr Atelier, und ich konnte tun, wonach mir der Sinn stand – den Rest des Morgens vertrödeln, im Garten werkeln, vielleicht ein paar Anrufe machen. Doch das Koffein hatte eine andere Idee. Ich sollte meine Aufgabenliste in Angriff nehmen, mir die Woge der Energie – *der Konzentration!* –, die mich durchströmte, zunutze machen und etwas Sinnvolles damit anfangen.

Aus irgendeinem Grund ging es darum, Sachen wegzuwerfen. Ich setzte mich an meinen Computer und meldete mich systematisch von mindestens hundert Listservs ab, die meinen Posteingang verstopften. Das fühlte sich *großartig* an. Bis ich so nervös war, dass ich nicht länger am Schreibtisch sitzen konnte. Plötzlich nahm eine andere Aufgabe meine Aufmerksamkeit in Anspruch: Es war an der Zeit, meinen Schrank aufzuräumen! Das habe ich noch nie freiwillig getan, doch in jenem Augenblick wollte ich unbedingt meine Pullover vom Regal nehmen und sie zu vier Stapeln sortieren: alle, die dringend in die Wäsche mussten, die auszusortierenden mottenzerfressenen Exemplare, alle, die ich verschenken wollte, und die, die ich noch trug. Gewöhnlich bin ich meinen alten Kleidungsstücken treu, und es fällt mir schwer zu akzeptieren, dass etwas nicht mehr zu gebrauchen ist. Doch an diesem Tag war es anders. An diesem Tag war ich gnadenlos und stopfte schnell einen großen Müllsack nicht nur mit Pullovern, sondern auch mit Turnschuhen, Hemden, ja sogar Sakkos voll, alles für die Wohlfahrt und um es los zu sein.

Es ging den ganzen Morgen so weiter, sodass ich zwanghaft alles Mögliche erledigte – am Computer, in meinem Wandschrank, im Garten und im Schuppen. Ich harkte, ich jätete Unkraut, ich brachte Sachen in Ordnung, als wäre ich besessen, und so war es wohl auch. Egal, worauf ich mich konzentrierte, ich tat es begierig und unbeirrbar. Ich glich einem Pferd, das Scheuklappen trug. Meine Umgebung und die dort harrenden Zerstreuungen waren völlig aus meinem Bewusstsein verschwunden. Ich konnte mich in eine Aufgabe vertiefen, ohne zu bemerken, wie die Zeit verstrich.

Gegen Mittag legte sich meine Zwanghaftigkeit allmählich, und ich war bereit für einen Tapetenwechsel. Ich hatte im Gemüsegarten ein paar Pflanzen herausgerupft, die nicht angegangen waren, und beschloss, zum Gartencenter zu fahren, um neue zu kaufen. Während ich gedankenversunken die Solano Avenue entlangfuhr, stellte ich mir vor, dass ich einen zweiten Kaffee trinken könnte, und plötzlich sah ich den wahren Grund, warum ich zu diesem bestimmten Gartencenter unterwegs war: Vor dem Eingang von Flowerland stand ein Airstream-Wohnwagen, bei dem es richtig gute Espressogetränke gab.

Ich hatte nach drei Monaten Abstinenz nur eine einzige Tasse Kaffee getrunken, und schon hatten sich die tückischen Fangarme der Abhängigkeit wieder um mich geschlungen! Was war aus meinem erst wenige Stunden alten Entschluss geworden, nur samstags Kaffee zu trinken? Da hörte ich eine Stimme sagen: *Aber es ist doch noch Samstag!* Ich wusste sofort, wer es war: die listige, geschmeidige Stimme des Süchtigen. Ich nahm alle Willenskraft, die ich aufbringen konnte, zusammen, um zu widerstehen.

Während meiner Recherche für dieses Kapitel fiel mir auf, dass ich noch nie eine Kaffee- oder Teepflanze zu sehen bekommen hatte. Na ja, das stimmt nicht ganz: Vor ein paar Jahren hatte das Peet's in meinem Viertel einen ziemlich traurigen, zottigen Kaffeestrauch in einem Blumentopf neben der Tür stehen, doch er trug keine Früchte und überlebte nicht lange. Ich war jedenfalls noch keinem Kaffeestrauch in seinem angestammten Lebensraum über den Weg gelaufen. Und so beschloss ich, *Coffea arabica* einen Besuch abzustatten.

Wir waren in einer anderen Angelegenheit nach Medellín, dem Tor zu Kolumbiens Kaffeeregion, gekommen, und an einem Januarmorgen mieteten Judith und ich einen Wagen, der uns in die Berge südlich der Stadt bringen sollte. Unser Ziel war Café de la Cima, eine Kaffeefarm oder Finca, ein paar Kilometer auf einer Holperpiste von Fredonia entfernt, einem belebten Marktstädtchen, das sich im Schatten des Cerro Bravo erstreckte. Auf der Fahrt kamen wir am Cerro Tusa vorbei, dem perfekten grünen Dreieck eines Vulkans, das auf dem Logo für kolumbianischen Kaffee abgebildet ist. Man hat es schon oft auf Kaffeebohnenpackungen und in den Werbespots für kolumbianischen Kaffee gesehen – den klassischen von Juan Valdez.

Wie sich herausstellt, ist Juan Valdez ein frei erfundener Campesino. Er wurde 1958 in Manhattan von einem Werbetexter bei Doyle Dane Bernbach erdacht, um kolumbianischen Kaffee überall auf der Welt zu vermarkten. Octavio Acevedo und sein Sohn Humberto, die Eigentümer von Café de la Cima, hätten als Vorbild für Valdez dienen können, bis hin zum Strohhut und dem farbenfrohen Umhang. (Das Einzige, was an dem Bild noch fehlt, ist Conchita, Valdez' treuer Esel.) Humberto, der uns auf der drei Hektar großen Finca herumführte, baut in der vierten Generation an dem steilen, üppig bewachsenen Hang Kaffee an. Doch seit sein Großvater alles bewirtschaftete, hat sich der Betrieb stark verändert.

»Vor fünf Jahren«, erklärte Humberto, als wir aufbrachen, um uns seine Pflanzen anzusehen, »beschloss mein Vater, dass er den Kaffee, den er anbaute, auch verkosten wollte.« Das war eine radikale Idee. Die meisten Campesinos verkaufen ihre Bohnen an Zwischenhändler, wenn sie noch »grün« sind – frisch gepflückt und unverarbeitet. Falls sie überhaupt Kaffee trinken, dann wurde er von jemand anderem angebaut und ist wahrscheinlich *tinto* – der starke, konzentrierte Kaffee aus billigen Bohnen, den die meisten Kolumbianer immer noch trinken. Die besten Bohnen werden alle exportiert. Doch Octavio begriff, dass es für einen Kleinbauern keine Zukunft hatte, auf einem inzwischen unruhigen Weltmarkt Rohware zu verkaufen, deshalb wollte er etwas anderes anbieten: Kaffee, der auf der Farm angebaut, geerntet, gereinigt, fermentiert, getrocknet und geröstet worden war. Café de la Cima würde zu einer Marke für handwerklich hergestellten Kaffee und ein Ziel für Leute wie mich werden, die darauf neugierig sind zu sehen, wo und wie ihr Kaffee produziert wird.

Humberto brannte darauf, uns die zwölftausend Kaffeepflanzen zu zeigen, eine Mischung aus Bourbon und Castillo, mit der sich die Familie den üppigen, sonnenüberfluteten Berghang teilte. Kaffee fühlt sich in tropischen Bergen wohl, denn die Pflanze braucht zum Gedeihen viel Regen und eine außergewöhnlich gute Entwässerung. Wenn er in größeren Höhen wächst – Café de la Cima liegt sechzehnhundert Meter über dem Meeresspiegel –, kann er auch einem der zerstörerischsten Schädlinge, einem Pilz, der Kaffeerost auslöst, entgehen.

Der Klimawandel treibt den Kaffeeanbau bereits in größere Höhen hinauf und erschwert den Bauern das Leben. Kaffeesträucher sind bekanntlich wählerisch in Hinsicht auf Niederschlag, Temperatur und Sonnenschein, und da sich all das in Kolumbien gerade verändert, sind Gebiete, die stets für den Kaffeeanbau geeignet waren, plötzlich nicht mehr rentabel. Agronomen zufolge herrschen durch den Klimawandel weltweit trübe Zukunftsaussichten für den Kaffeeanbau. Eine Schätzung geht davon aus, dass etwa die Hälfte der Anbauflächen weltweit – und in Lateinamerika ein noch größerer Anteil – 2050 nicht mehr für die Pflanze geeignet sein wird und Kaffee somit eine der vom Klimawandel unmittelbar gefährdetsten Feldfrüchte ist. Nachdem der Kapitalismus enorm von seiner symbiotischen Beziehung zum Kaffee profitiert hat, droht er jetzt seine goldene Gans zu töten.

Humberto führte uns hinter dem Haus einen steilen Pfad hinauf. Wir kamen an einer Parzelle vorbei, wo er Kaffeepflanzen züchtete – Dutzende kleiner Setzlinge, an denen jeweils eine braune Bohne hing, die wie ein gespaltener Hut aussah. Man vergisst leicht, dass Kaffeebohnen vor allem Samen sind. Statt neue Pflanzen zu kaufen, wenn der Ertrag abnimmt, hat Humberto begonnen, auf seiner Farm nach Exemplaren zu suchen, die in diesem Boden und Mikroklima gut gedeihen, und seine eigenen Pflanzen zu züchten.

Weiter oben durchquerten wir einen kleinen Bach und betraten die erste Reihe der Kaffeepflanzen: geschwungene parallele Linien von anderthalb Meter hohen gestutzten Sträuchern mit glänzend grünen Blättern und schmalen Zweigen, die voller »Kirschen« waren. Die meisten Früchte waren noch grün, doch es gab eine Handvoll leuchtend rote, die eher wie Cranberrys aussahen. Humberto reichte Judith und mir einen Korb, der an einem Riemen von der Schulter hing und in Hüfthöhe getragen wurde. Dann scheuchte er uns los: *Geht Kaffee pflücken!*

Wir gingen getrennt und betraten jeder behutsam eine schmale Reihe spitzblättriger grüner Sträucher. Der Hang war so steil, dass ich mich vorsichtig seitwärts von Pflanze zu Pflanze bewegte, mich vorbeugte und durch die Blätter griff, um, eine nach der anderen, nur die rötesten Kirschen zu pflücken und in meinen Korb zu werfen. Ich biss in eine reife rote Bohne. Das Fleisch schmeckte fruchtig und süß mit einem Hauch von Kaffeegeschmack, und in der Mitte saß ein kleiner brauner Samen, in zwei Flügel unterteilt, die wie zwei kleine Gesäßbacken aussahen.

Humberto hatte erzählt, dass man für eine einzige Tasse Kaffee etwa fünfzig Bohnen benötigte. Nach einer halben Stunde hatte ich genug für vier, fünf Tassen gesammelt und verspürte heftige Schmerzen im Rücken und an den Füßen. Es war kaum zu glauben, dass der Kaffee noch immer, Bohne für Bohne, von Hand gepflückt wurde – dass sich im Lauf der Jahrhunderte so wenig geändert hatte. Doch das steile Gelände verhindert jegliche Mechanisierung oder die Zusammenlegung von Plantagen. Es ist nach wie vor eine von Millionen Kleinbauern dominierte Landwirtschaft, die eher an Erntehelfer als an Kapital kommen können.

Die größte Neuerung bei Café de la Cima hat Conchita arbeitslos gemacht. Wenn der Korb eines Pflückers voll ist, wird er nicht mehr auf den Rücken eines Esels geschnallt, um den Hang hinuntergebracht zu werden. Inzwischen schüttet der Pflücker die Kaffeekirschen in einen Betonkasten auf dem Hügel, und dann werden die Kirschen von einem Schwall Quellwasser durch ein Stahlrohr gespült, der sie den Berg hinunter direkt in den Verarbeitungsschuppen befördert.

Ich pflückte nicht mal annähernd genug Kaffee, um meinen Korb zu füllen. Das lag daran, dass ich mich alle paar Minuten aufrichten und die Beine strecken musste, sonst hätte sich mein Rücken bitter beklagt. Der Hang war so steil und die Reihen so dicht gepflanzt, dass es mir schwerfiel, mit den Füßen sicheren Halt zu finden. Ich hatte die ganze Zeit das Gefühl, das Gleichgewicht zu verlieren, und konnte nicht effizient arbeiten. Zwischen den Kaffeesträuchern kam ich mir vor wie ein Eindringling, ein Fremder in einem Lebensraum, der viel besser zu den Pflanzen passte als zu einem Zweibeiner.

Als ich die Reihe verließ, in der ich gearbeitet hatte, und den Blick über die Anden gleiten ließ, wo eine sattgrüne Gebirgsfalte die nächste überlagerte, sah ich, wie sich die Reihen leuchtend grüner Kaffeepflanzen durch die Landschaft schlängelten, wie alle den horizontalen Konturen folgten und sich die steilen Flanken der Berge hinaufzogen. Es war schwer vorstellbar, dass diese abgeschiedene und schläfrige ländliche Szenerie auch nur das Geringste mit unserem städtischen Alltag zu tun hatte, doch das eine kann nicht ohne das andere existieren. Die beiden Bereiche sind inzwischen sehr eng verbunden und durch die starken Faktoren Handel und Bedürfnis in ihr gegenseitiges Schicksal verstrickt. Unsere Vorliebe für Kaffee, erst ein paar Jahrhunderte alt, hat nicht nur diese Landschaft und die Menschen, die sie bebauen, verändert, sondern auch den Rhythmus unserer Zivilisation.

Doch es war nicht nur der Geschmack des Kaffees, der diese Wunder bewirkte, es war auch, in beträchtlichem Ausmaß, das winzige Molekül, das zum bitteren Aroma dieses Getränks beitrug, und das, was dieses Molekül mit unserer Psyche machte, nachdem es in unser Gehirn eingedrungen war. Was man aus dieser Distanz nicht sehen kann, ist, wie all die glänzenden grünen Blätter, die diese Berge bedecken, in diesem Moment die starken Strahlen der tropischen Sonne und die Nährstoffe in diesem rötlichen Boden in 1,3,7-Trimethylxanthin umwandeln. Die Pflanzen haben aus diesen Berghängen Fabriken zur Herstellung von Koffein gemacht. An diesem Ort ist es schwer zu begreifen, wie eine so gemütliche, friedvolle Landschaft die Triebkraft für so viel Tempo, Energie und Arbeitseifer in der Welt sein kann, in die ich bald zurückkehren werde.

Während ich gebeugt an dem steilen Hang eines dieser Kaffeeberge stand, dachte ich: *Man muss diese Pflanze wirklich bewundern.* In weniger als tausend Jahren ist sie von ihrem evolutionären Geburtsort in Äthiopien bis zu diesen Bergen in Südamerika und noch weiter gelangt und hat unsere Spezies dabei als Vektor benutzt. Man bedenke, was wir wegen dieser Pflanze alles getan haben: ihr zehn Millionen Hektar neuen Lebensraum zugeteilt, fünfundzwanzig Millionen Menschen damit betraut, sie sorgfältig anzubauen, und ihren Preis in die Höhe getrieben, bis sie eine der kostbarsten Feldfrüchte der Welt war.

Dieser unglaubliche Erfolg verdankt sich einer der raffiniertesten von einer Pflanze entwickelten Evolutionsstrategien: der List, eine psychoaktive Substanz zu produzieren, die den Geist eines besonders intelligenten Primaten befeuert und dieses Tier zu einer Betriebsamkeit animiert, die letztlich der Pflanze selbst zum Vorteil gereicht. Denn Kaffee und Tee haben im Gegensatz zu vielen anderen Pflanzen nicht nur profitiert, indem sie ein menschliches Verlangen befriedigen, sondern die beiden haben auch beim Aufbau genau der Zivilisation mitgewirkt, in der sie am besten gedeihen konnten: eine Welt, geprägt von globalem Handel, angetrieben vom Konsumkapitalismus und beherrscht von einer Spezies, die inzwischen ohne Hilfe dieser Getränke kaum noch aus dem Bett kommt.

Natürlich begann das Ganze streng genommen als historischer und biologischer Zufall – man erinnere sich an die Ziegen, die den neugierigen Hirten dazu angeregt haben sollen, seine erste Kaffeebeere zu probieren. Aber so funktioniert die Evolution: Die verheißungsvollsten Zufälle der Natur entwickeln sich zu evolutionären Strategien für die Weltherrschaft. Wer hätte schon ahnen können, dass ein sekundäres Stoffwechselprodukt, von Pflanzen produziert, um Insekten zu vergiften, im menschlichen Gehirn einen energiespendenden Genuss auslösen und die Neurochemie des Gehirns so verändern konnte, dass diese Pflanzen unentbehrlich wurden?

Da stellt sich die Frage, welche Seite mehr von der symbiotischen Beziehung zwischen *Homo sapiens* und diesen beiden bedeutenden koffeinproduzierenden Pflanzen profitiert. Vermutlich fehlt uns die Perspektive, die nötig wäre, um diese Frage unvoreingenommen zu beurteilen oder wahrzunehmen, dass eine Pflanze, die wir »benutzen«, in Wirklichkeit uns benutzen könnte. Als die superintelligenten und selbstverliebten Primaten, die wir sind, gehen wir unwillkürlich davon aus, dass wir über diese »domestizierten« Arten bestimmen, sie dorthin transportieren und dort pflanzen, wo wir wollen, Milliarden an ihnen verdienen und sie zur Befriedigung unserer Bedürfnisse nutzen. Wir denken, dass wir das Sagen haben. Aber ist das nicht genau das, was von einem Süchtigen zu erwarten wäre? Na klar. Man darf nicht vergessen, dass Koffein dafür bekannt ist, bei Menschen, die es zu sich nehmen, Machtfantasien zu wecken, und dass die Geschichte seines weltweiten Erfolgs sich ganz anders lesen würde, wenn die Pflanzen sie selbst hätten schreiben können.

Meine eigene Beziehung zum Koffein ist weiterhin ungeklärt. Ich habe versucht, die Offenbarung zu würdigen, die ich auf meiner »Kaffeereise« hatte (so habe ich das Ganze in Erinnerung) – dass es eine bessere Art der Beziehung zum Kaffee gibt als die Sucht, eine, die meine Handlungsfähigkeit und auch die Macht der Pflanze bewahren würde. Deshalb trank ich mehrere Wochen lang nur samstags koffeinhaltigen Kaffee. Das verbesserte meine Samstage so grundlegend, dass ich mir im Lauf der Woche immer mal ein bisschen Koffein gönnte – zum Beispiel eine Tasse grünen Tee, um die Reste eines benebelten Morgens zu beseitigen, oder einen koffeinfreien Kaffee, wenn ich mich dem Geschmack von Kaffee hingeben wollte. Aber wie bei so vielen Süchten war das eine heikle Angelegenheit: Der Verstand legt sich ausgeklügelte Argumente zurecht, um seine besten Absichten zu untergraben. Vermutlich ist es leichter, ein uneingeschränktes Verbot zu befolgen als eins, das von Ausnahmen geprägt und auf Rechtfertigungen und Selbstbetrug angewiesen ist.

Meine jüngste Idee ist ganz einfach: mir samstags (zum Vergnügen und für die Hausarbeit), aber auch zu bestimmten anderen Gelegenheiten, »wenn ich es brauche«, etwas Koffein zu gönnen. Kaffee oder Tee als Hilfsmittel zu nutzen, statt mich von ihnen benutzen zu lassen. Ich kann mich erinnern, dass Roland Griffiths erzählte, in seinem Leben hätte es eine Zeit gegeben, in der er Koffein genau auf diese Art nutzte – nur wenn er eine wichtige Abgabefrist hatte oder einen Förderantrag stellte. Stimmt schon, als er mir das erzählte, trank er gerade einen großen Starbucks, das hieß, das Skypen mit mir galt als besonderer Anlass, oder sein System funktionierte nicht mehr. Aber vielleicht konnte ich es schaffen. Ich würde es zumindest versuchen.

Man nehme diesen Morgen als Beispiel. Es ist kein Samstag. Ich schreibe die letzten Absätze dieses Kapitels, was stets eine nervenaufreibende Aufgabe ist. Man redet oft von der Bedeutung des Anfangs, doch das Ende ist genauso wichtig – im Idealfall sollte es einen Ton anschlagen, der noch lange nachklingt, nachdem man das Buch zugeklappt hat. (Vorausgesetzt, Sie sind so weit gekommen – aber das sind Sie.) Ich habe das Schreiben des Endes schon mehrere Tage hinausgeschoben, weil ich nicht genau weiß, wie ich vorgehen soll. Wie Sie sich erinnern dürften, begann ich dieses Kapitel in einer kleinen Krise, da ich (zum Wohle der Geschichte) dem Koffein entsagt und zugleich das Vertrauen in den Wert dessen verloren hatte, was ich noch schreiben wollte. Aber schließlich gewann ich die Orientierung wieder und konnte das Interesse am Thema ohne den Konsum von Koffein neu entfachen. Ich hatte mich von seinem eisernen Griff befreit oder glaubte es wenigstens.

Aber als ich mich an diesem Morgen auf die Suche nach den abschließenden Worten machte, da mein Abgabetermin bevorstand, hatte ich das Gefühl, ein kleines Extra zu brauchen und, ehrlich gesagt, auch verdient zu haben, das mich über die Ziellinie bringen würde.

Doch es war erst Donnerstag. War das ein angemessener Grund, um meine Samstagsregel zu brechen? Als Judith und ich an diesem Morgen zum Cheese Board hinuntergingen, wusste ich bis zu dem Moment, in dem ich an den Tresen trat, nicht genau, was ich bestellen sollte. Nicht nur der Barista war überrascht, als die folgenden Worte aus meinem Mund sprudelten:

»Das Übliche, bitte.«

MOHN

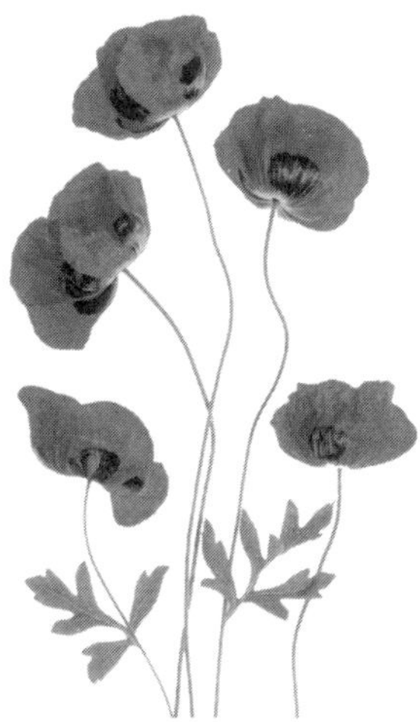

PROLOG

Die Geschichte, die auf diesen Prolog folgt, ist so etwas wie ein Zeitdokument, ein Bericht über den Drogenkrieg kurz vor seinem Höhepunkt, circa 1996–97, der selbst zu den Opfern dieses Kriegs gehört. Er erschien 1997 in der Aprilnummer von *Harper's Magazine*, jedoch in gekürzter Fassung. Nachdem ich mehrere Anwälte zurate gezogen hatte, gelangte ich zu dem Schluss, dass ich vier, fünf wichtige Seiten des Artikels nicht veröffentlichen konnte, ohne eine Verhaftung und die Beschlagnahme unseres Hauses und Gartens – und damit die Zerstörung unseres Lebens – zu riskieren. Vierundzwanzig Jahre später wurden diese Seiten – die verloren gegangen waren, nachdem ich sie versteckt hatte – wiederhergestellt und erscheinen hier erstmals im Druck.

Die Geschichte begann als harmloser Spaß und endete in Angst, Verfolgungswahn und Selbstzensur. Damals wohnte ich mit meiner Frau und unserem vierjährigen Sohn im ländlichen Connecticut und schrieb persönliche Essays über die Geschehnisse in meinem Garten. Als Gärtner war ich fasziniert von der symbiotischen Beziehung, die unsere Spezies mit bestimmten Pflanzen eingeht, damit sie unser Verlangen nach Nahrung, Schönheit oder Bewusstseinsveränderung befriedigen. Anfang 1996 schickte mir Paul Tough, mein Redakteur beim *Harper's Magazine*, ein in der Untergrundpresse erschienenes Buch mit dem Titel *Opium for the Masses*, das auf seinem Schreibtisch gelandet war, und bat mich, einen Artikel darüber zu schreiben. Ich war sofort fasziniert von dem Gedanken, dass ich in meinem Garten Opium anbauen und aus leicht erhältlichen Samen diese uralte psychoaktive Droge herstellen könnte. Ich beschloss es zu versuchen, nur um zu sehen, was passieren würde. Doch das Ganze erwies sich als wahrer Albtraum, da ich plötzlich in eine stille, aber entschlossene landesweite Kampagne zur Auslöschung jeglichen Wissens über ein mühelos im eigenen Garten herstellbares Betäubungsmittel verstrickt war, bevor es zu einer Modeerscheinung wurde.

Bei der heutigen Lektüre, in einer Zeit, in der sich der Drogenkrieg seinem Ende zuneigen dürfte, kommt einem der Artikel stellenweise überzogen vor, doch es ist wichtig, den Kontext zu kennen, in dem er geschrieben wurde. Unter Präsident Clinton wurde der Drogenkrieg mit einer Vehemenz geführt, wie sie in Amerika noch nie zu erleben war. In dem Jahr, in dem ich meine Mohnblumen pflanzte, wurden mehr als eine Million Amerikaner wegen Drogendelikten verhaftet. Die Strafen für viele dieser Delikte waren unter Clintons Verbrechensgesetz von 1994, das neue Strafbestimmungen bei drei Verstößen einführte und verbindliche Mindeststrafen für viele gewaltlose Drogenvergehen zur Folge hatte, drakonisch geworden. Bis Mitte der 1990er-Jahre hatte eine Reihe von Urteilen des Obersten Gerichtshofs der Regierung in Drogenfällen viele neue Befugnisse gegeben, die unsere Freiheitsrechte erheblich einschränkten. Die Regierung erhielt auch neue Befugnisse zur Beschlagnahme von Eigentum – Häuser, Autos, Grundstücke –, das mit Drogendelikten zusammenhing, sogar wenn die betreffende Person weder verurteilt noch angeklagt war.

War diese Einschränkung unserer Freiheiten eine Folge des Drogenkriegs oder sein Ziel? Das ist eine berechtigte Frage. Nicht Präsident Clinton hat den Drogenkrieg begonnen – diese Auszeichnung gebührt Richard Nixon, der, wie wir heute wissen, die Drogenbekämpfung nicht als Frage der öffentlichen Gesundheit oder Sicherheit, sondern als politisches Instrument zur Bekämpfung seiner Gegner betrachtete. In dem Artikel »Legalize It All«, der 2016 im *Harper's*

Magazine erschien, erzählte Dan Baum von einem Interview, das er 1994 mit John Ehrlichman führte – zwei Jahre vor meinen Kalamitäten im Garten. Ehrlichman war, wie Sie sich erinnern dürften, Präsident Nixons innenpolitischer Berater. Er saß wegen seiner Rolle im Watergate-Skandal im Bundesgefängnis. Baum sprach mit Ehrlichman über den Drogenkrieg, zu dessen wichtigsten Architekten er gehörte.

»Wollen Sie wissen, worum es dabei wirklich ging?«, begann Ehrlichman, der den Journalisten mit seiner Offenheit und seinem Zynismus verblüffte. Ehrlichman sagte, das Weiße Haus unter Nixon »hatte zwei Feinde: die linken Kriegsgegner und die Schwarzen ... Wir wussten, dass wir es nicht als illegal erklären konnten, gegen den Krieg oder schwarz zu sein, aber indem wir erreichten, dass die Öffentlichkeit die Hippies mit Marihuana und Schwarze mit Heroin in Verbindung brachte, und dann beides kriminalisierten, konnten wir diese Gruppen zerstören. Wir konnten ihre führenden Leute verhaften, ihre Häuser durchsuchen, ihre Versammlungen auflösen und sie Abend für Abend in den Nachrichten diffamieren. Ob wir wussten, dass wir über die Drogen Lügen verbreiteten? Natürlich wussten wir das.«[1]

Obwohl im Drogenkrieg niemand seinen Sieg oder seine Niederlage erklärte, bekommt man den Ausdruck von Regierungsbeamten und Politikern nur noch selten zu hören. Vermutlich gibt es für ihr Schweigen zwei Gründe: Als Mittel der Politik braucht die Regierung keine drakonischen Drogengesetze mehr, seit sie 2001 einen neuen »Krieg« erklärt hat. Der Antiterrorkrieg hat den Drogenkrieg als Rechtfertigung für die Ausweitung der Regierungsmacht und die Einschränkung der Freiheitsrechte abgelöst. Und was die öffentliche Gesundheit betrifft, so ist für alle aufmerksamen Bürger offenkundig geworden, dass nach fünfzig Jahren Drogenkrieg die Drogen den Sieg davongetragen haben. Die Kriminalisierung der Drogen hat weder abschreckend gewirkt noch die Zahl der Süchtigen oder der Toten nach Überdosis verringert. Die größte Hinterlassenschaft des Drogenkriegs besteht darin, dass in unseren Gefängnissen Hunderttausende gewaltloser Straftäter sitzen – wesentlich mehr Schwarze als Hippies. Das also ist der erste historische Kontext, in dem mein Bericht über den 1996 durchgeführten Anbau von Opium gelesen werden sollte, als Fenster auf eine düstere, angstvolle Zeit in Amerika, in der man nicht mal den Garten verlassen musste, um zum Straftäter zu werden und sich juristisch in ernsthafte Gefahr zu bringen. Doch es gibt noch einen historischen Kontext, in dem man den Artikel lesen kann, und der war damals keinem bewusst.

Die Worte »Opium« und »Opiat« haben heute ganz andere Konnotationen als 1996 beim Pflanzen meiner Mohnblumen. Inzwischen beschwören die Begriffe eine landesweite Katastrophe der öffentlichen Gesundheit herauf, doch 1996 gab es in Amerika keine »Opioidkrise«. Es gab ungefähr eine halbe Million Heroinsüchtige und etwa viertausendsiebenhundert Drogentote pro Jahr. Damals wurden diese Tragödien oft als Rechtfertigung des Drogenkriegs angeführt, doch in einem Land mit zweihundertsiebzig Millionen Einwohnern reichte das schwerlich für eine Krise der öffentlichen Gesundheit. (Deshalb musste Cannabis zur Liste der Kriegsziele hinzugefügt werden.) Im Vergleich dazu gibt es heute fast fünfzigtausend Tote pro Jahr nach einer Überdosis legaler oder illegaler Opiate, und geschätzt zwei Millionen Amerikaner sind opiatabhängig. (Der Behörde für Drogenmissbrauch und psychische Gesundheit zufolge konsumieren weitere zehn Millionen Amerikaner Opiate.) Nach dem Coronavirus stellt die Opiatepidemie die größte Bedrohung der öffentlichen Gesundheit seit der AIDS/HIV-Epidemie dar.

Der Hauptschuldige an der Opiatepidemie ist jedoch weder ein Virus noch die illegale Drogenwirtschaft, sondern ein Unternehmen. Als ich meine illegalen Experimente mit Opium durchführte, wusste ich nicht, dass im selben historischen Augenblick die pharmazeutische Industrie die ersten Samen der Opioidkrise säte. Im selben Sommer, in dem die Drogenvollzugsbehörde (DEA) in aller Stille gegen Gärtner, Saatguthändler, Autoren und andere kleine Fische vorging, die sich mit Schlafmohn befassten, begann ein relativ unbekannter Pharmakonzern namens Purdue Pharma – ansässig in Stamford, Connecticut, auf der Route 7 hundert Kilometer von meinem Garten entfernt – ein neues, langsam freigesetztes Opiat namens OxyContin zu vermarkten.

1996 gestartet, überzeugte Purdues aggressive Werbekampagne für OxyContin die Ärzte davon, dass die neue Rezeptur des Unternehmens nicht so gefährlich und süchtig machend wie andere Opiate war. Die Firma versicherte, dass Schmerzen untertherapiert seien und das neue Opiat nicht nur Krebs- und Chirurgiepatienten zugutekommen könne, sondern auch Menschen, die an Arthritis, Rückenschmerzen und körperlichen Schäden nach Arbeitsunfällen litten. Die Werbekampagne löste einen sprunghaften Anstieg der Verschreibung von OxyContin aus, der den Firmeninhabern, der Familie Sackler[2], mehr als fünfunddreißig Milliarden Dollar einbrachte und zugleich zu mehr als 230 000 Toten durch Überdosierung führte. Doch diese Zahl gibt die wahre Anzahl der Opfer von OxyContin nicht wieder: Tausende von Menschen, die nach legalen Schmerzmitteln süchtig wurden, tauchten ab, als sie keine verschreibungspflichtigen Opiate mehr erhielten oder sie sich nicht länger leisten konnten. Vier von fünf neuen Heroinkonsumenten nahmen vorher verschreibungspflichtige Schmerzmittel ein.

Zur gleichen Zeit, als ein Krieg gegen illegale Drogen tobte, wurde den Leuten, angeblich um ein reales, aber geringfügiges Problem der öffentlichen Gesundheit zu bekämpfen, ein legales, von der FDA genehmigtes Opiat aufgedrängt, das eine echte Krise auslöste. In diesem Licht betrachtet, wirken die Machenschaften des Drogenkriegs, die über meinem Garten und meiner Geschichte heraufzogen, beinahe komisch, wie ein Slapstick der Keystone Kops. *Sie sind da lang.*

Menschen bauen seit mehr als fünftausend Jahren Schlafmohn an, als eine der wichtigsten Arzneien weltweit. Zumeist haben wir die Doppelgesichtigkeit der Blume und des machtvollen Moleküls, das sie uns liefert, erkannt: dass sie ein Segen ist – für Menschen, die Schmerzen haben oder an der Schwelle des Todes stehen – und zugleich eine große Gefahr für jeden, der sie missbraucht. Für Griechen und Römer symbolisierte der Mohn die Süße des Schlafs, aber auch die Aussicht auf den Tod. Augenscheinlich kommen wir mit zwei widersprüchlichen Gedanken nicht gut zurecht, denn wer verliert heute noch ein gutes Wort über Opiate oder Opium? Die Bezeichnung »Segen« kommt einem nicht mehr in den Sinn, außer vielleicht auf dem Totenbett. Doch was für den Schlafmohn gilt, gilt für alle Arzneien, die wir den Pflanzen verdanken: Sie sind Verbündete und zugleich Gifte, das heißt, es ist unsere Aufgabe, eine gesunde Beziehung zu ihnen zu entwickeln.

Was den Mohn betrifft, so könnte er schon bald aus unserer jahrhundertealten Beziehung zu den Opiaten ausscheiden, da viel stärkere und billigere synthetische Varianten seiner Alkaloide den legalen und illegalen Markt für Schmerzmittel beherrschen werden. Damit dürfte etwas verloren gehen. Bei meinem Experiment im Garten habe ich darauf gebaut, dass es nützlich sein könnte, den Schlafmohn in all seinen Aspekten und Fähigkeiten kennenzulernen, bevor seine einst so bedeutende Rolle in unserem Leben auf seinen dekorativen Wert reduziert wird.

OPIUM, LEICHT GEMACHT

Das letzte Jahr war seltsam in meinem Garten, nicht nur wegen des ungewöhnlich kühlen und feuchten Wetters – Gesprächsthema von Gärtnern in ganz New England –, sondern auch wegen des Klimas der Paranoia. Die Ursache war eine Blume: eine große, atemberaubende Mohnblume mit seidigen scharlachroten Blütenblättern und einem schwarzen Herz, deren Anpflanzung, wie ich zu spät herausfand, dem Staats- und Bundesgesetz zufolge eine Straftat ist. Aber so einfach ist es nicht. Meine eigenen Mohnblumen waren oder wurden illegal, die eines anderen Gärtners waren es vielleicht nicht. Die Gesetzmäßigkeit des Anbaus von Schlafmohn (dessen Samen unter vielen Namen verkauft werden, zum Beispiel *Papaver paeoniflorum* und, bezeichnenderweise, *Papaver somniferum*) ist ein kompliziertes Thema, das Fragen der Terminologie und der Epistemologie aufwirft, die mich den größten Teil des Sommers beschäftigten. Doch bevor ich das zu erklären versuche, möchte ich allen Gärtnern, die diese eindrucksvolle einjährige Blume weiter anpflanzen wollen, eine freundliche Warnung geben: Aus rechtlicher, wenn auch nicht aus gärtnerischer Sicht, ist es besser, so wenig wie möglich darüber zu wissen. Denn ob der Schlafmohn in Ihrem Garten illegal ist oder nicht, hängt nicht davon ab, was Sie mit ihm anstellen oder auch nur anstellen wollen, sondern ganz einfach davon, was Sie über ihn wissen. Deshalb warne ich: Sollten Sie das Verlangen haben, Schlafmohn zu pflanzen, wäre es klug, hier nicht weiterzulesen.

Was mich betrifft, so befürchte ich, dass ich, zumindest in den Augen des Gesetzes, verloren bin, da ich bereits von der verbotenen Frucht des Mohnwissens gekostet habe. Je mehr ich über Mohn lernte, umso schuldiger wurde er – und umso angstvoller wurden meine Tage und gewisssermaßen auch meine Nächte. Bis zu dem Tag im letzten Herbst, das heißt, als ich die welken Stängel meines Mohns schließlich aus der Erde riss und sie mit großer Erleichterung auf den Kompost warf und damit (hoffentlich) wieder zu den Gärtnern gehörte, die sich keine Sorgen über einen Besuch der Polizei machen müssen.

Das Ganze begann, wenn auch nicht völlig unschuldig, so doch ziemlich gesetzmäßig. Das dachte ich zumindest im Februar, als ich meiner alljährlichen Bestellung von Blumen und Gemüse aus den Samenkatalogen mehrere Mohnsorten hinzufügte (*P. somniferum* sowie *P. paeoniflorum* und *P. rhoeas*). Doch der Zustand des Allgemein- und Fachwissens über Mohn ist, gelinde gesagt, konfus, Fehl- und sogar Desinformation sind weit verbreitet. Ich hatte in *Martha Stewart Living* gelesen, dass es »im Gegensatz zur allgemeinen Überzeugung kein Bundesgesetz gegen das Anpflanzen von *P. somniferum* gibt«. Bevor ich loslegte, zog ich meinen *Taylor's Guide to Annuals* zurate, ein in der Regel verlässliches Nachschlagewerk, das darauf hinwies, dass »der Saft der unreifen Samenkapsel Opium liefert, dessen Produktion in den Vereinigten Staaten illegal ist«. Doch im *Taylor's* stand nichts Bedenkliches über die Pflanze selbst. Ich dachte, wenn die Samen legal verkauft werden konnten (und ich fand *somniferum* in einem halben Dutzend bekannter Kataloge im Angebot, auch wenn er nicht immer unter diesem Namen verkauft wurde), wie konnte dann der offensichtliche nächste Schritt – d. h. das Ausbringen der Samen nach den Anleitungen auf der Packung – ein Verstoß gegen Bundesrecht sein? Wäre das der Fall, so müsste doch zumindest ein Hinweis darauf in den Katalogen stehen.

Deshalb glaubte ich, sicher auf dem Boden des Gesetzes zu

bleiben, sofern ich nicht versuchte, aus meinen Mohnblumen Opium zu gewinnen. Doch ich muss gestehen, dass das eine Versuchung war, mit der ich den ganzen letzten Sommer zu kämpfen hatte. Ich war neugierig, ob es, wie ich vor Kurzem gelesen hatte, für einen Gärtner mit durchschnittlichen Fähigkeiten tatsächlich möglich war, aus einer Pflanze, die in diesem Land aus legal erwerbbaren Samen entstanden war, ein Betäubungsmittel zu gewinnen. Anderen Gärtnern dürfte das nicht seltsam vorkommen, denn so sind wir nun mal: begierig, das Unwahrscheinliche auszuprobieren, zu sehen, ob wir eine Artischocke nicht erfolgreich in Zone 5 anpflanzen oder aus den Wurzeln unseres Sonnenhuts *Echinacea*-Tee machen können. Tief im Innersten glaube ich, dass viele Gärtner sich als kleine Alchemisten betrachten, die Kompostabfälle (und Wasser und Sonnenlicht) in Stoffe von seltener Kostbarkeit, Schönheit und Kraft verwandeln. Und eine der größten Befriedigungen der Gartenarbeit ist die Unabhängigkeit, die sie bieten kann – vom Obst- und Gemüsehändler, vom Floristen, vom Apotheker und, für manchen, vom Drogendealer. Man muss nicht gleich »zurück aufs Land«, um die Genugtuung zu erleben, sich abseits der Volkswirtschaft selbst zu versorgen. Also ja, ich war neugierig, ob ich zu Hause Opium herstellen könnte, besonders ob das ohne illegalen Kauf machbar war. Ich hatte das Gefühl, dass das tatsächlich eine sehr beeindruckende Form von Alchemie wäre.

Aber ich war mir nicht sicher, ob ich bereit war, so weit zu gehen. Immerhin ging es um Opium! Ich bin nicht mehr achtzehn, nicht imstande, ein so großes Risiko einzugehen. Ich bin ein zweiundvierzigjähriger Familienvater (wie man zu sagen pflegt) und Hausbesitzer, dessen Drogenzeit längst hinter ihm liegt.[3] Obschon ich trotz der üblichen Heuchelei über Drogenmissbrauch manchmal gern daran zurückdenke. Doch inzwischen habe ich ein Kind, eine Hypothek und einen Altersversorgungsplan. In meinem erwachsenen bürgerlichen Lebensstil ist einfach kein Raum für eine Verhaftung wegen eines Drogendelikts, geschweige denn für die Beschlagnahme unseres Hauses und Grundstücks, die mit so einer Verhaftung einhergehen kann. Es war eine Sache, Mohnblumen anzupflanzen, und etwas ganz anderes, daraus Betäubungsmittel herzustellen. Ich glaubte zu wissen, wo die Grenze zwischen diesen beiden Tätigkeiten verlief, und war überzeugt, dass ich die Regeln problemlos einhalten könnte.

Aber wie sich zeigt, ist im derzeitigen amerikanischen Drogenkrieg die Grenze zwischen dem sonnigen Land der Gesetzestreuen – meinem Land! – und dem Schattenreich von Sondereinsatzkommandos, obligatorischen Mindeststrafen, von Vermögenseinziehung und zerstörtem Leben nicht unbedingt dort, wo man sie vermutet. Man kann sie sogar unbewusst überschreiten. Als ich mich letzten Sommer in die gärtnerischen und rechtlichen Aspekte des Schlafmohns vertiefte, machte ich die Bekanntschaft eines Mannes, der mein Altersgenosse und Kollege war und dessen Leben man nach dem Überschreiten ebendieser Grenze zugrunde gerichtet hatte. Und in seinem Fall besteht Grund zu der Annahme, dass nicht er, sondern die Grenze sich bewegte. Er wurde verhaftet, weil er die gleichen Blumen besaß, die in diesem Moment in den Gärten unzähliger Amerikaner wachsen oder in Vasen in ihren Wohnzimmern stehen. Was ihn von den anderen unterscheiden dürfte, war die Tatsache, dass er über diese Blume ein Buch veröffentlicht hatte, in dem er eine simple Methode zur Umwandlung ihrer Samenkapsel in ein Betäubungsmittel beschrieb – ein Wissen, das die Regierung offenbar unbedingt unter Verschluss halten will. Was das für mich und diesen Artikel bedeutet, soll Thema dieses Artikels sein.

1. Bevor ich von meinen eigenen Erlebnissen mit den Mohnblumen und den Konfrontationen mit der Mohnpolizei berichte, muss ich ein wenig von dieser Bekanntschaft erzählen, denn dieser Mann inspirierte mich zu meinen eigenen Experimenten im Mohnanbau und war zugleich die direkte Ursache für meinen ersten Anfall von Paranoia. Er heißt Jim Hogshire. Zum ersten Mal erregte er meine Aufmerksamkeit vor ein paar Jahren, als diese Zeitschrift einen Auszug aus *Pills-a-go-go*, einem der geistreicheren und informativeren der zahllosen »Zines«, brachte, die Anfang der 1990er-Jahre aus dem Boden schossen, als das Desktop-Publishing es den Leuten erstmals ermöglichte, auch noch die spezialisierteste Zeitschrift herauszubringen. Hogshires Spezialinteresse – quasi seine Leidenschaft – war die Welt der Arzneimittel: die chemische Zusammensetzung, Regulierung und Wirkung legaler und illegaler Drogen. In der in unregelmäßigen Abständen in Mehrfarbdruck erschienenen *Pills-a-go-go* waren neben Nachrichten über die Pharmaindustrie auch Hogshires Erfahrungsberichte über seine persönlichen Drogenexperimente abgedruckt, die er »Pill-Hacking« nannte. Die Zeitschrift war libertär-populistisch ausgerichtet und attackierte mit Begeisterung die Medikamentenbehörde, die Drogenvollzugsbehörde und die Standesvertretung der Ärzteschaft, sobald diese Institutionen zwischen den Amerikanern und ihren Pillen standen – Pillen, die Hogshire wegen ihrer erstaunlichen Heilkraft und der Fähigkeit verehrte, den Lauf der menschlichen Geschichte und, nicht ganz zufällig, das Bewusstsein zu verändern.

Hogshires Berichte über seine Drogenexperimente waren eine amüsante Lektüre. Ich kann mich noch gut an seine in dieser Zeitschrift nachgedruckte Schilderung der Auswirkungen einer absichtlichen Überdosierung von Dextromethorphan-Hydrobromid oder DM erinnern, das gewöhnlich in rezeptfreien Hustensäften und nächtlichen Erkältungsmedikamenten enthalten ist. Nachdem er einen Viertelliter Robitussin DM getrunken hatte, wachte er um vier Uhr früh auf und beschloss, sich zu rasieren und zu Kinko's zu gehen, um irgendetwas kopieren zu lassen.

> Das mag normal erscheinen, doch ich hatte ein Reptiliengehirn. Mein ganzes Denken und meine Wahrnehmung hatten sich verändert ...
>
> Ich ging unter die Dusche und rasierte mich. Beim Rasieren »dachte« ich, dass ich mein Gesicht zerhackte. Da ich weder Blut sah noch Schmerzen hatte, machte ich mir keine Sorgen. Hätte ich an mir herabgeschaut und gesehen, dass mir ein weiteres Bein gewachsen war, wäre ich nicht überrascht gewesen. Ich hätte es einfach benutzt ...
>
> Die Welt verwandelte sich in einen binären Ort aus Licht und Dunkelheit, an und aus, Sicherheit und Gefahr ... Ich setzte mich an meinen Schreibtisch und versuchte aufzuschreiben, was für ein Gefühl das war, um mir die Aufzeichnungen später ansehen zu können. Ich schrieb das Wort »Cro-Magnon«. Mir war deutlich bewusst, dass ich dumm war ... Zum Glück waren nur ein paar Leute im Kinko's, und eine davon war eine Bekannte. Sie bestätigte, dass meine Pupillen unterschiedlich groß waren. Eine sah unrund aus ...
>
> Ich wusste, ich konnte nicht sicher sein, dass ich mich an die gesellschaftlichen Gepflogenheiten hielt. Ich wusste nicht mal, wie ich meine Stimme modulieren sollte. Redete ich zu laut? Sah ich wie ein normaler Mensch aus? Mir war klar, dass ich in ein großes System namens Zivilisation ein-

> gebunden war und bestimmte Dinge von mir erwartet wurden, doch ich begriff einfach nicht, was das sein mochte ...
>
> Ich fand es irgendwie angenehm, ein Reptil zu sein. Ich gab mich damit zufrieden, dazusitzen und meine Umgebung zu beobachten. Ich war wachsam, aber nicht besorgt. Von Zeit zu Zeit nahm ich eine »Realitätsprüfung« vor, um sicherzugehen, dass ich nicht masturbierte oder jemanden erdrosselte, denn ich hatte das unbestimmte Gefühl, dass von mir mehr erwartet wurde, als nur ein Reptil zu sein ...

Mein Interesse an Hogshires Drogenjournalismus war nicht besonders stark ausgeprägt und rein literarisch. Wie gesagt, meine eigenen Experimente mit Drogen gehörten der Vergangenheit an und waren zudem nie besonders ambitioniert gewesen. Ich war zu ängstlich gewesen, um Halluzinogene auszuprobieren, und meine einzige Erfahrung mit Opiaten hing mit einer unangenehmen Zahnbehandlung zusammen. Anfang der 1980er-Jahre, als das juristisch gesehen noch keine große Sache war, hatte ich mal ein paar Marihuanapflanzen angebaut. Doch inzwischen könnte mich das die Freiheit und mein Haus kosten.

Wir hören vielleicht nicht so viel vom Drogenkrieg wie zur Zeit von Nancy Reagan, William Bennett und »Just Say No«. Doch in Wirklichkeit geht er unvermindert weiter. Die Clinton-Regierung führt ihn eher noch intensiver als ihre Vorgänger und hat letztes Jahr einen Rekordbetrag von fünfzehn Milliarden Dollar für die Drogenbekämpfung ausgegeben und die Todesstrafe für sogenannte Drogenbarone eingeführt – eine Kategorie, unter die jeder fallen soll, der Marihuana in großem Stil anbaut. Jedes Jahr im Herbst fliegen Polizeihubschrauber, die mit Infrarotsensoren ausgestattet sind, in meinem Winkel New Englands über die Felder. Erst neulich haben sie dreißig Marihuanapflanzen entdeckt, die in einem Maisfeld an unserer

Straße, nicht mal hundert Meter Luftlinie von meinem Garten entfernt, versteckt waren. Soweit ich weiß, haben die Hubschrauber dabei auch meinen Garten ausgespäht. Das Oberste Bundesgericht hat vor Kurzem entschieden, dass solche Überflüge keine illegale Grundstücksdurchsuchung darstellen, eine von mehreren Entscheidungen, die der Regierung bei der Drogenbekämpfung den Rücken stärkten.

Überflüge und ähnliche Maßnahmen haben sich bei mir als wirksame Abschreckung erwiesen. Übrigens war es bei den wenigen Gelegenheiten, bei denen ich in den letzten Jahren Zugriff auf Marihuana hatte, stets mein größtes Problem, die Zeit zu finden, es zu rauchen. Egal, wie gelegentlicher Drogenkonsum eingestuft wird, er ist eine Freizeitaktivität, und meine Freizeit ist momentan leider knapp bemessen. Ein großer Teil des Vergnügens, das mir die Lektüre von Hogshires Drogenerlebnissen bereitete, bestand aus der Sehnsucht nach einer Zeit, in der ich mehrere Stunden oder gar einen ganzen Tag lang erkunden konnte, was für ein Gefühl es ist, ein Reptiliengehirn zu haben.

Heute verbringe ich meine Freizeit meistens im Garten, eine Leidenschaft, die sich in den letzten Jahren in ein berufliches Interesse verwandelt hat, denn ich schreibe unter anderem übers Gärtnern. Das erwähne ich nur, um das starke Interesse zu erklären, das ich für Jim Hogshires anschließendes Projekt entwickelte: eine etwas unkonventionelle Abhandlung übers Gärtnern mit dem Titel *Opium for the Masses*, die 1994 von einem Verlag namens Loompanics Unlimited in Port Townsend, Washington, veröffentlicht wurde. Die erstaunliche Aussage des Buches ist, dass jedermann sich Opiate billig, gefahrlos und vielleicht sogar legal verschaffen kann – zumindest unter dem Radar der Behörden, die, wenn man Hogshire glauben konnte, bei ihrem Drogenkrieg etwas ziemlich Bedeutsames übersahen. Hogshires Buch zufolge ist es möglich, Opium aus legal erhältlichen Samen anzubauen (er gab detaillierte gärtnerische Anleitungen) oder, was das Ganze noch leichter machte, sie aus Mohnsamenkapseln zu gewinnen, einer der beliebtesten Trockenblumenarten, die in Blumen- und Kunstgewerbeläden verkauft werden. Ob angepflanzt oder gekauft, frisch oder getrocknet, diese Samenkapseln enthalten erhebliche Mengen an Morphin, Codein und Thebain, den Hauptalkaloiden, die in Opium zu finden sind.

Hogshires Behauptung widersprach allem, was ich je über Opium gehört hatte – dass die »richtigen« Mohnblumen nur in fernen Gegenden wie dem Goldenen Dreieck in Südostasien wachsen, dass für die Opiumernte riesige Gruppen von Arbeitern benötigt werden, die mit speziellen Rasiermessern ausgerüstet sind, und die Gewinnung von Opiaten ein mühsamer und komplizierter Prozess ist. Bei Hogshire klang das Ganze wie ein Kinderspiel.

Zusätzlich zu den gärtnerischen Ratschlägen bot *Opium for the Masses* einfache Rezepte zur Zubereitung von »Mohntee« aus gekauften oder selbst gezogenen Mohnblumen, und Hogshire berichtete, dass eine Tasse dieses Aufgussgetränks (das in vielen Kulturen anscheinend ein traditionelles Hausmittel ist) verlässlich Schmerzen und Ängste lindert und »Wohlbefinden und Entspannung bringt«. Größere Dosen des Tees erzeugten Euphorie und einen »Wachschlaf«, der von unglaublich lebhaften Träumen geprägt sei. Hogshire warnte, der Tee mache wie alle Opiate süchtig, wenn man ihn über mehrere Tage hintereinander trinke, ansonsten sei seine einzige erwähnenswerte Nebenwirkung Verstopfung.

Was die Rechtslage betraf, so blieb Hogshire ziemlich vage: »Opium, der Saft der Mohnblume, fällt unter das Betäubungsmittelgesetz, jedoch ist unklar, ob die Pflanze selbst illegal ist.« Aus folgendem Grund glaubte ich, der Anbau von Schlafmohn, eine gewisse Routine im Gärtnern und der unerlaubte Besitz von Opium ließen sich gefahrlos in Einklang bringen: Wenn Opium der ausgepresste Saft der unreifen Samenkapsel war, dann hatten die getrockneten Köpfe, mit denen man Tee zubereitete, per definitionem nichts mit Opium zu tun. So weit ging Hogshire nicht, doch er schrieb, es sei »unklar, ob es illegal ist, aus Mohnblumen, die man legal im Laden gekauft hat, Tee aufzubrühen«. Wie sich bald zeigen wird, ist sich Jim Hogshire über keinen dieser Punkte mehr im Unklaren.

Letzten Winter gesellte sich Hogshires munteres kleines Taschenbuch auf meinem Nachttisch zu den Werken von Penelope Hobhouse *(Meine Leidenschaft – der Garten)*, Gertrude Jekyll *(Gardener's Testament)* und Louise Beebe Wilder *(Color in My Garden)*. Der Winter ist die Jahreszeit, in der ein Gärtner liest und träumt und Pläne für die Rabatten entwirft, die er im nächsten Frühling bepflanzt, und je mehr ich über den Mohn las, den die alten Sumerer »die Blume der Freude« genannt hatten, umso faszinierender fand ich den Gedanken, aus ästhetischen und pharmakologischen Gründen Mohnblumen in meinem Garten zu pflanzen. Von Hogshire trieb es mich zu den populäreren Gartenautorinnen, von denen viele überschwänglich über den Schlafmohn schrieben – über seine kurzlebige äußere Schönheit (denn er blüht nur ein, zwei Tage) und sein dunkles inneres Geheimnis.

»Mohnblumen ziehen Gärtner und Künstler seit vielen Jahrhunderten in den Bann«, hieß es bei einer typischen Gartenautorin, und darauf folgte unvermeidlich die Floskel »dunkle Assoziationen des Schlafmohns«. Doch nirgends in meiner Lektüre fand ich die klare Aussage, dass der Anbau von *Papaver somniferum* einen Gärtner mit dem Gesetz in Konflikt bringen konnte. »Wenn man *P. somniferum* im Garten pflanzt«, erklärte ein Experte für einjährige Pflanzen zweideutig, »ist sein Anbau ein

Fall von *Honi soit qui mal y pense* (Ein Schelm, wer Böses dabei denkt).« Im Allgemeinen ignorierten oder beschönigten die Autorinnen das Rechtsproblem und konzentrierten sich stattdessen auf die Schönheit von *somniferum*, die alle unübertrefflich fanden.

Bei der Lektüre über Mohnblumen in jenem Winter fragte ich mich, ob es wohl möglich war, die Schönheit der Blume vom Wissen über ihre narkotischen Eigenschaften zu trennen. Mir kam es vor, als wären sogar die Gartenautorinnen, die (vermutlich) nie auf den Gedanken kämen, Opium auszuprobieren, unbewusst von seinem stimmungsverändernden Potenzial beeinflusst worden. Louise Beebe Wilder erzählt uns, dass Mohnblumen ihr »mit ihrer Eigenwilligkeit das Herz erzittern« ließen. Nach den vielen impressionistischen Gemälden der Blume oder der Erfahrung Dorothys und ihrer Begleiter zu urteilen, die, wie Sie sich erinnern werden, auf ihrem Weg durch Oz aufgehalten werden, weil sie auf einem Feld mit roten Mohnblumen einschlafen, hatte schon der Anblick einer Mohnblume etwas Träumerisches. Falls es je einen unschuldigen Blick auf den Schlafmohn gab, so scheint unsere Kultur das längst vergessen zu haben.

Inzwischen wurde auch ich in seinen Bann gezogen. Ich kramte meine College-Ausgabe von De Quinceys *Bekenntnisse eines englischen Opiumessers* hervor und las noch mal Coleridges Schilderungen seiner Opiumträume (»... wie göttlich diese Ruhe ist, was für ein Ort des Entzückens, eine grüne Oase mit Quellen, Blumen und Bäumen im Herzen einer Sandwüste«). Ich las Berichte über die Opiumkriege, in denen es England, dessen Kolonialwirtschaft auf Opiumexporte angewiesen war, nur darum ging, die chinesischen Häfen für die von Indien kommenden Opiumklipper offen zu halten. Ich las über die Medizin des 19. Jahrhunderts, in deren Arsenal Opium – gewöhnlich in

Form einer Tinktur namens Laudanum – eindeutig die wichtigste Waffe war. Einerseits lag das daran, dass das Hauptziel der ärztlichen Versorgung damals nicht die Heilung der Krankheit, sondern Schmerzlinderung war und es kein besseres Schmerzmittel als Opium und seine Derivate gab (und noch immer gibt). Aber opiumbasierte Arzneimittel wurden auch zur Behandlung oder Vorbeugung bei einer Vielzahl von Krankheiten, darunter Ruhr, Malaria, Tuberkulose, Husten, Schlaflosigkeit, Angstzustände und sogar Koliken bei Säuglingen, eingesetzt. (Weil Opium sehr bitter schmeckt, brachten stillende Mütter ihre Babys dazu, es einzunehmen, indem sie sich die Arznei auf die Brustwarzen schmierten.) Da man Opiumpräparate als »Gottes eigene Arznei« betrachtete, waren sie in viktorianischen Medizinschränken so häufig zu finden wie bei uns Aspirin.

Gibt es noch eine Blume, deren Auswirkung auf Geschichte und Literatur auch nur annähernd der des Schlafmohns entspricht? Besonders im 19. Jahrhundert spielte die Mohnblume eine so wesentliche Rolle im Gang der Ereignisse wie Erdöl in unserem eigenen Jahrhundert: Opium war die Grundlage von Volkswirtschaften, ein Grundstoff der Medizin, eine unverzichtbare Handelsware, ein Ansporn für die romantische Revolution in der Lyrik, ja sogar ein Casus Belli.

Dennoch musste ich Dutzende von Freunden befragen, bis ich jemanden fand, der es ausprobiert hatte. Es scheint heute fast unmöglich zu sein, an Opium in rauchbarer Form zu gelangen, zweifelsohne weil der Schmuggel von Heroin viel einfacher und lukrativer ist. (Eine der unbeabsichtigten Folgen des Drogenkriegs ist die gesteigerte Wirksamkeit der illegalen Drogen: Gewöhnliches Marihuana wurde von starken neuen *sinsemilla*-Sorten und Kokainpulver von Crack abgelöst.) Der Freund, der einmal Opium geraucht hatte, lächelte wehmütig, als er sich an damals erinnerte: »Die Träume! Die Träume!«, war alles, was er sagen wollte. Als ich ihn zu einer detaillierteren Schilderung drängte, verwies er mich an Robert Bulwer-Lytton, den viktorianischen Dichter, der die Wirkung damit verglich, als ob man die eigene Seele mit Seide polierte.

Es stand außer Frage, dass ich versuchen musste, Mohn anzupflanzen, und sei es nur als historisches Kuriosum. Okay, nicht nur, aber auch. Abermals müssen Sie die Mentalität des Gärtners verstehen. Ich habe einmal Jenny-Lind-Melonen angebaut, im 19. Jahrhundert eine beliebte, nach der berühmtesten Sopranistin der Zeit benannte Sorte, einfach um zu sehen, ob es mir gelänge, aber auch um eine Vorstellung davon zu bekommen, was das Wort »Melone« im Geist Walt Whitmans oder Chester Arthurs heraufbeschworen haben könnte. Ich pflanzte die alte Apfelsorte »Esopus Spitzenberg«, nur weil Thomas Jefferson sie in Monticello gepflanzt und zum »besten Speiseapfel der Welt« erklärt hatte. Gärtnern ist unter anderem eine Anwendung der historischen Vorstellungskraft, und inzwischen brannte ich darauf, mit eigenen Augen ins schwarze Herz des Schlafmohns zu blicken.

Und so begann ich die Blumenseiten der Samenkataloge zu studieren, die im Februar einen hohen Stapel auf meinem Schreibtisch bildeten. Bei Seeds Blüm, einem Katalog mit alten Pflanzensorten aus Idaho, fand ich »Brotsamenmohn« (dessen Samen beim Backen verwendet werden) und im Katalog des britischen Saatguthändlers Thompson & Morgan mehrere Doppeltvarianten (das sind Blumen mit mehreren Lagen von Blütenblättern), die als *Papaver paeoniflorum* bezeichnet wurden. Burpee führt einen Brotsamenmohn, der »Peony Flowered Poppy« heißt und dessen Blüten wie »gerüschte Pompons« aussehen. In Park's, dem großen Samenkatalog für das mittlere Marktsegment aus South Carolina (die Titelseite zeigt stets herausgeputzte amerikanische Kinder in einem Meer von Blumen und Gemüse), fand ich einen weißen gefüllten Mohn, der »White Cloud« hieß und sich als »*Papaver somniferum paeoniflorum*« erwies. Obwohl ich das damals nicht wusste, gehören all diese Blumen zu *Papaver somniferum*.

In Cook's, dem Katalog, aus dem ich gewöhnlich meine Samen für Blattgemüse und exotisches Gemüse bestelle, entdeckte ich *paeoniflorum* und *rhoeas* sowie zwei faszinierende Sorten von *somniferum*: »Single Danish Flag«, eine große Mohnblume, die, nach dem Katalog zu urteilen, dem klassischen roten Mohn ähnelt, von dem ich gelesen und den ich auf impressionistischen Gemälden gesehen hatte, und »Hens and Chicks«, von der der Katalog besonders begeistert war: »Die großen blasslila Blüten sind ein herrliches Vorspiel zu den Samenkapseln, die in einem Trockenblumenarrangement eindrucksvoll aussehen. Eine große mittige Kapsel (die Henne) wird von Dutzenden kleiner Kapseln (den Küken) umringt.« Mehr noch, Hogshire hatte in *Opium for the Masses* darauf aufmerksam gemacht, dass »Hens and Chicks« sich als besonders wirksam erweisen könnte.

Ich hatte mir darüber Gedanken gemacht, dass die dekorativen Sorten, die in den Katalogen angeboten wurden, offenbar wegen ihrer optischen oder im Fall des Brotsamenmohns ihrer kulinarischen Eigenschaften gezüchtet worden waren. Da die Züchter sich unter Vernachlässigung anderer Merkmale auf diese Eigenschaften konzentrierten, war es wahrscheinlich, dass der Morphin- und Codeingehalt dieser Blumen sich in nichts aufgelöst hatten. Was waren dann die besten Sorten, wenn es um Opiate ging?

Diese Frage konnte ich schlecht meinen üblichen Informationsquellen für Gartenarbeit stellen – weder Dora Galitzki, der Gartenbauexpertin, die beim Auskunftsdienst des New York Botanical Garden Fragen beantwortet, noch Shepherd Ogden, dem sachkundigen und hilfsbereiten Inhaber von Cook's. Deshalb versuchte ich, über einen gemeinsamen Freund mit Jim Hogshire selbst in Kontakt zu kommen. Ich schickte ihm eine E-Mail, in der ich erklärte, was ich vorhatte, und ihn bat, mir die besten Mohnsorten zu empfehlen und Ratschläge zum Anbau zu geben. Ich fragte ihn, wie ich es auch bei jedem anderen Blumenliebhaber getan hätte, ob er Samen habe, die er bereit sei, mit mir zu teilen, und erzählte ihm von den Sorten, die ich in den Katalogen gefunden hatte. »Wie kann ich sicher sein, dass diese Samen – die offenbar wegen ihrer dekorativen Eigenschaften gezüchtet und ausgewählt wurden – ›funktionieren‹?«

Wie sich herausstellte, hatte ich für meine Frage den falschen Zeitpunkt gewählt. Ein paar Tage später, noch bevor ich eine Antwort auf meine E-Mail erhalten hatte, rief mich unser gemeinsamer Freund an, um mir mitzuteilen, dass Hogshire in Seattle verhaftet worden war und wegen Drogenbesitzes im städtischen Gefängnis saß. Anscheinend hatte am 6. März ein Spezialeinsatzkommando des Seattle Police Department Hogshires Wohnung gestürmt, ausgestattet mit einem Durchsuchungsbeschluss, in dem es hieß, er betreibe ein »Drogenlabor«. Hogshire und seine Frau Heidi waren mit Handschellen gefesselt, während die Polizei eine sechsstündige Durchsuchung vornahm, deren Ausbeute ein Glas verschreibungspflichtige Pillen, ein paar Schusswaffen und mehrere Bündel getrocknete, in Zellophan gehüllte Mohnblumen waren. Der Mohn stammte augenscheinlich von einem Blumenhändler, aber Hogshire wurde dennoch angeklagt wegen »Besitz von Schlafmohn, mit der Absicht, Opium herzustellen und zu vertreiben«. Die Waffen waren legal, doch eine wurde in der Anklageschrift als »verschlimmernder Umstand« aufgeführt: Ein weiteres Resultat des Drogenkriegs ist die Tatsache, dass die Strafen für ein Drogendelikt deutlich steigen, wenn die Straftat mit einer Schusswaffe »zusammenhängt«, obschon diese Waffe legal und registriert ist. Weder Jim noch Heidi Hogshire waren je verhaftet worden. Und jetzt wurde eine Kaution von zehntausend Dollar für Jim und zweitausend Dollar für Heidi verhängt. Im Falle einer Verurteilung erwarteten Jim zehn Jahre Gefängnis, und Heidi musste wegen eines geringeren Vergehens mit zwei Jahren Haft rechnen.

Verzeihen Sie mir das plötzlich aufwallende nackte Eigeninteresse, aber ich konnte einzig an meine E-Mail denken, die sich irgendwo auf der Festplatte von Hogshires Computer verbarg und bestimmt schon in den Händen der Spurensicherung war. Oder vielleicht war die Nachricht irgendwie abgefangen worden, weil die DEA Hogshires Telefon abgehört oder seinen E-Mail-Account überwacht hatte. Ich konnte kaum glauben, wie dumm ich war! Plötzlich meinte ich, den dumpfen Sog der Unterwelt zu spüren, hatte das Gefühl, als wäre ich in irgendetwas verwickelt, ohne genau zu wissen, was es sein könnte. Mein Vertrauen, dass ich fest auf dem Boden des Gesetzes stand, war erschüttert. Sie kannten meinen Namen.

Aber das waren verrückte, paranoide Gedanken, oder? Ich hatte ja nichts verbrochen, außer Blumensamen zu bestellen und eine etwas gewagte E-Mail zu schreiben. Was Hogshire betraf, da musste es mehr Gründe für seine Verhaftung geben als ein Bündel getrockneter Mohnblumen; das ergab keinen Sinn. Ich fragte unseren gemeinsamen Freund, ob er in nächster Zeit mit Hogshire in Kontakt treten würde, denn ich brannte darauf, mit ihm zu reden und mehr über diesen seltsamen Fall zu erfahren.

»Und würde es dir was ausmachen«, setzte ich so beiläufig wie möglich hinzu, »ihn zu fragen, ob er von mir eine E-Mail erhalten hat?«

2. Ein paar Wochen später trafen meine Mohnsamen ein. Ich wollte sie säen, versuchen, Blüten und Samenkapseln zu bekommen, und erst dann entscheiden, ob ich weitermachte. Hogshires Verhaftung machte mir Angst, erst recht als ich von unserem Freund erfuhr, dass er meine E-Mail nie erhalten hatte – nach meiner Erfahrung waren nicht zugestellte E-Mails höchst ungewöhnlich. Doch ich hatte noch wenig Grund, daran zu zweifeln, dass der Anbau von Mohn für dekorative Zwecke legal war, und so setzte ich an einem ungewöhnlich warmen Nachmittag in der ersten Aprilwoche meine Samen – zwei Tütchen, die jeweils einen Fingerhut voll graublauer Körnchen enthielten. Sie sahen genauso aus wie man sie kennt: dieselben Mohnsamen, die man auf einem Kaiserbrötchen oder einem Bagel findet. (Es ist tatsächlich möglich, Mohnsamen aus dem Gewürzregal im Supermarkt zum Keimen zu bringen. Und verzehrt man solche Samen vor einem Drogentest, kann das Ergebnis positiv sein.)

Ich hatte ein kleines Stück Land vorbereitet, wo der Boden besonders lehmig ist und, was noch wichtiger war, mehrere alte Apfelbäume den Blick von der Straße versperren. *Papaver somniferum* ist eine winterharte einjährige Pflanze, die am besten unter kühlen Bedingungen gedeiht, weshalb es unnötig ist, zur Aussaat den letzten Frosttag abzuwarten. Ich las, dass die Gärtner im Süden ihre Mohnblumen im Spätherbst säen und überwintern lassen. Die Aussaat ist eine einfache Angelegenheit: Man streut oder wirft die Samen auf den bearbeiteten Boden und gießt sie dann. Da sie so winzig sind, muss man sie nicht abdecken, doch es ist eine gute Idee, sie mit einer Handvoll Sand zu vermischen, um sie möglichst gleichmäßig auf der Pflanzfläche zu verteilen.

Nach zehn Tagen war ein weiches Gras mit schmalen grünen Halmen drei Zentimeter hoch aus dem Boden gesprossen. Darauf folgten die ersten richtigen Blätter der Mohnblumen, die fleischig und spitz sind und denen des Pflücksalats ähneln. Die Farbe ist ein helles, ins Blaue spielendes Grün, und die Blätter sind mit einem weißlichen Schmelz überzogen.

Die Blumen wuchsen in dichten Büscheln, die ausgedünnt werden mussten. Das Problem war, wie stark ausgedünnt und wann? Hogshires Buch blieb in diesem Punkt vage und empfahl einen Abstand von fünfzehn bis sechzig Zentimetern zwischen den Pflanzen. Meine »konventionellen« Gartenbücher rieten zu fünfzehn bis zwanzig Zentimetern, aber wie ich merkte, gingen sie davon aus, dass das Hauptinteresse des Gärtners die Blumen waren. Tja, mir ging es natürlich statt um die Blüten eher um große saftige Samenkapseln. Schließlich rief ich bei einer der Saatgutfirmen an, die Mohn verkaufen, und fragte vorsichtig nach dem optimalen Abstand »für den Fall, dass man die Größe und Qualität seiner Mohnkapseln maximieren will«. Ich glaube nicht, dass ich bei der Person, mit der ich sprach, irgendeinen Verdacht erregte, und erhielt den Rat, einen Mindestabstand von zwanzig Zentimetern zwischen den Pflanzen einzuhalten.

Als ich die Mohnblumen Ende Mai erstmals ausdünnte, schickte mir ein Freund, der von meiner neuen gärtnerischen Leidenschaft wusste, einen Zeitungsausschnitt, der mich kurz verunsicherte. Es war eine Gartenkolumne von C. Z. Guest in der *New York Post*, die die Überschrift trug: SAG NEIN ZU MOHN. Guest schrieb, obwohl der Besitz und Verkauf von Schlafmohnsamen legal sei, »fallen die lebenden (ja sogar getrocknete oder welke) Pflanzen in die gleiche rechtliche Kategorie wie Kokain und Heroin«. Das war kaum zu glauben, und der Umstand, dass die Informationsquelle eine Prominente war, die in einer Boulevardzeitung schrieb, welche nicht für ihre Glaubwürdigkeit bekannt war, veranlasste mich, das Ganze zu ignorieren.

Doch vermutlich war mein Vertrauen erschüttert, denn ich kam zu dem Schluss, dass es nicht schaden konnte, Guests Behauptung zu überprüfen. Ich rief bei der örtlichen Polizeikaserne an. Ohne meinen Namen zu nennen, erzählte ich dem Beamten, der am Apparat war, ich sei ein Gärtner hier in der Stadt und wolle noch mal überprüfen, ob der Mohn in meinem Garten legal sei.

»Mohn? Kein Problem. Der gilt als Blume.«

Ich sagte, die Blumen, die ich gepflanzt hätte, hießen *somniferum*, und ein Nachbar habe mir erzählt, das bedeute, dass es Schlafmohn sei.

»Welche Farbe haben sie? Sind sie orange?« Das kam mir unerheblich vor, denn ich hatte gelesen, dass Schlafmohn weiß, lila, scharlachrot, lavendelfarben, schwarz oder auch rötlich-orange sein konnte. Ich sagte, meine seien lavendelfarben und rot.

»Die sind nicht illegal. Ich hab die orangefarbenen in meinem Garten. Circa sechzig Zentimeter hoch, waren schon da, als ich das Haus gekauft habe. Sie sollten wissen, dass alle Mohnblumen über Opium verfügen. Das ist nur ein Problem, wenn Sie anfangen, Opium herzustellen.«

»Also wenn ich eine Samenkapsel aufschlitze?«

»Nee, die dürfen Sie aufschneiden und sich das Innere anschauen. Nur wenn Sie die Absicht haben, es zu verkaufen und damit Geld zu machen.«

»Aber was, wenn ich viele von ihnen hätte?«

»Sagen wir, Sie haben einen Hektar Mohn gepflanzt – einfach weil es schön aussieht. Das ist kein Problem – es sei denn, Sie stellen Opium her.«

Ich war froh, das Okay des Polizisten zu haben, doch inzwischen war in meinem Kopf die Saat des Zweifels gesät. Egal, ob es an C.Z. Guest oder der abgefangenen E-Mail lag – dieser dummen, belastenden Anfrage, die unverschlüsselt durch den Cyberspace rauschte –, ich war nervös wegen meiner Mohnblumen. Nicht übermäßig nervös – abgesehen von einer qualvollen Nacht im Mai, in der ich in einem Albtraum gefangen war. In diesem Traum wache ich auf, weil vor meinem Haus die Türen eines Streifenwagens zuschlagen, gefolgt von Schritten auf der Veranda. Ich springe aus dem Bett und renne zur Hintertür hinaus in den Garten, um jeglichen Beweis zu vernichten. Ich vertilge meine Mohnblumen, die im Traum schon getrocknet sind, wirklich staubtrocken, aber ich stopfe mir Samenkapseln, Stiele und Blätter, so schnell ich kann, in den Mund. Das Kauen ist schrecklich, die reinste Sisyphusarbeit, das Schlucken so gut wie unmöglich. Ich habe das Gefühl, mich in einem irrwitzigen Wettlauf mit der Zeit durch einen riesigen Wust von Pflanzen zu fressen.

Beim Aufwachen war mein erster Gedanke, meinen Mohn unverzüglich aus dem Boden zu reißen. Doch dann musste ich lachen: Das war also mein erster Opiumtraum.

3. Als Jim Hogshire im April in mein Leben trat, waren meine Mohnblumen fünfzehn Zentimeter hoch und gediehen prächtig, das Beet war ein üppiger Teppich aus gezacktem Grün. Ich hatte gehört, dass Hogshire die Kaution aufgebracht hatte, und unser gemeinsamer Freund versuchte, uns in Kontakt zu bringen. Ich wollte mit ihm über seinen Fall sprechen, eventuell auch darüber schreiben, und hatte noch immer die Hoffnung, ein paar Gartentipps zu bekommen. Ich konnte ihn nicht anrufen, weil man ihn aus seiner Wohnung geworfen hatte. Wie in vielen anderen Staaten gibt es in Washington offenbar ein Gesetz, das es erlaubt, Mietern, die wegen Drogendelikten angeklagt sind, fristlos zu kündigen. Nach der Verhaftung hatte ein Polizist Hogshires Vermieterin aufgesucht, sie über ihre diesbezüglichen »Rechte« unterrichtet und sie gedrängt, den Hogshires zu kündigen. Das klang für mich nach einer Verletzung von Hogshires Recht auf ein faires Verfahren – schließlich war er nicht schuldig gesprochen worden. Das war meine erste Bekanntschaft mit der von Bürgerrechtsanwälten »Drogensonderregelung zur Verfassung« genannten Vorgehensweise. In den letzten Jahren hat das Oberste Bundesgericht in Fällen, bei denen es um Drogen ging, die neuen Gesetze der Regierung, die Strafen und Polizeistrategien unterstützt und dadurch den Spielraum eines fairen Verfahrens sowie den traditionellen Schutz vor illegaler Durchsuchung, doppelter Strafverfolgung und dem Provozieren einer strafbaren Handlung eingeschränkt.

Hogshire begann mich zu den ungewöhnlichsten Zeiten anzurufen. Er klang wie jemand, der am Ende seiner Kraft, nervös und misstrauisch war. Lange Vorträge über die Fachbezeichnungen für *Papaver* gingen in Tiraden über die Demütigungen über, denen seine *Ziervögel* seitens der Polizei ausgesetzt waren. Die Stimme am Telefon war himmelweit entfernt von der witzigen Weltgewandtheit, die ich aus *Pills-a-go-go* kannte. Andererseits war Hogshire nach seiner Verhaftung mittel- und obdachlos, übernachtete bei Freunden auf dem Sofa und befand sich auf unsicherem Rechtsterrain – denn noch nie war jemand wegen des Besitzes getrockneter, im Laden gekaufter Mohnblumen angeklagt worden. Vieles, was er erzählte, klang paranoid und verrückt, ein unglaubwürdiger Albtraum, in dem es um den »Verräterbrief« eines verärgerten Gastes an die Polizei, einen Durchsuchungsbeschluss, in dem unter anderem behauptet wurde, Hogshire stelle aus Pseudoephedrin (!) Rauschgift her, und einen Polizisten ging, der mit Hogshires Schriften vor dessen Gesicht herumgewedelt und ihn gefragt hatte: »Haben Sie das nicht erwartet, wenn Sie so ein Zeug schreiben?« Als ich Hogshires bizarrem Bericht am Telefon lauschte, war ich ziemlich skeptisch, und dennoch fand ich später alles, was er erzählte, in den Gerichtsakten bestätigt.

Den von der Staatsanwaltschaft eingereichten Dokumenten zufolge war es tatsächlich der Brief eines Informanten, der am 6. März zu der Razzia in Hogshires Wohnung führte. Der Brief, den ein Mann namens Bob Black der Polizei von Seattle geschickt hatte, wurde im Durchsuchungsbeschluss zusammen mit Hogshires veröffentlichten Schriften als »hinreichender Verdachtsgrund« angeführt. Bob Black ist der verärgerte Gast, der Bösewicht in Hogshires bizarrer Geschichte. Black ist ebenfalls Autor bei Loompanics *(Die Abschaffung der Arbeit: Orgasmus am Arbeitsplatz)* und ein selbst ernannter Anarchist, dem die Hogshires zum ersten Mal begegneten, als er am 10. Februar bei ihnen übernachtete. Mike Hoy, der Besitzer von Loompanics, hatte die Hogshires gefragt, ob sie, ihm zu Gefallen, bereit seien, Black während seines Aufenthalts in Seattle zu beherbergen.

Der Abend verlief sehr schlecht. In den Einzelheiten und den beteiligten chemischen Katalysatoren unterscheiden sich die Schilderungen, doch ein Streit über Religion (Hogshire ist Muslim) artete irgendwie in ein Handgemenge aus, bei dem Black Heidi Hogshire an der Kehle packte und Jim seinen Gast mit einem geladenen M1-Gewehr bedrohte. Zehn Tage später schrieb Black an die Drogeneinheit der Polizei von Seattle, »um Sie von einem Drogenlabor ... in der Wohnung von Jim Hogshire und Heidi Faust Hogshire in Kenntnis zu setzen«. Der Brief, eine Denunziation, die auch zu einem Sansculotte gepasst hätte, hat es verdient, ausführlich zitiert zu werden.

> Die Hogshires sind opiumsüchtig und konsumieren Opium als Tee oder rauchen es. Am 10./11. Februar sah ich Jim Hogshire mehrere Liter und seine Frau geringere Mengen Tee trinken. Er nahm auch mehrmals Dexedrin und Ritalin. Sie haben eine Vakuumpumpe und andere Geräte zur Drogenherstellung. Hogshire erzählte, er versuche Heroin aus Pseudoephedrin herzustellen.
>
> Hogshire ist der Autor des Buches *Opium for the Masses*, in dem erklärt wird, wie man Opium anbaut und wie man es aus frischen Pflanzen oder aus Samen produziert, die in Kunstbedarfsläden erhältlich sind. Sein eigener Konsum ist so groß, dass er es irgendwo anbauen muss. Ich lege eine Kopie ausgewählter Stellen aus seinem Buch bei. Unter Pseudonym veröffentlicht er auch die Zeitschrift *Pills a Go Go*, in der er den betrügerischen Erwerb und Freizeitkonsum von Betäubungsmitteln unterstützt.
>
> Falls Sie den Hogshires je einen Besuch abstatten, so sollten Sie wissen, dass neben dem Computer ein M1-Gewehr an der Wand lehnt.

Hauptsächlich wegen dieses Briefes konnte die Polizei erreichen, dass ein Richter den Durchsuchungsbeschluss unterzeichnete und die Razzia bei den Hogshires genehmigte. Es war abends um Viertel vor sieben, Jim Hogshire las in seinem Wohnzimmer gerade ein Buch, als er hörte, wie jemand klopfte. Kaum hatte er die Tür geöffnet, wurde er schon an die Wand gedrückt. Heidi, die gerade Lebensmittel einkaufte, fand ihren Mann in Handschellen vor, als sie nach Hause kam, und musste mitansehen, wie ein Spezialeinsatzkommando, gekleidet in schwarze Ninjaanzüge, ihre Wohnung durchwühlte. Das Einsatzteam war so groß – nach Jims Schätzung etwa zwanzig Personen –, dass nur einige von ihnen gleichzeitig in die Zweizimmerwohnung passten, die Übrigen standen draußen im Flur.

»Geben Sie das heraus?«, wollte Jim zufolge einer der Polizisten wissen und wedelte mit einer Ausgabe von *Pills-a-go-go* vor seinem Gesicht herum. Und dann die Frage: »Wo ist Ihr Mohnbeet?« Jim wies darauf hin, dass es Winter war, und fragte den Polizisten: »Warum sollte ich Mohn anbauen, wenn ich ihn im Laden kaufen kann?«

»Sie lügen.«

Dieses Einsatzkommando war darauf spezialisiert, Razzien in Drogenlaboren durchzuführen, und genau damit hatten sie wohl in Hogshires Wohnung gerechnet. Doch sie mussten sich mit getrockneten Mohnblumen zufriedengeben: ein verschlossener Pappkarton, in dem sich zehn in Zellophan gehüllte Bündel befanden. Die Polizei wollte nicht glauben, dass Hogshire sie im Laden gekauft hatte. Außerdem fand man die von Black erwähnte Vakuumpumpe (machte sich aber nicht die Mühe, sie zu beschlagnahmen), das Glas voll Pillen, zwei Gewehre und drei Pistolen (alle legal), eine Thermitfackel, die Hogshire bei einer Waffenshow gekauft hatte, eine Schachtel Reagenzgläser und mehrere Exemplare von *Opium for the Masses*.

Die Hogshires saßen drei qualvolle Tage lang im Gefängnis, bevor sie von der gegen sie erhobenen Klage erfuhren. Heidi wurde wegen des Besitzes einer Substanz mit hohem Missbrauchs- und Suchtpotenzial angeklagt: dem Schlafmohn. Und Jim warf man den »Besitz von Schlafmohn [vor], mit der Absicht, Opium herzustellen und zu vertreiben«, ein Delikt, das zusammen mit dem verschlimmernden Umstand der Schusswaffen eine zehnjährige Freiheitsstrafe nach sich zog.

Bei einer Vorverhandlung im April hatte Jim Hogshire das Glück, vor einem Richter zu stehen, der angesichts der gegen ihn erhobenen Klage skeptisch die Stirn kräuselte. Die Verhandlung hatte ihre komischen Momente. Zur Unterstützung der von der Regierung vertretenen These, dass Hogshire die Absicht hatte, Opium zu vertreiben, nannte der Staatsanwalt, der anscheinend den literarischen Bezug nicht begriff, den Titel des Buches: »Es heißt nicht ›Opium für mich‹, ›Opium für meine Freunde‹ oder ›Opium für alle, die ich kenne‹, sondern ›Opium fürs Volk‹. Das deutet darauf hin, dass es für viele Menschen gedacht ist.«

Der Richter, der sich offenbar mit Gartenarbeit auskannte, fand die Sprache in der Anklageschrift teilweise ungenau: Der Staat hatte Hogshire nicht wegen der Herstellung von Opium, sondern der Herstellung von Schlafmohnblumen angeklagt. »Wie stellt man Schlafmohnblumen her?«, fragte er und beantwortete dann seine eigene Frage: »Man züchtet sie – das ist die einzige Möglichkeit.« Mit »züchten« meinte der Richter, sie zu pflanzen und zu kultivieren, doch der Staat habe, wie er betonte, keine Beweise dafür vorgelegt, dass Hogshire das getan habe. »Wenn sie nachgewiesen hätten, dass er ein Feld voll Mohnblumen hat, dann würde er sie in gewisser Hinsicht züchten. Besonders bei abgeschnittenen Blumen und der Gewinnung der Chemikalie.« Doch ohne Beweise, dass Hogshire den Mohn tatsächlich angebaut hatte, folgerte der Richter, entbehre der Herstellungsvorwurf jeglicher Grundlage.

Der Staatsanwalt versuchte sich zu retten, indem er Fotos anführte, die bei der Razzia beschlagnahmt wurden und Hogshire in einem unbekannten Garten mit lebenden Mohnblumen zeigten, deren Samenkapseln aufgeschnitten waren. Und er machte geltend, dass »vor seiner Wohnung Mohnblumen stehen«. (Da könnte etwas Wahres dran sein: Hogshire zufolge hatte seine Vermieterin Schlafmohn im Garten gehabt – doch Anfang März, als die Razzia stattfand, wäre es für die Blumen noch zu früh gewesen.)

Der Richter war nicht überzeugt. »Können Sie mir sagen, ob das die richtige Gattung und Art war? Meine Mutter hat auch Mohnblumen vor dem Haus.« Der Staatsanwalt konnte den Richter in diesem Punkt nicht zufriedenstellen, und so gab dieser dem Antrag der Verteidigung statt, die Klage gegen Hogshire abzuweisen.

Man sollte meinen, das wäre das Ende von Jim Hogshires Tortur gewesen. Doch der Staat war offenbar noch nicht fertig mit ihm, denn nachdem Heidi ausgesagt hatte, alles, was bei der Razzia beschlagnahmt worden sei, gehöre ihrem Ehemann, und der Staatsanwalt daraufhin die Anschuldigungen gegen sie fallen gelassen hatte, reichte er im Juni eine neue Klage ein – diesmal wegen des Besitzes geringer Mengen Schlafmohn – und nahm eine neue Straftat in die geänderte Anklageschrift auf: Besitz eines »Sprengkörpers«, womit er die Thermitfackel meinte, die bei der Razzia gefunden wurde. Eine Vernehmung zu den neuen Anklagepunkten war für den 28. Juni angesetzt. Als Hogshire dort nicht erschien, wurde ein Haftbefehl gegen ihn ausgestellt.

4. Ich las die Gerichtsakten mit wachsender Angst, denn bei der Auseinandersetzung im Gerichtssaal schien die zugrunde liegende Tatsache, dass der Anbau oder Besitz von Schlafmohn ein Straftatbestand ist, nicht infrage gestellt zu werden. Ich rief Hogshires Anwalt an, der das bestätigte und mich auf den Text des Betäubungsmittelgesetzes von 1970 verwies.

Die Sprache der Gesetzesvorschrift war besorgniserregend eindeutig. Nicht nur Opium, sondern auch »Schlafmohn und Mohnstroh« gelten als Substanzen mit hohem Missbrauchs- und Suchtpotenzial, Seite an Seite mit PCP und Kokain. Der verbotene Mohn wird definiert als eine »Pflanze der Spezies *Papaver somniferum L.*, außer deren Samen«, und Mohnstroh als »alle Teile des Schlafmohns, außer den Samen, nach dem Mähen«. Mit anderen Worten: getrocknete Mohnblumen.

In Abschnitt 841 des Gesetzes heißt es: »Es ist gesetzeswidrig, dass eine Person bewusst oder vorsätzlich ... [Schlafmohn] herstellt, vertreibt oder ausgibt oder ihn in der Absicht besitzt, [Schlafmohn] herzustellen, zu vertreiben oder auszugeben«. Die Definition von »Herstellen« beinhaltet Züchten – d.h. den Anbau. An der Sprache der Gesetzesvorschrift fand ich drei Dinge bemerkenswert. Der erste Punkt war die große Bedeutung der Tatsache, dass die Samen des Schlafmohns legal sind, vermutlich wegen ihrer legitimen Verwendung in der Küche. Doch da scheint ein Henne-Ei-Paradoxon vorzuliegen, bei dem illegale Mohnpflanzen legale Mohnsamen produzieren, aus denen wiederum illegale Mohnpflanzen entstehen.

Das Zweite, was mir an der Sprache des Gesetzestextes auffiel, war der Umstand, dass der Anbau von Schlafmohn nur dann eine Straftat war, wenn er »bewusst oder vorsätzlich« erfolgte. Schlafmohn wird gewöhnlich unter mehr als einer botanischen Bezeichnung verkauft, von denen in dem Gesetz nur eine einzige – *Papaver somniferum* – ausdrücklich genannt wird, deshalb ist es durchaus möglich, dass ein Gärtner, ohne es zu wissen, Schlafmohn anbaut. Also musste es den »harmlosen Gärtner« als Verteidigungsstrategie geben. Das hätte mir allerdings nichts genützt: Zumindest einige der Mohnblumen, die ich gepflanzt hatte, waren eindeutig als *Papaver somniferum* etikettiert gewesen, was ich – vielleicht törichterweise – in diesem

Essay bereits zugegeben habe. Das Dritte, was mir auffiel, war am erstaunlichsten: Die Strafe für den bewussten Anbau von *Papaver somniferum* waren fünf bis zwanzig Jahre Gefängnis und eine Geldstrafe von maximal einer Million Dollar.

Also hatte C.Z. Guest doch recht gehabt, und Martha Stewart lag (genau wie der Polizist) falsch: Der Anbau von Schlafmohn ist, unabhängig von seinem Zweck, tatsächlich eine Straftat, vor dem Gesetz nichts anderes als die Herstellung von Angel Dust oder Crack. Es spielte nicht die geringste Rolle, ob ich die Samenkapseln aufschnitt oder meine Mohnblumen erntete: Ich hatte bereits die Grenze überschritten, die ich gedacht hatte einzuhalten – hatte sie schon an jenem Aprilnachmittag überschritten, an dem ich meine Samen in die Erde gesetzt hatte. (Und außerdem war ich gefährdet, für etwas angeklagt zu werden, das man Hogshire nicht hatte nachweisen können – für die Herstellung!) Ich steckte, zumindest potenziell, in sehr ernsten Schwierigkeiten.

Stimmte das tatsächlich? War denn außer Jim Hogshire je irgendwer wegen des Besitzes oder der Herstellung von Mohnblumen verhaftet worden? Eine Nexis-Suche ergab keinen weiteren Fall, genauso wenig wie meine Anrufe bei mehr als einem Dutzend Anwälten, Staatsanwälten, Bürgerrechtlern und Journalisten, die den Drogenkrieg im Auge behalten. Etlichen war nicht bewusst, dass der Anbau von Mohn gegen das Gesetz verstieß, und als ich es ihnen mitteilte, reagierten fast alle ähnlich ungläubig: »Meinen Sie nicht, dass die Regierung was Besseres zu tun hat?« Ich hoffte wirklich, dass es sich so verhielt, doch da war, schwarz auf weiß, die bedrohliche Gesetzesvorschrift.

Ich rief auch mehrere erfahrene Gärtner an, in der Hoffnung, ein klareres Bild von dem Risiko zu gewinnen, das mit dem Anbau von Mohn einherging. Einer erzählte mir die Geschichte von einem Beamten der DEA, der im Urlaub in Idaho war und den Bezirkssheriff unterrichtete, dass in örtlichen Gärten Mohn angebaut wurde. Ein anderer hatte gehört, dass die DEA vor Kurzem angeordnet hatte, die Mohnblumen zu entfernen, die in Jeffersons Monticello wuchsen. (Beide Geschichten klangen zweifelhaft, erwiesen sich aber als wahr.) Ich rief bei einer Radiosendung übers Gärtnern an und fragte die Expertin, ob der Schlafmohn, der in meinem Garten wachse, ein Grund zur Sorge sei. »Ich bin keine Anwältin«, sagte sie, »aber wäre es nicht schade, wenn Gärtner auf diese prachtvolle Blume verzichten müssten?«

Niemand hatte von einer Verhaftung gehört, und die meisten Gärtner, mit denen ich sprach, wirkten erstaunlich unbekümmert, als ich sie von der theoretischen Gefahr in Kenntnis setzte. Manche verhielten sich mir gegenüber vorsichtig, als wäre es paranoid, sich Sorgen zu machen. Die Fragenbeantworterin beim New York Botanical Garden versuchte mich (etwas herablassend, wie ich fand) zu beruhigen und sagte, ihres Wissens gebe es keine »Mohnpatrouillen dort draußen«. Wayne Winterrowd, der Experte für einjährige Pflanzen, der über Mohnzüchter geschrieben hatte: »Ein Schelm, wer Böses dabei denkt«, verglich die Straftat mit dem Abreißen von Etiketten an Kissen oder Matratzen, einem weiteren Verstoß gegen Bundesrecht, für den niemand hinter Gitter zu kommen schien. Er tat meine Sorgen mit einem Lachen ab und erbot sich, mir Samen eines »atemberaubenden« pechschwarzen Schlafmohns zu schicken, den er in Vermont in seinem Garten anbaute. Er bestätigte auch (genau wie ein Botaniker, mit dem ich später sprach), dass »Brotsamenmohn« sowie *Papaver paeoniflorum* und *giganteum* sich botanisch von *Papaver somniferum* nicht unterschieden. Ich hatte eine Handvoll *paeoniflorum* gepflanzt und – bis zu diesem Moment – keine Ahnung gehabt, worum es sich handelte.

Winterrowds Matratzenetikett-Vergleich war ein großer Trost für mich, und sei es nur, weil ich meine Mohnblumen nicht herausreißen wollte, zumindest nicht jetzt. Denn meine erste Mohnblume war kurz davor zu blühen. Es war die erste Juliwoche, als ich am Ende eines schlanken geneigten Stängels eine Knospe von der Größe einer Kirsche bemerkte, die von einem weichen, haarigen Flaum bedeckt war. Der ummantelnde Kelch war aufgeplatzt, und ich konnte die darin zusammengefalteten roten Blütenblätter sehen, so fest zusammengepackt wie ein Fallschirm. Am folgenden Morgen hatte sich der Stängel zu seinen vollen ein Meter zwanzig erhoben, und die Blütenblätter – fünf Deltas aus prächtiger roter Seide mit einem Hauch von Schwarz – hatten sich voll entfaltet, ihren Kelch abgeworfen und sich zur Sonne gewandt. Dieser einzelnen herrlichen Blüte folgten am nächsten Tag drei weitere ähnlich eindrucksvolle Farbtupfer, dann sechs, dann ein Dutzend, bis mein Mohnbeet ein grandioser, den Verkehr aufhaltender Farbklecks von nahezu idealem Rot war. Plötzlich wusste ich, was Robert Browning meinte, als er von »des Mohns roter Schamlosigkeit« sprach: Dieser Farbton war ein Schrei. Die blasslila Blüten einer anderen Sorte folgten ein paar Tage später, eine kühlere, aber nicht weniger reine Farbenpracht. Wenn gegen Abend die Sonne hinter ihnen stand, leuchteten die Blütenblätter wie Buntglas.

»Es ist schade«, schrieb Louise Beebe Wilder, »dass Mohnblumen es so eilig haben, die seidigen Blütenblätter abzuwerfen und ihre gekrönten Samenkapseln zu zeigen.« Jetzt, wo ich sie gesehen habe, würde ich ihr widersprechen, und nicht nur aus pharmakologischen Gründen. Die Samenkapseln des Mohns sind ähnlich umwerfend wie die Blüten: bauchige blaugrüne Ornamente auf adretten runden (Stängel genannten) Sockeln, jede Kapsel von einem umgedrehten Staubbeutel gekrönt, der aussieht wie ein Katharinenrad. Fast den ganzen Juli war mein

Mohnbeet ein Blickfang. Zeitgleich und Seite an Seite waren da die herabhängenden schläfrigen Knospen, die leuchtenden Farbflecke und die imposanten Samengefäße, alles vor derselben kühlen Kulisse der schmelzbedeckten grünen Blätter. Ich konnte mich entscheiden, was schöner war – Blätter, Knospen, Blüten oder Samenkapseln –, und kam zu dem Schluss, dass dieses Mohnbeet das Prächtigste war, was ich je gepflanzt hatte.

Die anderen Gärtner hatten mir das Gefühl gegeben, dass es töricht war, diese Blumen abzuschneiden. Und als ich die mittsommerliche Herrlichkeit meiner Mohnblumen, dieses unerwartet üppige Geschenk der Natur, bestaunte, fiel es mir schwer zu glauben, dass sie illegal sein könnten – dass ich im Sinne des Gesetzes genauso gut ein paar Tütchen mit weißem Pulver auf dem Tisch einer schmuddeligen Drogenfabrik bestaunen könnte. Dennoch wusste ich, dass es sich so verhielt. Und welch eine Metamorphose das war! – dass etwas so Normales und Untadeliges wie das Setzen einer Handvoll weitverbreiteter und vollkommen legaler Samen einen irgendwie in das Reich des Verbrechens befördern konnte.

Doch für diese Metamorphose waren nicht nur der Samen, das Wasser und der Sonnenschein erforderlich, sondern auch eine metaphysische Zutat: das Wissen, dass die Mohnblumen, die ich betrachtete, der Gattung *Papaver* und der Art *somniferum* angehörten. Auch wenn die Unkenntnis von Gesetzen nicht strafmildernd ist, könnte botanische Unkenntnis es im Fall der Mohnblumen sein. Ja, ich hatte wissentlich Samen von *Papaver somniferum* in die Erde gesetzt und es dann aller Welt kundgetan. Aber was, wenn ich stattdessen »Brotsamenmohn« oder die Samen auf einem Mohnbagel verwendet hätte? Was, wenn ich nur den bestellten *Papaver paeoniflorum* verwendet hätte, von dem ich gar nicht wusste, dass es sich um *somniferum* handelte? Während ich dastand und die verschwenderischen

Doppelblüten dieses Mohns bewunderte, begriff ich, dass es genauso legal war, ihn zu pflanzen wie Astern oder Ringelblumen – das heißt, solange ich nicht wusste, dass es *somniferum* war. Doch inzwischen ist es zu spät, denn ich weiß zu viel. Und das gilt auch für Sie, lieber Leser.

Es war genau dieses Wissen, das die leicht verrückte Logik hinter dem Entschluss inspirierte, den ich nun fasste. Ich hatte nicht geplant, auch nur eine meiner Mohnblumen aufzuschneiden, aus Angst, es könnte der Schritt sein, der mich die Grenze zum Verbrechen überschreiten ließ. Doch jetzt wusste ich, dass ich diesen schicksalhaften Schritt schon getan hatte. Wer A sagt, muss auch B sagen. Ich wusste, das war nicht mal annähernd eine rationale Vorgehensweise: Eine aufgeschnittene Samenkapsel in meinem Garten wäre der Beweis, dass ich genau wusste, welche Art von Mohnblumen ich hatte. Doch als ich an jenem Sommertag in meinem eigenen Garten allein vor meinen atemberaubenden Mohnblumen stand, fand ich diese Logik seltsam überzeugend. Ich suchte in meinem kleinen Mohnbeet nach der prallsten Samenkapsel und bog sie zu mir. Dann nahm ich die warme, pflaumengroße Kapsel zwischen Daumen und Zeigefinger und ritzte ihre Haut mit dem Daumennagel ein. Kurz darauf kam ein milchiger Saft zum Vorschein, die Wunde blutete noch ein, zwei Minuten weiter, der Saft oxidierte und färbte sich merklich dunkler, um schließlich zu gerinnen. Ich tupfte mit dem Zeigefinger einen Tropfen Opium auf, streifte ihn auf meine Zunge. Er schmeckte unglaublich bitter, und der Geschmack klebte noch den ganzen Nachmittag an meinem Gaumen.

5. Als ich Jim Hogshire Mitte Juli endlich begegnete, waren seit seinem versäumten Gerichtstermin zwei Wochen verstrichen. Er hielt sich in Manhattan auf, wo man gut anonym bleiben konnte, und dachte über seine nächsten Schritte nach.

An einem heißen Sommermorgen trafen wir uns in der West Twenty-third Street zum Kaffee. Anschließend wollten wir den Flower District besuchen, um getrocknete Mohnblumen einzukaufen und das Gerücht, von dem Hogshire gehört hatte, zu überprüfen, dass gegen den Import getrockneter Mohnblumen inzwischen eingeschritten wurde. Hogshire war ganz in Weiß gekleidet, ein schlanker achtunddreißigjähriger Mann mit langem blondem Haar, das er zu einem adretten Pferdeschwanz gebunden hatte. Er sah gut, aber sorgenvoll aus, seine feinen, kantigen Gesichtszüge waren zerfurcht und seine tief liegenden Augen, die einen auffallenden Grauton haben, umschattet. Im Gespräch kam er mir mal mitteilsam, mal argwöhnisch vor, doch er bat mich nur selten, das Gesagte vertraulich zu behandeln. Für jemanden, der keine feste Bleibe hatte, der kurz davor war, hinter Gitter zu kommen, wirkte Hogshire erstaunlich gelassen – zumindest wesentlich gelassener, als ich es unter diesen Umständen gewesen wäre.

Hogshire hat eine Leidenschaft für Mohnblumen, und wir kaschierten dieses gemeinsame Interesse eine Zeit lang und pendelten zwischen dem Anbau von *Papaver* und der Rechtsprechung, zwischen den unterschiedlichen Namen für *Papaver* und den chemischen Eigenschaften hin und her. Ich erfuhr von den achtunddreißig verschiedenen Alkaloiden, die in *somniferum* gefunden wurden, von den »biogenetischen Pfaden« von Thebain zu

Morphin (da konnte ich ihm nicht mehr folgen) und dem »unglaublichen Potenzial« der »Bentley-Verbindungen«, die aus *Papaver bracteatum* synthetisiert wurden. Er erzählte, von Mohntee habe er erstmals von einem befreundeten Gärtner erfahren, dessen russische Großmutter ihn als Hausmittel zubereitet hatte. Hogshire begann mit Mohnblumen zu experimentieren, die »buchstäblich direkt vor meiner Wohnungstür« wuchsen.

»Bei den ersten paar Malen machte ich alles falsch – ich zermahlte die Blumen nicht und verwendete wahllos Blätter, Stängel und Samenkapseln. Ich probierte auch, die verschiedenen Pflanzenteile zu rauchen, und machte mich und meine Frau zu Versuchskaninchen. So fand ich empirisch heraus, dass die Samenkapseln unzweifelhaft der wirksamste Teil der Pflanze sind.« Ich begriff, dass Hogshire sich als Erbe einer großen Tradition der Selbstversuche in der westlichen Medizin betrachtete. Schließlich lernte er, wie man aus getrockneten Mohnblumen einen wirksamen Tee zubereitet: Er mahlte eine Handvoll Samenkapseln in einer Kaffeemühle und ließ das Pulver dann in heißem Wasser ziehen. Ich bat ihn, die Wirkung einer Tasse Mohntee zu beschreiben.

»Das haut einen nicht aus den Schuhen, anders als wenn man Opium raucht. Viele Leute dürften sagen, dass sie nicht das Gefühl haben, high zu sein. Alles fängt mit einem Kribbeln im Bauch an, das dann in die Schultern und den Kopf steigt – so ein Gefühl ... der Freude. Du bist optimistisch, energiegeladen, aber zugleich entspannt. Du bleibst funktionstüchtig, sagst nichts Dummes und kannst dich an alles erinnern, was passiert. Du dämmerst nicht weg, obwohl du das starke Verlangen hast, die Augen zu schließen. Jegliche Schmerzen verschwinden, und der Tee lindert auch exogene Depressionen. Deshalb wird Mohntee im Nahen Osten auf Beerdigungen ausgeschenkt. Er kann die Traurigkeit auslöschen.«

Es war kaum zu glauben, dass im Handel erhältliche Blumen so eine Wirkung haben konnten, und manchmal hatten mich die Behauptungen in Hogshires Buch an die gute alte »Haushaltsdröhnung« erinnert – das Rauchen von Bananenschalen zum Beispiel (»They call me mellow yellow, hatte Donovan 1967 gesäuselt), der Verzehr von Prunkwindensamen (angeblich ein Halluzinogen) oder das Trinken von Cocktails aus Coca-Cola und Aspirin. War es möglich, dass da eine Art Placeboeffekt am Werk war? Hogshire zeigte mir einen wissenschaftlichen Artikel aus dem *Bulletin on Narcotics*, in dem klar und deutlich stand, dass kommerziell verkaufte getrocknete Mohnblumen tatsächlich erhebliche Mengen von Opiaten enthielten. Er wies auch darauf hin, dass man nach Mohntee süchtig werden konnte. In seinem Buch schreibt er: »Opiumentzug ist schmerzvoll, doch gewöhnlich hören die Schmerzen nach drei bis fünf Tagen auf … Das ist für den, der von der Sucht loskommen will, eine harte Zeit, jedoch nicht schlimmer als eine schwere Grippe.« Das klang nicht nach einem Placeboeffekt.

Wenn Hogshire recht hatte, dann wurde Opium in Amerika für alle sichtbar verborgen – was erklären würde, warum sich die Regierung für den Autor von *Opium for the Masses* interessierte. Er und sein Buch haben eine Reihe von Mythen zerstört, die der Regierung seit 1942 gute Dienste geleistet haben, als der Kongress zu dem Schluss kam, dass man Opiate am besten kontrollieren konnte, indem man den heimischen Anbau von *Papaver somniferum* verbot und die Pharmaunternehmen zwang, Opium (das sie zur Herstellung von Morphin und anderen Opiaten verwendeten) aus einer Handvoll ausgewählter asiatischer Länder zu importieren. Seit damals hat sich die Auffassung etabliert, dass diese gesetzliche Einschränkung botanische Gründe hat – und Opium nur in diesen Ländern wächst. Der andere Mythos, den Hogshire zerstört hatte, war, dass die einzige Möglichkeit,

Opiate aus Schlafmohn zu gewinnen, darin bestünde, die Samenkapseln auf dem Feld aufzuschlitzen, ein kompliziertes und zeitaufwendiges Verfahren, das, wie ich immer wieder von Beamten der Strafverfolgungsbehörden und auch Gärtnern zu hören bekam, die heimische Opiumproduktion schwer umsetzbar mache.

Die Beständigkeit dieser Mythen hat das Wissen über Opium, das die meisten vor einem Jahrhundert noch hatten, als Opium ein weitverbreitetes, nicht verschreibungspflichtiges Medikament und Schlafmohn eine wichtige heimische Nutzpflanze war, weitgehend ausgelöscht. Noch 1915 wurde Schlafmohn in Broschüren, die das amerikanische Landwirtschaftsministerium herausgab, als gutes Marktprodukt für die Farmer im Norden bezeichnet. Ein paar Jahrzehnte vorher hatten die Shaker im Staat New York Opium kommerziell angebaut. Bis weit in dieses Jahrhundert haben russische, griechische und arabische Einwanderer in Amerika Mohntee als leichtes Beruhigungsmittel und Arznei gegen Kopf- und Muskelschmerzen sowie Husten und Durchfall verwendet. Im Sezessionskrieg wurden die Gärtner in den Südstaaten ermuntert, für die Kriegsanstrengungen Opium anzubauen, damit für die Konföderiertenarmee ein Schmerzmittelvorrat angelegt werden konnte. Anders als das Wissen über Herkunft und Kräfte dieser Mohnblumen gedeihen ihre Abkömmlinge bis heute in den Gärten im Süden.

Hogshire hat dieses volkstümliche Wissen wieder ausgegraben und dann die Welt damit bekannt gemacht – in Form eines praktischen Handbuchs mitsamt Rezepten. Soweit ich das beurteilen kann, ist das Wissen aus seinem Buch nicht besonders tief in die Drogenkultur eingesickert – *Opium for the Masses* hat sich acht- bis zehntausendmal verkauft und ich konnte in Drogenkreisen keinen Beweis für weitverbreitetes Teekochen finden –, doch ich war neugierig zu erfahren, wie weit sich das Wissen über sein Wissen bei den Strafverfolgungsbehörden ausgebreitet hatte. Als Hogshire und ich an der Sixth Avenue das kurze Stück zum Flower District schlenderten, erzählte er, dass sich der Preis von getrockneten Mohnblumen seit dem Erscheinen seines Buches 1994 verdoppelt und die DEA eine »stille« Untersuchung zum heimischen Mohnhandel eingeleitet hatte. Beamte hatten Trockenblumenhändlern und auch dem Verband der amerikanischen Trockenblumenindustrie, einem in Westport, Connecticut, ansässigen Branchenverband, Besuche abgestattet. All das klang für mich nach Prahlerei oder Verfolgungswahn – das heißt, bis wir zum Flower District kamen.

Der Flower District von Manhattan ist eher schlicht und besteht aus ein paar malerischen Straßenzügen der Lower Sixth Avenue, in denen mehrere Dutzend Trocken- und Schnittblumenhändler direkt an der Straße ihre Verkaufsräume haben. Wenn der Fußgänger an der Twenty-Seventh Street ankommt, wird aus dieser ehemals düsteren Gegend Manhattans plötzlich ein grün durchwirktes Blumenmeer. Eimer mit getrockneten Lotussamenkapseln und Hortensien säumen die Schaufensterfronten, Gardenien in Blumenampeln erfüllen die Luft mit ihrem Duft, und Gruppen eingetopfter Gummibäume verwandeln den schmutzigen Gehsteig kurz in den reinsten Gartenweg. In der Twenty-Eighth Street betraten wir einen engen, chaotischen Laden, der auf Trockenblumen spezialisiert war. Hogshire inspizierte eine lange Regalwand voll Fächern, die mit unbeschrifteten Trockenblumensträußen vollgestopft waren – Schafgarbe, Lotus, Hortensien, Pfingstrosen und Rosen in einem Dutzend Farbtönen –, bis er die Mohnblumen entdeckte: vier verschiedene Sorten, die Samenkapseln murmel- bis tennisballgroß, die meisten zehnerweise in Zellophan verpackt. Die kleinsten waren noch grünlich und trugen ein paar knackige

Blätter rings um den Stängel. Die größeren Mohnkapseln waren lederbraun und erstaunlich plastisch. Sie erinnerten mich an eine botanische Fotografie von Karl Blossfeldt, dem deutschen Fotografen, der Anfang des 20. Jahrhunderts Porträts von Stängeln, Knospen und Blüten gemacht hatte, auf denen sie aussahen wie in Stahl gegossen. Hogshire fragte die Frau an der Kasse, ob es in letzter Zeit problematisch gewesen sei, Mohnblumen zu bekommen. Sie zuckte mit den Schultern.

»War kein Problem. Wie viele brauchen Sie?« Ich nahm einen Strauß für zehn Dollar. Ich war seltsam verlegen wegen des Kaufs, und die Plastiktüte, die sie mir gab, war zu kurz für die langen Stängel, darum steckte ich den Strauß kopfüber hinein, bevor wir wieder auf die Straße hinaustraten.

In Bill's Flowers auf der gegenüberliegenden Straßenseite hörten wir eine ganz andere Geschichte. Bill erzählte uns, dass er keine Mohnblumen mehr bekam. Seinem Lieferanten zufolge hatte die DEA – oder das Landwirtschaftsministerium, da war er sich nicht ganz sicher – den Import ein paar Monate vorher verboten, »weil Jugendliche die Samen rauchten und so«. Der Lieferant hatte gesagt, es sei in Ordnung, den vorhandenen Bestand zu verkaufen, doch dann komme nichts mehr nach. Bills Geschichte war der erste Hinweis darauf, dass die Bundesbehörden, wie Hogshire behauptet hatte, wegen des Mohnhandels etwas unternahmen – doch es dauerte noch etliche Wochen, bis ich herausfand, was genau das war.

Noch am Vormittag lud mich Hogshire in sein Zimmer ein. Es wurde allmählich heiß, und er wollte das Hemd wechseln. Seit man ihm die Wohnung gekündigt hatte, hatte er meistens bei Freunden übernachtet, weit weg von zu Hause. Am nächsten Tag würde er vermutlich woanders unterkommen. Ich hatte ihn irgendwann gefragt, warum er nicht in Seattle geblieben war, um sich der Klage zu stellen.

»Ich würde sofort zurückgehen, wenn ich überzeugt wäre, dass sie mit fairen Mitteln kämpfen – wenn ich sicher sein könnte, dass sie keine Beweise fälschen oder mich nach der Vernehmung wieder ins Gefängnis stecken. Aber die Tatsache, dass sie das Ganze nicht haben fallen lassen, nachdem die erste Klage verworfen wurde, zeigt mir, dass sie rachsüchtig sind.« (Im Februar besann sich Hogshire anders. Er sagte, er habe sich einen neuen Anwalt genommen und wolle nach Seattle zurückkehren, um sich der Klage zu stellen.)

Ich saß auf dem Bett, während Hogshire das Hemd wechselte. Als ich mich in dem engen Zimmer umschaute, sah ich, dass er mit leichtem Gepäck reiste und nicht viel mehr als Kleidung zum Wechseln, seinen Laptop, einige Bücher, einen Stapel Artikel über Mohnblumen und die juristischen Unterlagen zu seinem Fall dabeihatte. Ich fragte mich, wie es sein mochte, abzutauchen – nicht nach Hause zu können, seine Sachen nicht dabeizuhaben, nicht einmal zu wissen, wo man die nächste Nacht, die nächste Woche, den nächsten Monat verbringen würde.

6. So leicht es auch sein mochte, mich von Hogshires Leben im Untergrund zu distanzieren, auf der Heimfahrt im Zug fragte ich mich, wie groß der Unterschied zwischen Jim Hogshire und mir unter den gegebenen Umständen wirklich war. Nicht so groß, wie es den Anschein hatte, und zu gering, um ruhig schlafen zu können. Schließlich hatte ich in meinem Garten Mohn angebaut und bereitete einen Artikel vor, der das nicht nur bestätigen, sondern auch die Informationen aufgreifen würde, die

Hogshire in Teufels Küche gebracht hatten. Haben Sie das nicht erwartet, wenn Sie so ein Zeug veröffentlichen?, hatte der Polizist Hogshire gefragt, als sie ihn ins Gefängnis schleppten. Was genau unterschied uns dann? Zunächst einmal lebte ich nicht so nah an den Rändern der Gesellschaft wie Jim, und außerdem schrieb ich für eine überregionale Zeitschrift statt für die Alternativpresse. Und ich verkehrte nicht mit Leuten wie Bob Black.

Daran klammerte ich mich in den folgenden Wochen, während ich zu erfahren versuchte, wie stark Mohn die DEA wirklich beschäftigte – ob die Regierung, wie Hogshire suggeriert hatte, bei heimischem Opiumanbau Ermittlungen und ein hartes Durchgreifen eingeleitet hatte. Meine diesbezügliche Neugier war journalistisch begründet, verfolgte aber auch ein dringlicheres Eigeninteresse. Denn wenn ich herausfand, was die DEA vorhatte, würde ich hoffentlich auch erfahren, ob die paranoiden Vorstellungen, die an mir nagten, einen realen Hintergrund hatten. Ich musste wissen, ob ich mich meiner Mohnblumen so schnell wie möglich entledigen sollte oder ob ich sie gefahrlos reifen lassen und dann mit Mohntee experimentieren konnte.

Ich überprüfte Hogshires Indizien. Beim Verband der amerikanischen Trockenblumenindustrie bestätigte mir Beth Sherman, dass ein DEA-Beamter namens Larry Snyder der Gruppe 1995 tatsächlich einen Besuch abgestattet hatte. »Er bat uns, einen Artikel in unserem Newsletter unterzubringen, der den Leuten riet, diese bestimmte Art von Mohn nicht anzubauen«, sagte sie. Der Mohn sei schon immer illegal, habe ihnen der Beamte erklärt, doch »bisher hatten sie die Einhaltung des Gesetzes nicht durchgesetzt. Sie versuchten, etwas zu korrigieren, das aus dem Ruder gelaufen war, aber das sollte unauffällig ablaufen.« Der Verband willigte in die Veröffentlichung eines Artikels der DEA ein, der ihre Mitglieder informierte, dass der Besitz und Verkauf von *Papaver somniferum* illegal war.

Hogshire hatte mir erzählt, dass auch der Blumenladen Nature's Arts, Inc., in Seattle von der DEA kontaktiert worden sei. Ich meldete mich bei Don Jackson, dem Ladeninhaber. Jackson, der seit fünfundvierzig Jahren in der Trockenblumenbranche war, sagte, im März 1993 habe ein DEA-Beamter namens Joel Wong seinem Laden einen Besuch abgestattet. Er habe Jackson erzählt, er ermittle wegen Mohnblumen und wolle wissen, welche Sorten er im Laden verkaufe und woher sie stammten.

»Er nahm mehrere Mohnblumen mit und ließ sie untersuchen. Ein paar Wochen später teilte er mir mit, dass sie zur Opiumsorte gehörten und man sich damit berauschen konnte, doch er verbot mir nicht, sie zu verkaufen.« Seit damals hatte Jackson gerüchteweise von einem schärferen Vorgehen der DEA gehört, und er sagte, er wisse von mehreren großen einheimischen Mohnproduzenten, die aus Angst, dass ihre Ernte beschlagnahmt wurde, aufgehört hätten, Mohnblumen anzubauen. Jackson war besorgt, dass *somniferum* aus dem Handel verschwand: »Wir haben nichts, was ihn ersetzen könnte«, erklärte er. »Die Samenkapsel ist so schön, groß und rund. Es ist genau das, was die Leute als Mittelpunkt eines Gestecks haben wollen.«

Als ich Joel Wong zu kontaktieren versuchte, erfuhr ich, dass er seit Kurzem im Ruhestand war. Ein anderer Beamter nahm meinen Anruf entgegen, beharrte aber am Ende eines fünfzehnminütigen Gesprächs darauf, dass ich ihn nicht namentlich nennen sollte. Unter den gegebenen Umständen werde ich seinem Wunsch wohl entsprechen. Der anonyme Beamte schien nichts von der Ermittlung seines Vorgängers in Sachen Trockenblumen zu wissen, deshalb lenkte ich das Gespräch auf den Mohnanbau.

»Der Anbau von Schlafmohn ist illegal«, sagte er, »aber ich sehe da, offen gesagt, kein großes Problem, weil die Opiumernte so arbeitsintensiv ist. Man muss schon am frühen Morgen die Samenkapseln aufschlitzen, danach warten, bis das Harz herausquillt, und es dann bei einer Kapsel nach der anderen abkratzen. Warum soll man all das auf sich nehmen, wenn man sich an der Ecke First Avenue und Pike Street auch Black Tar beschaffen kann?« (Black Tar ist ein billiges Heroin aus Mexiko.) »Ich sage, lasst sie ruhig machen – das wird zu keinem großen Problem.«

Es war eine ziemlich nette Unterhaltung, deshalb dachte ich, ich könnte den Beamten mal fragen, welchen Rat er einem Gärtner aus meinem Bekanntenkreis gäbe, der in seinem Garten Schlafmohn habe. »Ich würde ihm sagen, dass es illegal ist und die Gefahr besteht, dass man ihm die Haustür eintritt. Aber ich setze Prioritäten. Sollte er Botaniker an der University of Washington sein und Mohn anbauen, wird niemand bei ihm aufkreuzen, aber wenn dieser Professor die Samenkapseln aufschlitzt, tritt man ihm höchstwahrscheinlich doch die Tür ein. Das muss von Fall zu Fall beurteilt werden.

Aber ich würde ihm auch sagen: Warum diese illegale Pflanze anbauen, wenn es so viele andere schöne Pflanzen gibt? Das wäre mein Rat: Warum Opium anbauen, wenn man seine Energie auch auf Bonsai-Pflanzen oder Orchideen verwenden kann, die wesentlich anspruchsvoller sind? Denn wie viele Leute können schon Orchideen züchten?«

Ich hatte ihm erzählt, ich sei Gartenautor, und er wollte unbedingt über sein Hobby Orchideenzucht sprechen. Er sagte, er habe eine Orchidee auf seinem Schreibtisch stehen. Doch als ich ihn weiter zu meinem hypothetischen Opiumpflanzer ausforschte, wurde er merklich unfreundlicher.

»Was, wenn dieser Mohnpflanzer auch Artikel über die Zubereitung von Mohntee veröffentlicht?«

»Dann wird man ihm die Tür eintreten. Weil er für etwas Illegales wirbt.«

Es war ein ernüchterndes Gespräch. Mir fiel etwas ein, das

Hogshire über die Gesetze gesagt hatte, die den Umgang mit Schlafmohn regelten. »Es ist, als bestünde ein Tempolimit von dreißig Stundenkilometern, das nirgends angezeigt, dem nie Geltung verschafft, über das nicht mal geredet wird. Du kannst unmöglich von dieser Vorschrift wissen. Dann greifen sie irgendwen raus und sagen: He, Sie sind achtzig gefahren. Wissen Sie denn nicht, dass das Tempolimit dreißig ist? Sie haben gegen das Gesetz verstoßen – Sie kommen ins Gefängnis! Du sagst: Aber kein anderer wird angehalten. Das spielt keine Rolle – so lautet das Gesetz, und alles Übrige liegt in unserem Ermessen. Es hat nichts damit zu tun, dass Ihr Wagen voll politischer Aufkleber ist, die uns nicht gefallen. Hier geht's nicht um das Recht auf freie Meinungsäußerung!« Wie auch immer, die Drogengesetze sind in den Händen eines derartigen anonymen Beamten oder eines Bob Black eine machtvolle Waffe. Wenn das Tempolimit so niedrig ist, reicht schon ein wütender Regierungsbeamter oder eine »Auskunftsperson« aus, um von der Polizei angehalten zu werden – ins Visier der Drogenfahndung zu geraten.

Schon bald nach meinem Gespräch mit dem anonymen Beamten hatte ich meinen zweiten Opiumtraum. Der Juli war fast vorbei, und ich war an Lyme-Borreliose erkrankt, deshalb waren meine Nächte bereits verheerend, ein ständiger Wechsel zwischen Fieber und eiskalten Schauern. In dem Traum sehe ich beim Aufwachen fünf Gesichter, die sich an die Fenster meines Schlafzimmers drücken, fünf Scheiben mit fünf runden Köpfen: zwergenhaft, mit slawischem Einschlag. Ich begreife, dass es eine Razzia ist, sie suchen nach Mohn. Die ganze Nacht lang durchstöbern sie mein Haus, und im Morgengrauen nehmen sie sich den Gemüsegarten vor. Sie untersuchen jeden Kubikzentimeter Erde und bepudern sogar die Blätter meiner Kohlköpfe, um Fingerabdrücke zu nehmen. Meine Peiniger sind seltsam unbedrohlich, und im Traum habe ich meine Mohnblumen schon herausgerupft, sodass eigentlich kein Grund zur Sorge besteht. Trotzdem bemühe ich mich, alle fünf im Auge zu behalten, um sicherzugehen, dass sie nichts »manipulieren«, aber wie ich mich auch drehe und wende, einer von ihnen versperrt mir stets die Sicht auf die anderen. Ich wende mich hierhin und dorthin, doch weil ich nicht sehen kann, was sie im Schilde führen, befürchte ich, irgendwann vor Frustration zu platzen. Und plötzlich entdecke ich auf der anderen Seite des Gartenzauns eine prächtige blasslila Mohnblume in voller Blüte: ein Ausreißer. Wird sie ihnen auffallen? Bevor ich es herausfinden kann, wache ich auf, die Bettwäsche schweißgetränkt.

Vielleicht ist die Lyme-Borreliose die Erklärung für diesen Albtraum – ich hatte die ganze Woche lang Fieberträume –, doch vielleicht lag es auch an Jim Hogshires Anruf an jenem Tag, an der Ankündigung, er überlege vorbeizukommen, »um mir bei der Ernte zu helfen«. Im Vergleich dazu war der Traum ein Zuckerschlecken, denn diese Vorstellung war ein echter Albtraum: Ich lag mit vierzig Grad Fieber im Bett, meine Gelenke so steif, dass ich kaum den Kopf drehen konnte, und ein Mann, der von der Polizei gesucht wurde und keine feste Bleibe hatte, machte den Vorschlag vorbeizukommen, um mir bei einer Ernte zu helfen, die mich hinter Gitter bringen konnte. Meine Gedanken rasten, während ich darüber nachdachte, wie schrecklich diese Vorstellung war. Wollte ich wirklich, dass jemand, auf den die Polizei irgendwann Druck ausüben konnte (Also, Hogshire, wen können Sie uns noch nennen?), meinen Garten zu Gesicht bekam? Und wenn er seine Sachen ausgepackt hatte, wie sollte ich meinen Gast dann je wieder loswerden? (In den Kinos lief in jener Woche *Cable Guy – Die Nervensäge*.) Ich weiß, das ist furchtbar ungerecht gegenüber Jim Hogshire, der ein anständiger Kerl zu sein scheint, aber ich musste ständig an eine beunruhigende Bemerkung denken, die er gemacht hatte: dass er nach der Kündigung seiner Wohnung ernsthaft daran gedacht habe, seine Vermieterin wegen des Anbaus von Schlafmohn zu verpfeifen. Und ich sah die Gestalt von Bob Black, den Gast aus der Hölle, vor mir. Ich zermarterte mir auf der Suche nach einer höflichen, halbwegs glaubwürdigen Ausrede das Gehirn, doch das war eine Hürde, die die gesellschaftliche Etikette noch nicht genommen hatte. Am Ende konnte ich lediglich stammeln, ich sei im Moment zu krank, um Gäste zu empfangen, und müsse erst mit meiner Frau reden, bevor ich irgendwelche Einladungen ausspräche.

Und ich erzählte Hogshire wahrheitsgemäß, dass ich nicht genau wüsste, ob ich überhaupt ernten würde. Ich verstand noch nicht gut genug, welche Absichten die DEA beim Mohn verfolgte und was für ein Risiko die Ernte barg. Offenbar führte die DEA irgendetwas im Schilde, aber was genau? Mir war klar, dass ich mich mit dem Hauptquartier der DEA in Washington, D.C., in Verbindung setzen sollte, aber da ich wusste, wie undurchsichtig die Beamten sein können (und der Gedanke, sie auf meine Existenz und meine Interessen aufmerksam zu machen, während meine Pflanzen noch in der Erde steckten, mich ziemlich nervös machte), gelangte ich zu dem Schluss, dass es vielleicht am besten war, erst so viel wie möglich über das Ausmaß ihrer heimischen Mohnkampagne herauszufinden.

Ich rief Shepherd Ogden bei Cook's an, einer der Saatgutfirmen, die Schlafmohn verkaufen. Er hatte gerüchteweise gehört, die DEA habe Briefe an Saatgutfirmen geschickt, in denen sie sie aufforderte, den Verkauf von *somniferum* einzustellen, er selbst habe aber keinen erhalten. Ogden wiederholte, was ich bereits wusste: dass der Verkauf von Samen völlig legal ist. Abgesehen davon war er unsicher. Er schlug vor, dass ich mich an den Verband der Schnittblumenzüchter, einen Branchenverband in Oberlin, Ohio, wenden sollte. Wie sich herausstellte, hatte der Verbandsvorsitzende, ein nordkalifornischer Züchter namens Will Fulton, gerade eine Kolumne für die neueste Ausgabe des Newsletters abgefasst, der die Mitglieder auf den Brief hinwies, den »eine unserer renommiertesten Saatgutfirmen« von der DEA erhalten hatte. In dem Artikel wurde der erste Absatz des Briefes zitiert:

> Es ist dem Justizministerium und der Drogenvollzugsbehörde (DEA) zur Kenntnis gelangt, dass in einigen Teilen der Vereinigten Staaten für kulinarische und gärtnerische Zwecke Schlafmohn *(Papaver somniferum L.)* angebaut wird. Der Anbau von Schlafmohn ist, genau wie der Besitz von »Mohnstroh« (alle Teile des geernteten Schlafmohns außer den Samen), in den Vereinigten Staaten illegal. Es wurde ermittelt, dass bestimmte Saatgutfirmen Schlafmohnsamen verkaufen, manche mit Anleitungen auf den Tütchen. Bevor diese Situation zu verstärktem Drogenmissbrauch führt, bitten wir Sie um Mithilfe bei der Beschränkung derartiger Aktivitäten.

Nach der geistreichen Polemik zu urteilen, die darauf folgte, ist Will Fulton so etwas wie der Tom Paine der Schnittblumenwelt. »Moment mal!«, schrieb er. »Wo ist denn da die *mens rea* [der Vorsatz]?« Er bat die Mitglieder, sich vorzustellen, sie säßen selbst im Verhörraum: »›Sie geben also zu, dass Sie die Pflanzen für kulinarische oder gärtnerische Zwecke anbauen wollten.‹

Warum ist es illegal, einen Samen, ein Geschenk der Natur,

in die Erde zu setzen, wenn man die Pflanze nur wegen ihrer Schönheit züchtet, während es völlig legal ist, zur Bekämpfung von Nagetieren ein AK-47 zu kaufen?« Stimmt schon, die Gründerväter haben dafür gesorgt, dass man das Recht hat, Waffen zu tragen, doch der einzige Grund, warum sie nichts »über das Recht, Samen zu setzen, [gesagt haben, war] ... dass es ihnen nie in den Sinn gekommen wäre, ein Staat könnte dieses Recht beschränken. Schließlich schrieben sie damals auf Hanfpapier.«

Als ich Fulton in seiner Blumenfarm in Nordkalifornien erreichte, verriet er mir, dass der Empfänger des DEA-Briefes Thompson & Morgan gewesen sei, ein altes britisches Unternehmen mit Niederlassungen in New Jersey. Lisa Crowning, die leitende Gärtnerin bei Thompson & Morgan, bestätigte den Erhalt des Schreibens, das sie als »einschüchternd« und »besorgniserregend« betrachtete. Der Brief, der Ende Juni per Einschreiben gekommen war, war unterzeichnet mit »Larry Snyder, Leiter der Internationalen Drogeneinheit« – derselbe Mann, der dem Verband der amerikanischen Trockenblumenindustrie einen Besuch abgestattet hatte. Thompson & Morgan hatten zur Aufforderung der DEA noch keine endgültige Entscheidung getroffen, doch Crowning hoffte, dass die Firma den Schlafmohn, den sie auch in ihrem eigenen Garten anbaute, im Angebot behielt. Crowning hatte mit Larry Snyder telefoniert, in der Hoffnung, man könnte einen Kompromiss finden, der die DEA zufriedenstellte (sie schlug vor, einen Warnhinweis in den Katalog aufzunehmen oder die Anleitungen von den Tütchen zu entfernen), musste jedoch feststellen, dass er völlig unflexibel war. »Wir wollen die DEA nicht vergrämen«, sagte sie mir, »aber wir glauben, dass es völlig rechtmäßig ist, diese Samen zu verkaufen.«

Der vollständige Text von Snyders Brief an Thompson &

Morgan enthielt die beunruhigende Nachricht, dass die DEA tatsächlich Mohnzüchter verhaftete. Es wurde erwähnt, dass »vor Kurzem bei einer Drogenrazzia der DEA, bei dem eine beträchtliche Menge von Mohnpflanzen beschlagnahmt wurde ... viele mit eingeritzten Samenkapseln ... auch Mohnsamen gefunden wurden, bei denen Versanddatum sowie Name und Anschrift Ihrer Firma als Lieferant verzeichnet waren. Ihnen sollte bewusst sein, dass die Lieferung dieser Samen zu Anbauzwecken als illegal angesehen werden kann.« Nach dieser kaum verhüllten Drohung forderte Snyder, »den Verkauf von *Papaver somniferum L.* freiwillig einzustellen«.

Im Oktober war der gärtnerische Flurfunk erfüllt von Mohndiskussionen und herumgeisternden Kriegsgerüchten. Von Beth Benjamin, die bei Shepherd's Garden Seeds arbeitete, erfuhr ich, dass die Polizei bei einem öffentlichen Gartenprojekt für Obdachlose, das die Firma in Santa Cruz unterstützte, Mohnblumen beschlagnahmt hatte. Will Fulton erzählte von einem Züchter in Nordkalifornien, dem die DEA die ganze Ernte untergepflügt hatte. Von der American Seed Trade Association (ASTA) erfuhr ich, dass die DEA – in der Person von Larry Snyder – den Verband förmlich aufgefordert hatte, zu einem freiwilligen Verbot des Verkaufs von Mohnsamen aufzurufen. Ein Mitarbeiter erzählte mir, der Verband habe sich »aus bürgerlicher Verantwortung« einverstanden erklärt. Von Katie Sluder, einer in North Carolina ansässigen Trockenblumenimporteurin, erfuhr ich, dass eine Containerladung Mohnblumen, die sie bei einem Züchter in Holland bestellt hatte, vom amerikanischen Zoll zurückgeschickt worden war.

Man hatte eine härtere Gangart eingelegt, doch das Ganze lief seltsam still ab. Statt ein paar viel beachtete Razzien durchzuführen, schien die DEA eine wesentlich raffiniertere Strategie zu verfolgen. Man konzentrierte sich auf die Industrie (und schüchterte mitunter Firmen ein, die legalen Handel betrieben), um die Lieferung von Samen und Trockenblumen einzudämmen, ohne öffentliche Aufmerksamkeit zu erregen oder gar publik zu machen, was genau man mit Mohnblumen anstellen konnte. Der spitzfindige Kopf hinter diesen Bestrebungen war anscheinend Larry Snyder, und ich kam zu dem Schluss, dass es Zeit war, mit ihm zu sprechen. Als ich seine Telefonnummer im Newsletter der ASTA abgedruckt sah, hatte ich das Gefühl, als wäre ich auf die Direktleitung des Zauberers von Oz gestoßen.

Nachdem ich mich als Gartenautor vorgestellt hatte, willigte Snyder in ein Interview ein. Ich erbat seinen Rat als Erstes bei den Mohnblumen, die in meinem Garten wuchsen. Er kam gleich zur Sache: »Ich rate Ihnen, sie nicht anzubauen. Das verstößt gegen Bundesrecht. Ich würde sie beseitigen.« Dann fügte er hinzu: »Wir gehen nicht in Omas Garten und nehmen bei ihren Mohnblumen Proben« und bestätigte, dass ein Gärtner *P. somniferum* bewusst und vorsätzlich anbauen müsse, damit es eine Straftat sei.

Vielleicht aus Hilfsbereitschaft wies Snyder darauf hin, dass es tausendzweihundert weitere Mohnarten gab, die ich stattdessen anbauen könne, zum Beispiel »*rhoeas*, *giganteum* und jede Menge andere«. *Giganteum*? War das nicht eine Sorte, die Wayne Winterrowd zufolge zu *somniferum* gehörte? Ich bat ihn, sie zu beschreiben. »Sie hat eine noch größere Kapsel als *somniferum*. Ich hab eine direkt vor mir auf dem Schreibtisch stehen.«

Snyder gab zu, dass die DEA bis vor Kurzem, als man »aus dem Nordwesten und Kalifornien die Information [erhielt], dass die Leute aus getrocknetem und frischem Mohn Tee zubereiteten«, nichts unternommen hatte, um den Gesetzen gegen Mohnanbau Geltung zu verschaffen.

Ob er ein Buch mit dem Titel *Opium for the Masses* kenne?

Nach einer unangenehm langen Pause sagte er bloß: »Wir kennen die meisten Publikationen.«

Vielleicht irre ich mich, aber ich hatte den Eindruck, dass Snyder an diesem Punkt unseres Gesprächs plötzlich unfreundlich wurde. Er weigerte sich, noch irgendetwas über die in seinem Brief an die Saatgutfirmen erwähnte Beschlagnahme zu sagen, mit der Begründung, dass es »ein laufendes Verfahren« sei. Als ich wissen wollte, mit welchem Recht die DEA die Saatgutfirmen davon abhalten könne, legale Samen zu verkaufen, schnitt er mir das Wort ab: »Wenn sie die Pflanzen zu Anbauzwecken verkaufen, ist das illegal.« Es war schwer zu verstehen, aus welchem anderen Grund eine Saatgutfirma Samen verkaufen sollte.

Dann fragte ich Larry Snyder, ob er befürchte, dass seine Bestrebungen die Leute darauf hinweisen könnten, wie leicht man in diesem Land an Opiate gelangt.

»Wenn mehr Leute davon erfahren, besteht immer die Gefahr, dass einige es ausprobieren. Es ist, als würde man bekannt geben, dass die Bank den Tresor um neun Uhr morgens offen lässt. Würde das bewirken, dass jemand die Bank überfällt? Ziehen Sie Ihre eigenen Schlussfolgerungen.«

7. Ich zog die Schlussfolgerung, dass die DEA tatsächlich versuchte, still und heimlich eine härtere Gangart einzulegen und die Lieferung von frischem und getrocknetem Mohn einzuschränken, ohne darauf aufmerksam zu machen, wie ich mit Jim Hogshires Hilfe entdeckt hatte, dass er überall erhältlich ist und sich mühelos in ein Betäubungsmittel umwandeln lässt.

Was in dem Banktresor lagerte, auf den Snyder angespielt hatte, war genau dieses Wissen, das noch immer hinter einer hohen Mauer aus Fehlinformationen und Mythen eingesperrt war. Die DEA scheint fest entschlossen zu sein, es so zu belassen, damit das einheimische Opium verschwindet, bevor ans Licht kommt, dass es für alle sichtbar verborgen ist.

Die Regierung schien auf einem gefährlich schmalen Grat zu wandeln, indem sie versuchte, denen, die Bescheid wussten, eine spezielle Botschaft zu senden, und allen Übrigen eine ganz andere. Dieser heikle Balanceakt zeigte sich deutlich in der Beschlagnahme, über die Larry Snyder nicht mit mir sprechen wollte. Ich bin mir ziemlich sicher, dass ich inzwischen weiß, von welcher Razzia Snyder redete – bzw. nicht redete. Am 11. Juni, ein paar Wochen bevor meine eigenen Mohnblumen blühten, hatten die DEA und die örtliche Polizei im Spalding County in Georgia den Garten von Rodney Allan Moore, einem einunddreißigjährigen Arbeitslosen, und seiner Frau Cherie durchsucht. Die Beamten beschlagnahmten 258 Mohnpflanzen, deren Samenkapseln zumeist eingeritzt waren, zwei Dutzend Marihuanasetzlinge und mehrere Tüten mit Marihuana. Bei der Durchsuchung des Trailers, in dem die Moores wohnten, tauchten Dokumente auf, die bezeugten, dass die Mohnsamen bei Thompson & Morgan und zwei weiteren Firmen bestellt worden waren, und man fand auch ein Exemplar von *Opium for the Masses*. Moore wurde wegen der Herstellung von Morphin und des Besitzes von Marihuana angeklagt. Obwohl er keine Vorstrafen hatte, war er (und ist es im Februar immer noch) bei einer Kaution von hunderttausend Dollar in Haft.[4]

Anscheinend war die Razzia bei Moore nicht Teil einer organisierten Kampagne gegen Personen, die Mohn anbauen. Die Beamten waren einem anonymen Hinweis gefolgt und auf der Suche nach einer Marihuanaplantage auf die Mohnblumen gestoßen. Doch die Handhabung der Razzia lässt die zweigleisige Strategie der Regierung im Hinblick auf einheimisches Opium erkennen. Während die DEA die Razzia einerseits nutzte, um die Firmen, die Rodney Allan Moore seine Mohnsamen (legal) verkauft hatten, ausfindig zu machen und unter Druck zu setzen, versuchte sie andererseits gegenüber der Öffentlichkeit eine dichte Wolke der Fehlinformation über den Mohn zu breiten.

BEAMTE MÜSSEN HERAUSFINDEN, WIE MOHN INS LAND KAM, hieß die Schlagzeile auf der Titelseite der *Griffin Daily News*, und darunter prangte ein Foto von Moores eingeritzten Samenkapseln. In dem Artikel wurden die wohlbekannten, in Moores Trailer gefundenen Kataloge, die natürlich bewiesen, dass seine Mohnblumen gar nicht ins Land »gekommen« waren, nicht erwähnt. Stattdessen wurde der DEA-Beamte Vincent Morgano zitiert, der behauptete, der Anbau von Schlafmohn sei in diesem Land unbekannt: »In den fünfundzwanzig Jahren, die ich für die Behörde arbeite, habe ich in den Vereinigten Staaten noch nie erlebt, dass ihn jemand angebaut hat.« Clarence Cox, Chef der Drogenbekämpfung von Griffin-Spalding, versicherte der Presse, dass die beschlagnahmten Pflanzen nicht zur gleichen Sorte gehörten, die gemeinhin in Amerikas Blumengärten wächst, und der Spaldinger Bezirkssheriff Richard Cantrell sagte, jede der 258 Samenkapseln, die bei der Razzia konfisziert worden seien, könne bei richtiger Ernte und Verarbeitung bis zu einem Kilo Heroin pro Stück liefern. (Die reinste Alchemie!) Bill Maloney, ebenfalls bei der DEA, erklärte einem Reporter, dass die Gewinnung von Rauschgift aus den Kapseln mit einem sehr komplizierten und gefährlichen Verfahren verbunden sei: »Ich glaube, das könnte nicht mal jemand mit einem Doktortitel.« Er sagte auch, Schlafmohn sei im Südosten der USA äußerst selten. »Das Klima muss genau richtig sein«, erklärte er. »Es braucht warme Temperaturen und die richtige Menge Wasser.«

All diese Behauptungen las ich in der *Griffin Daily News*, die alles einfach geglaubt hatte. Und warum auch nicht? Aus welchem Grund sollten Regierungsbeamte in Hinsicht auf den Gartenbau lügen? Doch einige dieser Aussagen hatte ich schon in meinem eigenen Garten widerlegt. Ich wusste, dass der fragliche Mohn – *Papaver somniferum* – die gleiche Sorte ist, die gemeinhin in Amerikas Gärten wächst, und es keine große gärtnerische Herausforderung ist, ihn irgendwo in unserem Land anzubauen. Ich hatte zwar keine unmittelbare Erfahrung damit, dass man aus diesen Mohnblumen einen berauschenden Tee machen konnte, doch James Duke, ein Botaniker, den ich beim Landwirtschaftsministerium kontaktiert hatte, hatte mir erzählt, dass gewöhnlicher, in den Gärten wachsender Schlafmohn Morphin und Codein enthielt und diese Alkaloide mühelos und erfolgreich aus frischen oder getrockneten Samenkapseln gewonnen werden konnten, indem man sie in heißem Wasser aufgoss – einen Tee zubereitete. »Jetzt verstehen Sie vielleicht, warum diese Leute beunruhigt sind.«

Und warum sie zu Lügen griffen. Wenn man Opium so leicht anbauen und Opiumtee so leicht zubereiten kann, besteht die beste – die vielleicht einzige – Möglichkeit für die Regierung, die Leute davon abzuhalten, darin, ihnen einzureden, dass es nicht durchführbar ist.

Ich hatte allen Grund zu glauben, dass James Duke und Jim Hogshire recht hatten, und die Aussagen der Regierungsbeamten in Georgia zu bezweifeln. Aber ich hatte immer noch das Gefühl, angesichts des immer dichteren Nebels an Fehlinformationen, der das Thema Mohn umwaberte, am ehesten an das letzte Puzzleteil des Mohnwissens zu gelangen, indem ich die Blumen in meinem Garten einem einfachen Experiment unterzog. Ich wusste inzwischen, dass mich die Gesetze zum Mohnanbau bereits aus dem Land der Gesetzestreuen vertrieben hatten und das schon passiert war, bevor ich es auch nur ahnte. Da diese Gesetze nicht zwischen dem Mohnanbau und der Zubereitung von Mohntee unterschieden, schien es keinen triftigen Grund zu geben, die nötigen Maßnahmen zur Befriedigung meiner Neugier nicht zu ergreifen.

An diesem Punkt muss ich die Geschichte unterbrechen, um zu erklären, warum die folgenden Seiten, die von meinem »einfachen Experiment« erzählen, auf den Rat eines Anwalts aus dem ursprünglichen Artikel gestrichen wurden und dann vierundzwanzig Jahre verschollen waren.

Nachdem ich das Manuskript im Spätherbst 1996 beim *Harper's Magazine* eingereicht hatte und die Überarbeitung und Faktenprüfung im Gange waren, wies ich meinen Redakteur darauf hin, dass wir angesichts der Tatsache, dass die Regierung an den Aktivitäten, die ich darin beschrieb und von denen einige möglicherweise illegal waren, mit Sicherheit interessiert war, das Manuskript von einem Anwalt überprüfen lassen sollten. John R. »Rick« MacArthur, der Verleger von *Harper's*, pflichtete mir bei und schickte das Manuskript einem prominenten Strafverteidiger, den er zufällig kannte. Der Anwalt praktizierte in Bridgeport, Connecticut, einer Stadt, die schon lange für Korruption, organisiertes Verbrechen und Drogenhandel bekannt war – jede Menge Arbeit für Strafanwälte. An einem wolkenlosen Wintertag kamen der Anwalt und ein junger Kollege zu uns nach Cornwall, um Judith und mich über ihre rechtliche Beurteilung des Artikels zu informieren.

Es war ein Wochentag, und unser vierjähriges Kind war in der Tagesstätte. Wir aßen mit den beiden zu Mittag, bevor wir uns ins Wohnzimmer setzten, um ihren Rat zu hören. Ich weiß noch, dass ich dachte, was für ein seltsames Gefühl es war, zwei Strafverteidiger aus geschäftlichen Gründen im Haus zu haben.

Obwohl der ältere Anwalt im außergewöhnlich ruhigen Ton seines Berufsstandes sprach, erschreckte uns, was er zu sagen hatte. Falls er recht hatte – und es bestand kein Grund, daran zu zweifeln –, war ich juristisch gesehen in viel größerer Gefahr, als ich es mir vorgestellt hatte. Bei dem ganzen Experiment hatte ich, ausgelöst durch Jim Hogshires Albtraum, schlimmstenfalls mit einem mitternächtlichen Besuch der Polizei gerechnet – ein Sondereinsatzkommando mit Durchsuchungsbeschluss, das mein Haus und den Garten auf den Kopf stellte, während ich mit meiner Familie hilflos zuschauen musste. Ich war jedoch immer davon ausgegangen, dass die Regierung Beweismaterial (wahrscheinlich die Mohnblumen selbst!) oder zumindest einen Augenzeugen brauchte – irgendeine unabhängige Bestätigung der Tatsache, dass ich Mohn angebaut hatte –, bevor sie mich anklagen konnte.

Doch nach dem zwei Jahrzehnte währenden Drogenkrieg ist die Macht der Regierung, gegen ihre Bürger vorzugehen, viel stärker gewachsen, als viele von uns begreifen. Anscheinend war ein Durchsuchungsbeschluss die geringste meiner Sorgen. Es ist zumindest denkbar, dass mich ein Staatsanwalt wegen Herstellung einer Substanz mit hohem Missbrauchs- und Suchtpotenzial anklagen konnte, ohne stichhaltigere Beweise als den Inhalt des Artikels, den ich veröffentlichen wollte, denn man konnte ihn als Geständnis werten. Das Geständnis konnte durch meine Samenbestellungen oder die illegalen Mohnblumen untermauert werden, die im nächsten Frühling von allein in meinem Garten wachsen würden, da meine Pflanzen bereits ihre Samen verstreut hatten. Die Strafe? Bis zu zwanzig Jahre Gefängnis und eine Million Dollar Geldstrafe, abhängig davon, wie viele Drogen ich hergestellt hatte. Wenn auf dem Grundstück kein Mohn gefunden wurde, konnte die Regierung gemäß den staatlichen Richtlinien die Menge schätzen, die man in einem so großen Garten *anbauen konnte*, und mich dann auf dieser Grundlage anklagen.

Der Anwalt unterrichtete uns auch von etwas noch Beunruhigenderem: Durch das Bundesgesetz zur Einziehung von Vermögen aus kriminellen Handlungen, das 1984 vom Kongress geändert (und seither vom Obersten Bundesgericht gewahrt) wurde[5], konnte die Regierung mein Haus und Land beschlagnahmen und uns zur Räumung zwingen, ohne mich irgendeiner Straftat zu überführen oder mich auch nur anzuklagen. Er erklärte, dass mein *Haus und Garten* der Herstellung von Opium »überführt« werden können, egal ob ich für dieses Delikt je angeklagt, geschweige denn verurteilt werde. Im Rahmen dieses Bundesgesetzes sind die Beweisanforderungen viel niedriger als bei einer Strafverfolgung. Die Regierung muss nur »das Übergewicht der Beweise« nachweisen, dass mein Grundstück in einen Verstoß gegen die Drogengesetze verstrickt war, um es konfiszieren zu können. Was war nötig, um dieses Übergewicht zu begründen? Dem Anwalt zufolge, der mir in unserem Wohnzimmer gegenübersaß, nicht mehr als der Artikel, den ich veröffentlichen wollte.[6]

Während ich mir anhörte, wie der Anwalt seelenruhig erklärte, die Veröffentlichung dieses Artikels könne unser Leben ruinieren, sah ich, dass hier zwei Narrative miteinander im Widerstreit lagen. In meiner Version der Geschichte wäre es keine große Sache, ein paar Samenkapseln in meinem Garten zu ernten, sie zu zerdrücken, in eine Tasse heißes Wasser zu tauchen und den daraus resultierenden Tee zu probieren, den ich als mildes pflanzliches Heilmittel betrachtete. Aber das ist meine Beschreibung. Der Anwalt sagte, ich müsse die völlig andere Beschreibung derselben Handlungen seitens der Regierung gelten lassen, wenn nicht sogar übernehmen: dass die Zubereitung von Mohntee »Herstellung von Rauschgift« ist, dass der Abdruck des Rezepts und die Beschreibung seiner Wirkung, wenn sie kein abschreckendes Bild entwerfen, »Werbung für Drogenmissbrauch« wären. Die Entscheidung, ob jemand rechtlich belangt wird, beruht nicht nur darauf, was für Straftaten er begangen hat oder nicht, sondern auch auf der Geschichte, die ein Staatsanwalt den Geschworenen über ihn erzählen kann, und dem Anwalt zufolge könnte sich die Version der Regierung durchaus gegenüber meiner eigenen durchsetzen. Meine Lage werde noch dadurch verschlimmert, dass ich nicht verschleiern könne, wo oder wann die Straftat, die ich in dem Artikel gestehen würde, stattgefunden habe: Das Ganze sei offensichtlich in meinem Haus und Garten geschehen (wodurch die rechtlichen Voraussetzungen für die Beschlagnahme erfüllt seien), und der genaue Zeitpunkt der Straftat könne problemlos ermittelt werden, indem man die Ereignisse in der Geschichte, wie zum Beispiel Hogshires Verhaftung, datiere und es mir unmöglich mache zu behaupten, die Verjährungsfrist sei bereits abgelaufen. Aus beweisrechtlicher Perspektive sei mein Artikel die reinste Selbstbezichtigung.

Die Entscheidung, ob ich weitermachen wolle, liege bei mir, sagte der Anwalt zum Schluss, doch er rate mir von der Veröffentlichung ab.

Ich war entgeistert. Während ich in meinem eigenen Wohnzimmer auf dem Familiensofa saß, hatte ich plötzlich das Gefühl, als hätte ich mich in etwas anderes verwandelt – einen Angeklagten, dem wahrhaft übel mitgespielt wurde. Die Entscheidung, die mir bevorstand, war naheliegend: Es wäre dumm, durch die Veröffentlichung des Artikels nicht nur meine Freiheit, sondern auch unser Zuhause aufs Spiel zu setzen.

Aber es war nicht irgendein Artikel. Ich hatte fast ein Jahr daran gearbeitet, und als freiberuflicher Autor war ich auf das Honorar angewiesen. Doch noch bevor die Anwälte ihre Sachen zusammenpackten und nach Bridgeport zurückfuhren, sah ich vor mir, wie der ganze Aufwand und die Einnahmen durch meine Dummheit in die Binsen gingen. *Was hatte ich mir bloß gedacht?*

Damit war die Geschichte jedoch noch nicht zu Ende, denn letzten Endes veröffentlichte ich den Artikel – zumindest *das meiste* davon. Als

Rick MacArthur vom Rat des Anwalts und meiner Reaktion erfuhr, war er empört. Dazu muss man wissen, dass Rick keiner dieser typischen Zeitschriftenverleger ist, die stets mit einem Auge auf den Gewinn schielen und eine genetische Abneigung gegen Rechtsstreitigkeiten haben. Rick ist ein erbitterter Verteidiger der Pressefreiheit und hat die Neigung, sich jeder Kontroverse zu stellen, statt ihr aus dem Weg zu gehen. Die Empfehlung des befreundeten Anwalts, einen journalistischen Text aus irgendeinem Grund zurückzuhalten, war ein Affront gegen sein innerstes Wesen.

Ricks unverzügliche Reaktion?

Suchen wir uns einen neuen Anwalt!

Diesmal engagierte er statt eines Strafverteidigers einen der prominentesten First-Amendment-Anwälte in New York City. Victor Kovner hatte zahlreiche namhafte Autoren, Filmemacher und Medien vertreten und sie oft gegen das staatliche Bestreben verteidigt, sie mundtot zu machen. Victor las dasselbe Manuskript, das der Anwalt aus Bridgeport gelesen hatte, gelangte aber zur gegenteiligen Schlussfolgerung. Ich kann mich nicht mehr an den genauen Wortlaut erinnern, aber ich hörte Folgendes: *Dieser Artikel* muss *zum Wohl der Republik veröffentlicht werden!* Er hielt es für unwahrscheinlich, dass die Regierung gegen eine so bekannte und angesehene Zeitschrift wie *Harper's* vorgehen würde. Nach seiner Auffassung durfte man den Artikel nicht als Geständnis einer Straftat lesen, sondern als politischen Kommentar zum Drogenkrieg, also genau das, was der erste Verfassungszusatz schützen soll. Kovner und MacArthur gaben mir das Gefühl, dass meine Sorge – um meine Freiheit, um mein Zuhause! – angesichts des öffentlichen Interesses, das auf dem Spiel stand, engstirnig war. Sie schienen es auf einen Kampf anzulegen.

Was sollte ich tun? Ich war hin- und hergerissen. Ich wollte unbedingt den Artikel veröffentlichen, auf den ich stolz war, und wollte – was nicht bedeutungslos war – dafür bezahlt werden. Vielleicht hatte der Anwalt aus Connecticut überreagiert und das politische Kalkül außer Acht gelassen, dass es von der Regierung dumm wäre, gegen uns vorzugehen. Musste ich als Journalist nicht über meine eigene Sicherheit hinausblicken und den Fragen des ersten Verfassungszusatzes, um die es hier ging, mehr Gewicht verleihen?

Ich hakte bei Rick nach, um zu sehen, wie weit er und die Zeitschrift gehen würden, um mich gegebenenfalls zu verteidigen. Daraufhin ließ er Kovner eine Vereinbarung aufsetzen, die einer der ungewöhnlichsten Verträge sein dürfte, die ein Verleger je mit einem Autor geschlossen hat. Für den Fall, dass mir wegen der Veröffentlichung meines Artikels irgendetwas passierte, verpflichtete sich *Harper's*, »Sie zu verteidigen, zu entschädigen und Sie gegen jegliche Kosten, Aufwendungen und Verluste schadlos zu halten«. Das schloss nicht nur die Bezahlung meiner Verteidigung ein (und das Versprechen, den Fall nicht ohne meine Zustimmung beizulegen), sondern auch eine Entschädigung für die Zeit, die ich für meine Verteidigung aufwendete. Für den Fall, dass ich den Prozess verlor und ins Gefängnis musste, erklärte sich *Harper's* bereit, Judith bis zu meiner Freilassung ein Gehalt zu zahlen und jegliche Geldstrafen zu begleichen. Und falls die Regierung unser Haus und Land beschlagnahmte, verpflichtete sich *Harper's*, uns ein vergleichbares neues Haus zu kaufen. Die Vereinbarung war beruhigend, aber auch eine beängstigende Lektüre: *All diese Eventualitäten konnten wirklich eintreten.*

Ich fragte Kovner, ob ich mich irgendwie schützen könnte, wenn ich tatsächlich bereit wäre, den Artikel zu veröffentlichen. Er wies darauf hin, dass es darin zwei Passagen gäbe, die die Regierung höchstwahrscheinlich gegen mich aufbrächten, und wenn ich darauf verzichten könnte, könnte das die Wahrscheinlichkeit einer Anklage verringern. Soweit ich mich erinnere, nannte er *Vereinigte Staaten gegen Progressive Inc.*, einen Fall aus dem Jahr 1979, in dem die Regierung versucht hatte, die Zeitschrift *The Progressive* an der Veröffentlichung eines Artikels zu hindern, der die Anleitung zum Bau einer Wasserstoffbombe enthielt, obwohl diese Anleitung vollständig auf öffentlich zugänglichen Informationen basierte.[7] Die Veröffentlichung eines Rezepts zur Zubereitung von Mohntee und die positive Beschreibung seiner Wirkung würde man als Verhöhnung der Regierung und Unterweisung von Möchtegern-Opiumanbauern auffassen. Nach Kovners Dafürhalten erhöhte das die Wahrscheinlichkeit, dass sich die Regierung gezwungen sah, etwas zu unternehmen. Wenn ich diese Seiten striche, würde es das Risiko vermutlich verringern, da der Artikel dann praktisch den Zwecken der DEA diente: Leute wie mich davon abzuschrecken, das Rezept für Mohntee zu verbreiten und seine Wirkung zu beschreiben. Kovner glaubte auch, dass ein Angeklagter, der die fragliche Droge nicht konsumiert hatte, den Geschworenen sympathischer wäre. Sein Fazit lautete, dass ich meinen Gefährdungsstatus auf »unerheblich« verringern könnte, wenn ich bereit sei, die anstößigen Passagen herauszunehmen.

Und nachdem ich mich mit Judith beraten und ein paar Tage hin und her überlegt hatte, beschloss ich, genau das zu tun. Ich ließ das Rezept und meinen »Reisebericht« weg und sorgte dafür, dass diese Passagen zusammen mit den anderen potenziellen Beweisen vom Grundstück und meinem Computer verschwanden, bevor die Zeitschrift in Druck ging. Doch bevor ich die Seiten von meiner Festplatte löschte, kopierte ich die unzensierte Version des Artikels auf eine Floppy-Disk und gab diese meinem Schwager, einem Anwalt, zur sicheren Aufbewahrung. Warum? Ich brachte es nicht fertig, sie zu vernichten. Vielleicht würde ich – wenn der Drogenkrieg beendet und die Verjährungsfrist abgelaufen war – etwas damit anfangen.

Hier sind die fehlenden Passagen, gefolgt vom letzten Teil des Artikels, wie er 1997 erschien.

8. Es war schon Spätherbst, als ich meine Mohnblumen erntete. Inzwischen waren sie an den Stängeln verdorrt und bildeten walnussgroße, runzlige braune Samenkapseln.

Laut James Duke, dem pensionierten Forscher des Landwirtschaftsministeriums, mit dem ich gesprochen hatte, hatte ich mir eine pharmakologische Gelegenheit entgehen lassen, weil ich darauf verzichtet hatte, die Samenkapseln zu ernten, solange sie noch frisch und voller Saft oder Opium waren. Duke behauptete, Alkohol sei ein besseres Lösungsmittel als heißes Wasser, um die Alkaloide aus dem Mohn zu gewinnen, und das ergab einen Sinn, denn der Name für so eine Opiumtinktur ist Laudanum. »Man kann aus einer guten grünen Kapsel, die in einem Glas Wodka aufgelöst wird, das Äquivalent einer Heroinspritze gewinnen«, sagte er. Ich fragte mich, warum sich Hogshires Rezepte auf Mohntee unter Ausschluss von alkoholhaltigen Präparaten konzentrierten, doch dann fiel mir ein, dass er Muslim war und deshalb keinen Alkohol trank.

Als ich die Kapseln in meinem Garten untersuchte, sah ich, dass sich die winzigen Pforten, die den Staubbeutel oben säumten, geöffnet hatten und die Mohnsamen in den Wind entließen. Die Samenpforten sahen aus wie die kleinen Aussichtsfenster in der Krone der Freiheitsstatue. Inzwischen waren die Samen vermutlich im ganzen Garten verstreut und würden im nächsten Frühling aufs Geratewohl sprießen. Wenn ich im nächsten Jahr keinen Schlafmohn haben wollte, musste ich jeden einzelnen dieser Besatzer jäten.

Ich riss ein halbes Dutzend Kapseln ab und nahm sie mit in die Küche. Auch wenn viele ihrer Samen bereits verstreut waren, waren noch viele übrig, und die Kapseln rasselten, wenn sie sich bewegten. Ich hielt mich an Hogshires Rezept, schüttelte die restlichen Samen heraus (in jeder Kapsel befanden sich Hunderte, deren Farbenpalette von Beige über Blasslila bis Schwarz reichte) und zerdrückte die Kapseln in meiner Faust. Die Schnipsel stopfte ich in eine Kaffeemühle, die sie in wenigen Sekunden geräuschvoll in ein feines graubraunes Pulver verwandelte. Ich brachte einen Kessel Wasser zum Kochen und goss es in den Becher mit dem trockenen Tee, rührte die kastanienbraune Mischung um und ließ sie ziehen. Das Aroma war keineswegs unangenehm, es roch nach Heu, ähnlich wie ein Lapsang-Souchong-Tee. Der ganze Ablauf war so unkompliziert, so alltäglich in seinen Einzelheiten, dass es sich nicht brisanter anfühlte, wie Pesto oder Zitronenmelissentee zu machen, zwei ähnlich einfache Tätigkeiten, die ich in jener Woche ausgeführt hatte. Ich vermisste jedenfalls keinen Doktortitel.

Nach fünfzehn Minuten goss ich den Tee durch ein Sieb, in dem eine zähe braune Masse zurückblieb. Mit der Rückseite eines Teelöffels drückte ich die letzte Flüssigkeit durch das Netz des Siebs. Der Tee war trinkfertig.

Mohntee schmeckt scheußlich. Er war fast so bitter wie Rohopium und, als der unbekannte Geschmack nachließ, geradezu ekelerregend. Ich hatte James Duke gefragt, warum Mohnblumen überhaupt Opium produzierten – mit anderen Worten: worin aus evolutionärer Sicht der Sinn liege. Alkaloide schmecken schlecht, sagte er, deshalb ist es vorstellbar, dass Pflanzen sie als Schutz vor Schädlingen produzieren. »Kein Tier behelligt eine Pflanze, die so schlecht schmeckt. Also produziert die Pflanze mit dem schlechtesten Geschmack die meisten Nachkommen.«

Es war nicht so einfach, eine Tasse von dem Zeug herunterzukriegen. Der Tee schmeckte nicht nur fürchterlich, er war auch seltsam sättigend, und mir wurde schon bald so übel, als wäre ich seekrank. Ich fragte mich, ob es möglich war, auch Mohntee überzudosieren, doch ich hatte das Gefühl, dass mein Magen, bevor ich eine genügende Menge getrunken hätte, längst rebellieren würde.

Nach etwa zehn Minuten begann ich mich … anders zu fühlen. Nicht grundlegend anders, nicht »high«, aber auch nicht wie dasselbe Ich, das ich zehn Minuten vorher gewesen war. Ich erinnerte mich, was Jim Hogshire mir über die analgetischen Eigenschaften des Tees erzählt hatte, deshalb machte ich eine Bestandsaufnahme meiner alltäglichen Wehwehchen und körperlichen Beschwerden – eine Nackenstarre, mit der ich aufgewacht war, die Nasen- und Halsreizung einer besonders schlimmen Heuschnupfensaison, der dumpfe Schmerz in den Fingerknöcheln nach zu vielen Stunden an der Computertastatur – und stellte fest, dass die ganzen Symptome zwar nicht gänzlich verschwunden, aber unter meine Wahrnehmungsschwelle gesunken waren. Sie spielten einfach keine Rolle. Ich beschloss, auch meine Stimmung zu erfassen, und stellte fest, dass sie sehr gut war. Ich würde sie nicht gerade als euphorisch beschreiben, doch Körper und Geist waren von einem ausgeprägten Wohlgefühl durchdrungen – in meinen Notizen finden sich die Worte »warm« und »aquatisch«. Ich weiß nicht genau, ob es an der Art des Selbststudiums lag, in das ich eingetreten war, doch der geistige Zustand, leicht neben mir selbst zu stehen und meine Gefühle und Stimmungen kühl zu bewerten, kam mir plötzlich wie die natürlichste Sache der Welt vor. Ich hatte das Gefühl, als würde ich das Ganze in der dritten Person erleben.

Hogshire hatte gesagt, der Tee »kann Traurigkeit zum Verschwinden bringen«, und jetzt begriff ich, warum er diese Formulierung verwendet hatte. Denn der Mohntee schien nichts Neues zum Bewusstsein hinzuzufügen, so wie das Rauchen von Marihuana neue und unerwartete Empfindungen und Gefühle hervorrufen kann. Im Vergleich dazu schien der Tee etwas abzuziehen: Angst, Schwermut, Sorge, Betrübnis. Wie das Opiat, das er ist oder aus dem er besteht, ist Mohntee in jeder Hinsicht ein Schmerzmittel. In meinen Notizen schrieb ich »erleichtert eindeutig die existenzielle Last«.

Da ich darauf gefasst war, dass der Tee mich arbeitsuntauglich machte – ich reagierte schon immer sehr empfindlich auf Drogen, und Opiate gelten als einschläfernd –, hatte ich für mein Experiment einen Nachmittag ausgewählt, an dem ich nicht viel zu erledigen hatte. Und während der ersten Stunde, in der ich an meinem Schreibtisch saß und die Wirkung des Tees zu beurteilen versuchte, verspürte ich tatsächlich den starken Drang, die Augen zu schließen – nicht aus Schläfrigkeit, sondern aus einem radikalen, keineswegs unangenehmen Gefühl der Passivität. Ich brauchte diese ganzen visuellen Informationen nicht, herzlichen Dank. Meine Sinne funktionierten normal, aber ich hatte nicht das Gefühl, als würde ich mich nach ihren Daten richten. Ich kann mich erinnern, dass mir irgendwann kalt war, doch ich konnte mich nicht aufraffen, das Fenster zu schließen oder einen Pullover anzuziehen. Ich werde einfach noch eine Weile hier sitzen, wenn das in Ordnung ist. »Als würde ich auf der Veranda meines Bewusstseins sitzen und die Welt vorbeiziehen sehen«, schrieb ich etwas kryptisch.

Aber ich stellte fest, dass ich klar denken konnte – solange ich nur mit einer einzigen Sache befasst war. De Quincey hatte gesagt, dass er Lesen als passende Tätigkeit empfand, während er Opium aß, und eine Zeit lang las ich hoch konzentriert ein Buch. Doch während der zweiten Stunde merkte ich, dass ich voller Energie, ja sogar zielstrebig war. Plötzlich hatte ich das Gefühl, vom Veranda-Bewusstsein in den Garten hinabzusteigen und mich um ein paar Routinearbeiten zu kümmern.

Wie ich vorher beschlossen hatte, würde es bei diesem einen Experiment bleiben, und ich wusste, dass ich die Mohnblumen in meinem Garten so schnell wie möglich loswerden musste. Also riss ich die verdorrten Stängel aus der Erde. Aber ich war mir nicht sicher, was ich mit den verwelkten Blumen – diesem Beweismaterial – anfangen sollte. Ich hatte gelesen, dass die Polizei keinen Durchsuchungsbeschluss mehr brauchte, um meinen Müll zu durchforsten (eine weitere juristische Folge des Drogenkriegs), also kam es nicht infrage, sie in den Müll zu werfen. Schließlich beschloss ich, sie einfach zu kompostieren. Im Frühjahr würde man sie nicht mehr von den verwesten Sonnenblumen, Brokkolipflanzen, Eierschalen und Küchenabfällen unterscheiden können, die auf dem Komposthaufen in der Ecke meines Gemüsegartens lagen.

9. Beim Aufsammeln der Mohnstängel dachte ich über die ungewöhnliche Ernte dieses Jahres nach. Zu dieser Jahreszeit ist Stolz unter Gärtnern ein weitverbreitetes Gefühl – zusammen mit dem anhaltenden Erstaunen über das, was man in seinem Garten gewissermaßen aus dem Nichts erschaffen kann. Ich wundere mich jeden Sommer aufs Neue über die Vollendung einer Bourbon-Rose oder auch nur einer Fleischtomate – darüber, wie der Gärtner die Natur veranlassen kann, etwas für das Auge, die Nase oder die Geschmacksknospen des Menschen so Reizvolles hervorzubringen. Und so verhielt es sich auch mit diesen erstaunlichen Mohnblumen: Wie war es möglich, dass so ein unbedeutendes Samenkorn eine Frucht in meinem Garten erzeugte, die Schmerzen lindern, das Bewusstsein verändern, »Traurigkeit zum Verschwinden bringen« konnte?

Wir kennen die wissenschaftliche Erklärung: Die Alkaloide im Opium bestehen aus komplexen Molekülen, die mit den Molekülen, die unser Gehirn zur Schmerzbewältigung oder als Belohnung produziert, nahezu identisch sind, auch wenn es mir so vorkommt, als wäre das eine dieser Erklärungen, die das Rätsel, das sie angeblich lösen, lediglich vergrößern. Denn wie groß ist die Wahrscheinlichkeit, dass ein von einer Blume produziertes Molekül genau den Schlüssel besitzt, der nötig ist, um den physiologischen Mechanismus in Gang zu setzen, der das Gefüge von Freude und Schmerz in meinem Gehirn steuert? Diese Verbindung zwischen Natur und Geist hat etwas Wundersames, obwohl es auch dafür eine Erklärung geben muss. Sie könnte das Resultat schieren molekularen Zufalls sein. Doch es dürfte wahrscheinlicher sein, dass sie zum Teil auf so einem Zufall, aber vor allem auf Koevolution beruht: Eine Theorie lautet, *Papaver somniferum* sei eine Blume, deren Evolution direkt von der Freude und Schmerzlinderung beeinflusst wurde, die sie zufällig einem bestimmten Primaten mit einem Talent für Gartenbau und Experimente bereitete. Die Blumen, die den Menschen die größte Freude bereiteten, produzierten die meisten Nachkommen. Das unterscheidet sich nicht so stark vom Fall der Bourbon-Rose oder der Fleischtomate, zwei weiteren Pflanzen, deren Evolution von den Interessen des Menschen gesteuert wurde.

Und ich war an jenem Herbstnachmittag noch über etwas anderes, Düstereres erstaunt. Als ich die gebrochenen Stängel auf den Kompost warf und sie mit einer Mistgabel unterpflügte, überlegte ich, was es bedeuten mochte zu sagen, dass diese Pflanze »illegal« war. Vor ein paar Monaten hatte ich mit einem Saatgut begonnen, das nicht illegaler war als das für Tomaten (beides war sogar im selben Umschlag gekommen), und nachdem ich die Samen in die Erde gesetzt und gegossen, die Pflanzen ausgedünnt, Unkraut gejätet und all die anderen normalen

Gartenarbeiten verrichtet hatte, kam eine Blume heraus, die ihren Pflanzer zu einem Verbrecher machte. Das war eine Alchemie, genauso unglaublich wie die, die Mohnsamen in chemische Substanzen verwandelt hatte, die imstande waren, das Verhältnis von Freude und Schmerz in meinem Gehirn zu verändern. Doch diese zweite Verwandlung hatte keinerlei Grundlage in der Natur. Sie war lediglich das Resultat einer rechtlichen Systematik, eine Einordnung bestimmter, in der Natur auftretender Substanzen in »legal« und »illegal« genannte Kategorien. Da jede derartige Systematik das Produkt einer speziellen Kultur, Geschichte und Politik ist, ist sie ein künstliches Konstrukt. Es ist nicht schwer vorstellbar, dass alles auch ganz anders sein könnte.

Tatsächlich war das schon einmal der Fall, und das ist noch nicht so lange her. Nicht weit von meinem Garten entfernt steht ein sehr alter Apfelbaum, der Anfang dieses Jahrhunderts von dem hier lebenden Farmer gepflanzt wurde, einem Mann namens Matyas, der dieses Land 1915 erwarb. (Der Name wird ausgesprochen wie »Matches«.) Der Baum trägt noch jeden Herbst ein paar Äpfel, die allerdings nicht gut schmecken. Nach allem, was ich gehört habe, wollte der Farmer aus ihnen bloß Apfelwein machen, wie die meisten Amerikaner es seit der Kolonialzeit getan hatten. Bis ins 20. Jahrhundert war Apfelwein in diesem Land vermutlich das beliebteste Rauschmittel – die beliebteste Droge, wenn man so will. Es sollte uns nicht überraschen, dass zu den Symbolen der Women's Christian Temperance Union auch eine Axt gehörte. Prohibitionistinnen wie Carrie Nation forderten das Abholzen von Apfelbäumen wie dem in meinem Garten, Pflanzen, die in ihren Augen eine ähnliche Bedrohung waren, wie eine Marihuanapflanze oder eine Mohnblume sie in den Augen des Drogenbeauftragten William Bennett darstellen.

Alteingesessene haben mir erzählt, dass Joe Matyas den besten Apfelschnaps der Stadt machte – fünfzig Prozent Alkohol, wie ich gehört habe. Zweifelsohne fand mit seinem Apfelwein »Missbrauch« statt, und von 1920 bis 1933 war seine Herstellung nach dem achtzehnten Verfassungszusatz eine Straftat. Damals verstieß der Farmer jedes Mal, wenn er ein Fass Apfelwein machte, gegen ein Bundesgesetz. Es ist anzumerken, dass in jener Zeit der Anti-Alkohol-Hysterie, die zur Prohibition führte, bestimmte Formen von Opium in diesem Land so legal und allgemein verfügbar waren, wie es heute Alkohol ist. Es heißt, dass Mitglieder der Women's Christian Temperance Union sich am Ende eines Tages, an dem sie gegen den Alkohol zu Felde gezogen waren, bei ihrem geliebten »Women's Tonic« entspannten, einem Gebräu, zu dessen Wirkstoffen Laudanum – also Opium – gehörte. Das war vor knapp einem Jahrhundert die Ordnung der Dinge.

Der Drogenkrieg ist in Wirklichkeit ein Krieg gegen einzelne Drogen, ihr Feindstatus das Resultat historischen Zufalls, kultureller Vorurteile und eines institutionellen Imperativs. Die Systematik, in deren Namen dieser Krieg ausgefochten wird, könnte man einem Farmer wie Matyas oder gar einem Außerirdischen nur schwer erklären. Ist es das Suchtpotenzial, das eine Substanz illegal macht? Nicht im Falle von Tabak, den ich problemlos im Garten anbauen kann. Seltsamerweise konzentriert sich die derzeitige Anti-Tabak-Kampagne eher auf unsere Gesundheitsbedrohung als auf das Suchtpotenzial von Zigaretten. Ist es also der Giftgehalt, der eine Substanz zu einer Gefahr für die Öffentlichkeit macht? Nun ja, mein Garten ist voller Pflanzen – Stechapfel und Wolfsmilch, Rizinusstaude und auch die Blätter meines Rhabarbers –, die mich krank machen oder umbringen würden, wenn ich sie zu mir nähme, doch die Regierung vertraut darauf, dass ich vorsichtig bin. Ist es also die Aussicht auf Genuss – auf

»Freizeitkonsum« –, die eine Substanz gesellschaftlich inakzeptabel macht? Nicht im Falle von Alkohol: Ich kann aus meinen Gartenpflanzen legal Wein, Apfelwein oder Bier für meinen persönlichen Gebrauch herstellen (auch wenn es Vorschriften gibt, die die Weitergabe an andere regeln). Könnten es dann die »bewusstseinsverändernden« Eigenschaften einer Droge sein, die sie zu etwas Schlimmem machen? Jedenfalls nicht im Falle von Prozac, einer Droge, die, ähnlich wie Opium, im Gehirn produzierte chemische Substanzen nachahmt.

So willkürlich der Drogenkrieg auch sein mag, der Kampf gegen den Mohn ist seine bizarrste Front. Genau die gleichen chemischen Substanzen werden in anderen Händen – zum Beispiel eines Pharmaunternehmens oder eines Arztes – als der Segen für die Menschheit betrachtet, die sie wahrhaft sind. Doch obwohl der medizinische Nutzen meiner Mohnblumen weithin anerkannt ist, macht mich die Nichtbeachtung von Vorschriften (dass nur ein Pharmaunternehmen diese Blumen handhaben darf, dass nur ein Arzt den Extrakt herstellen darf) und Vorurteilen (dass aufbereitete Alkaloide besser sind als unbearbeitete), die ihren Anbau und Gebrauch bestimmen, nicht nur zu einem Gesetzesübertreter, sondern zu einem Schwerverbrecher.

Irgendwann werden wir uns vielleicht darüber wundern, wie viel Energie wir in diese Kategorien gesteckt haben, die in keinem Verhältnis zu deren Beliebigkeit steht. Vielleicht ist es der Regierung irgendwann egal, ob ich mir eine Tasse Mohntee gegen Migräne mache, eine Tasse Baldriantee (ein Beruhigungsmittel, das aus den Wurzeln von *Valeriana officinalis* gewonnen wird), um besser schlafen zu können, oder ob ich zu dem ausdrücklichen Zweck, mich zu betrinken, einen Liter Apfelwein machen will. Schließlich ist es noch nicht so lange her, dass die Sichtweise auf Apfel und Mohn in diesem Land umgekehrt war.

Während ich dafür sorgte, dass die Stängel unter Schichten von Kompost begraben wurden, so dicht an der Hitze mitten im Haufen, dass sie bis zur Unkenntlichkeit verrotteten, ging mir durch den Kopf, wie wenig sich in meinem Garten verändert hatte, seit Joe Matyas sich zur Zeit der Prohibition darum gekümmert hatte, einer Zeit, die wir zu Recht als rückständig – und fälschlicherweise als längst vergangen betrachten. Im Gegenteil, wer von uns den Drogenkrieg miterlebt hat, lebte in noch seltsameren Zeiten, wo bestimmte Pflanzen in unseren Gärten verboten wurden, ungeachtet dessen, was man mit ihnen anfangen wollte. Während der Prohibition wurden Joe Matyas' Apfelbäume niemals verboten (und ihm drohte auch nicht die Konfiszierung seines Besitzes). Erst als Matyas Apfelwein machte, überschritt er die rote Linie.

Aber da war sie, damals wie heute, eine Linie, die mitten durch diesen Garten verlief. Wegen zweier staatlicher Kreuzzüge gegen bestimmte Drogen, die mühelos dort angebaut werden können, verstießen wir beide gegen Bundesrecht, ohne auch nur das Grundstück zu verlassen, und riskierten unsere persönliche Freiheit, indem wir lediglich von ihr Gebrauch machten. Neben der Tatsache, dass wir das gleiche Fleckchen Erde bewohnten, haben Matyas und ich vermutlich auch sonst noch manches gemeinsam. Zum Beispiel das Verlangen, gelegentlich die Beschaffenheit des Bewusstseins zu verändern, doch ich frage mich, ob das nicht universell sein könnte. Und dann weigern wir uns auch anzuerkennen, dass alles, was in unserem Garten und unserem Haus, unserem Körper und unserem Geist geschieht, jemand anderen etwas angeht. Als ich vor fünfzehn Jahren in dieses Haus zog, prangten an einigen der verfallenen Nebengebäude, die auf dem Grundstück verteilt waren, hingepinselte Warnungen, die, wie ich mir gern vorstellte, den gefürchteten »Zöllnern« und allen anderen galten, die der alte Farmer als Bedrohung seines Privatlebens – seiner Freiheit – ansah. ZUTRITT VERBOTEN!, lautete eine wütende Warnung in roter Farbe an der Seite eines Schuppens. Ganz meine Meinung.

EPILOG

Wahrscheinlich fragen Sie sich, was nach der Veröffentlichung des Artikels geschah. Besorgt wartete ich ein paar Wochen auf eine Hiobsbotschaft, doch entweder hatte die Regierung den Artikel nicht wahrgenommen (unwahrscheinlich, wenn man bedenkt, was Hogshires obskures Buch ausgelöst hatte), oder Kovners politisches Kalkül war aufgegangen und die Regierung war zu dem Schluss gelangt, dass sie nichts zu gewinnen hatte, wenn sie gegen mich vorging. Wenn das harte Durchgreifen beim einheimischem Opiumanbau im Stillen ablaufen sollte, darauf ausgerichtet, alle Aktivitäten zu unterbinden, ohne jemanden auf sie aufmerksam zu machen, würde eine öffentliche Auseinandersetzung mit einer überregionalen Zeitschrift diese Strategie untergraben. Aber natürlich ist das nur Spekulation: Wer weiß schon, was sie gedacht haben, vorausgesetzt, sie haben der Sache überhaupt Beachtung geschenkt?

Und wer weiß, ob meine Selbstzensur eine Rolle gespielt hat. Ich begann zu bereuen, dass ich die Passagen aus dem Artikel gestrichen hatte, aber erst als die Angst und Paranoia, die mich in jenem Jahr ergriffen hatten, wieder abgeklungen waren. Die anstößigen Seiten jetzt zu veröffentlichen erfordert keinen Mut, meine Straftaten sind längst verjährt. Nein, das einzige Problem bei der Veröffentlichung der fehlenden Seiten bestand darin, sie wiederzufinden.

Ich dachte, sie seien in der Obhut meines Schwagers. Doch als ich ihn danach fragte, behauptete er, er habe mir alles schon vor Jahren zurückgegeben. Ich konnte mich nicht mehr daran erinnern. Aber als ich ernsthaft in meinen Papieren suchte, fand ich – in einer Lagerkiste unter der Schlafcouch in meinem Schreibzimmer in Cornwall – eine dicke Mappe mit gefaxten Korrekturfahnen des Artikels, Aktenvermerken, Entwürfen des Entschädigungsbriefs von *Harper's* und eine lila Floppy-Disk – eine Zip-Diskette. Das war hoffentlich das Gesuchte – aber ich besaß kein Gerät, das die veraltete Diskette noch lesen konnte.

Nachdem ich mich umgehört hatte, erfuhr ich von einem Computerexperten namens David Maffucci, der im Nachbarort lebte und den Ruf eines wahren Genies genoss. Als ich Dave am Telefon erreichte, sagte er, sein Keller sei mit »alten Medien« vollgestopft, und darunter dürfte sich etwas befinden, das meine Diskette lesen könne, sofern sie noch in halbwegs gutem Zustand sei. Ich brachte sie in seinem Laden vorbei. Ein paar Tage später teilte Dave mir telefonisch mit, dass er das richtige Gerät gefunden hatte und der Inhalt der Diskette intakt und lesbar war. Er kopierte alles auf einen USB-Stick. Darauf fand ich ein Dutzend Microsoft-Word-Dateien, die mit dem Artikel in Verbindung standen, und eine trug den vielversprechenden Titel »Mohn-Manuskript 1. 11.«. Das musste sie sein.

Es gab nur ein Problem: Die aktuelle Version von Word konnte keine Dateien aus dieser fernen Zeit öffnen. Zum Glück hatte Dave wieder die Lösung parat. Er wies mich auf eine kostenlose Software hin, die ich bei LibreOffice herunterladen konnte. Wundersamerweise war LibreOffice imstande, die Datei zu öffnen, und da war das Manuskript, ein erster Entwurf mit dem Rezept und dem Erfahrungsbericht, den Sie gerade gelesen haben, ein Text, den ich seit vierundzwanzig Jahren nicht mehr gesehen hatte.

Wenn wir daraus etwas lernen können, dann, dass man Informationen, die man nicht nur ein paar Jahre lang aufbewahren will, lieber auf säurefreies Papier schreiben sollte, als sie digital zu speichern.

»Opium, leicht gemacht«, wie *Harper's* die veröffentlichte Version meines Artikels nannte, löste, soweit ich das beurteilen kann, keinen landesweiten Trend zur eigenhändigen Opiumproduktion aus. Ich hörte vereinzelt, dass der Verkauf von *Papaver somniferum* im folgenden Jahr ungewöhnlich hoch gewesen sei, obwohl es schwierig war, die Pflanze in den Samenkatalogen zu finden. Nachdem die Firmen von der DEA unter Druck gesetzt worden waren, hatten mehrere von ihnen den Verkauf von Mohn eingestellt oder den Namen geändert, unter dem sie ihn verkauften.

Aber was die DEA 1996 und '97 auch denken mochte, der Regierung und auch mir selbst entging die eigentliche Geschichte über Opium. Während wir in dieses abseitige und lächerliche Scharmützel im Drogenkrieg verstrickt waren, drang die fragliche Droge in aller Stille legal in die Körper von Millionen Amerikanern ein, weil Purdue Pharma seine Werbekampagne betrieb und das Land mit verführerischen Fehlinformationen über die Sicherheit von OxyContin versorgte. Darin steckt ein Gleichnis über den Unterschied zwischen Journalismus und Geschichte. Was zum jetzigen Zeitpunkt als »die Story« erscheinen mag, könnte in Wirklichkeit eine Ablenkung sein, ein glänzender Gegenstand, der uns daran hindert zu erkennen, was in Wahrheit unter der Oberfläche unserer Aufmerksamkeit vor sich geht und sich im Lauf der Zeit zutiefst auf das Leben der Menschen auswirken wird. Das erweist sich auch als ziemlich gutes Resümee zum Drogenkrieg, der nicht nur unsere Freiheiten ausgehöhlt und unsere Gefängnisse gefüllt, sondern uns auch davon abgehalten hat, die wahren gesellschaftlichen Kosten der Opiate zu berechnen, die wir als legal eingestuft haben.

Ich habe bereits erwähnt, dass vom Drogenkrieg bei Weitem nicht mehr so viel zu hören ist. Es gibt Bestrebungen, einige der angerichteten Schäden wiedergutzumachen und Pflanzen, die dämonisiert wurden, wieder zu entkriminalisieren, doch auch die Bewegung zur Entkriminalisierung der Natur, die illegale »Pflanzenmedizin« von der Strafverfolgung befreien will, wagt sich nicht an Opium heran – so stigmatisiert sind die Blume und ihre Arznei durch die Opioidkrise. Aber obwohl inzwischen allgemein anerkannt ist, dass der Drogenkrieg ein

Misserfolg war, hat sich angesichts der Zahl der Verhaftungen wegen Verstößen gegen die Drogengesetze gegenüber 1997 nicht viel verändert: damals 1247713 Verhaftungen und 1239 909 im Jahr 2019. Falls der Drogenkrieg vorbei sein sollte, wurden Polizei und DEA offenbar noch nicht davon unterrichtet.

Was die Sacklers und ihre kriminelle Unternehmung betrifft, so hat man ihnen zumindest ein wenig Gerechtigkeit widerfahren lassen. 2020 stimmte die Familie einer Vereinbarung mit dem Justizministerium zu, nach der sie sich im Sinne der Anklage schuldig bekannte und einwilligte, eine Geldstrafe von 8,3 Milliarden Dollar zu zahlen. Anfang 2021 nahmen sich die Sacklers vor, Staaten, Gemeinden und Stämmen mit weiteren 4,275 Milliarden die Kosten zu erstatten, die ihnen durch die Epidemie entstanden sind, und die Familien ihrer Opfer zu entschädigen – die Hunderttausende Menschen, die seit der 1996 erfolgten Einführung von OxyContin an einer Überdosierung mit Opioiden starben. Es ist bedauerlich, dass es wegen des Schutzes, den das Insolvenzrecht und der Einfallsreichtum von Anwälten und Buchhaltern gewähren, Jahre dauern könnte, bis diese Familien auch nur einen einzigen Cent sehen.

Und Jim Hogshire? Es gelang ihm, einer Gefängnisstrafe zu entgehen, er kam mit einer Geldstrafe, gemeinnütziger Arbeit und einem Jahr Bewährung davon. Seitdem scheint er in finanziellen Schwierigkeiten zu stecken, aber ob das dem Drogenkrieg geschuldet ist, kann ich nicht sagen. Seit 1990 scheint er nichts mehr veröffentlicht zu haben. Das letzte Mal, dass ich etwas über ihn in der Presse fand, war ein Artikel von 2014, in dem er zu Leuten interviewt wurde, die in den Straßen Seattles in ihren Autos wohnen, unter der Androhung, dass ihr »Zuhause« wegen unbezahlter Strafzettel beschlagnahmt wird. Jim und Heidi wohnten in einem an der Straße geparkten Wohnmobil, Jim kämpfte nicht mehr mit der DEA, sondern mit Politessen. »Das ist der letzte Schritt vor der völligen Obdachlosigkeit«, sagte er dem Reporter.

KAKTUS

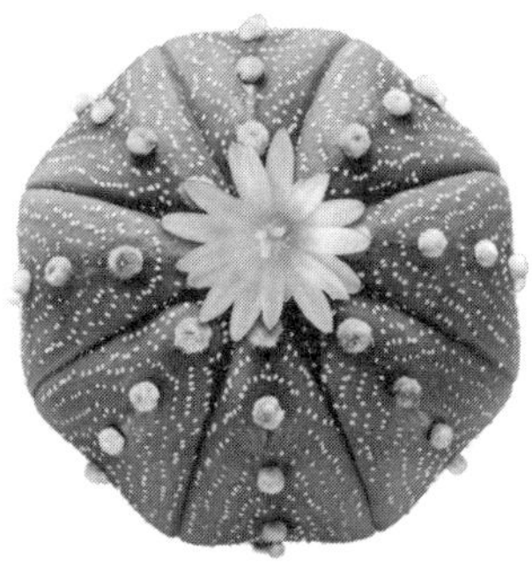

1. DIE TÜR IN DER MAUER

Es war alles vorbereitet, alles perfekt geregelt: die Reisen geplant, die Termine festgelegt – die narrativen Elemente meiner Meskalin-Geschichte nahmen Gestalt an. Im April würde ich nach Laredo fliegen und zu den Peyote Gardens hinausfahren, dem schmalen Streifen Dornsträucher an beiden Ufern des Rio Grande, der einzigen Gegend auf der Welt, wo der Peyote-Kaktus wild wächst. Ein Kaktusologe (oder Kaktologe? – ich weiß nicht genau) namens Martin Terry hatte angeboten, mich herumzuführen, und danach würden wir uns mit einer Gruppe Indianer aus mehreren Stämmen auf ihrer alljährlichen Wallfahrt treffen, bei der sie die auffälligen kleinen Kakteen für ihre Zeremonien sammelten. In der westlichen Kultur ist Peyote ein relativ unbekanntes »Psychedelikum«, doch in der Native American Church, einer stammesübergreifenden Religion, die in den 1880er-Jahren entstand, als die indianische Zivilisation in Nordamerika kurz vor der Vernichtung stand, ist es ein wertvolles Sakrament. Indianer, die ich interviewt habe, sagten, ihre Peyote-Zeremonien hätten mehr zur Heilung ihrer von Völkermord, Kolonialismus und Alkoholismus verursachten Wunden beigetragen als alles andere, das sie ausprobiert hatten. Ich hatte die Einladung erhalten, mir selbst ein Bild zu machen: eine akribisch choreografierte, die ganze Nacht dauernde Peyote-Zeremonie, die normalerweise in einem Tipi rings um ein Feuer stattfand, zu beobachten und mit etwas Glück sogar daran teilzunehmen. Und dann war da noch die San-Pedro-Sache – San Pedro ist der andere meskalinproduzierende Kaktus, der aus den Anden stammt und schon vor der spanischen Eroberung jahrhundertelang von den Ureinwohnern benutzt wurde. Ein Schamane aus Cuzco namens Don Victor kam nach Berkeley, um eine

Zeremonie zu leiten, zu der ich mir eine Einladung verschafft hatte. Das Meskalin-Kapitel begann sich selbst zu schreiben. Ich war aufgeregt: Das war eine Geschichte, die mich von meiner gewohnten Welt ziemlich weit weg zu bringen versprach – nicht nur geografisch, sondern auch kulturell und pharmakologisch (ich hatte noch keinerlei Meskalin probiert), ja sogar linguistisch, da ich mich in eine Gegend wagte, in der westliche Begriffe, auf die ich vertraute, wie »Droge« und »Psychedelikum«, als anstößig betrachtet wurden. Ich hatte gehört, dass ein Journalist in einem Gespräch mit einem Huichol-Schamanen Peyote als Droge bezeichnet hatte. »Aspirin ist eine Droge«, hatte der Schamane erwidert. »Peyote ist heilig.«

Doch Mitte März kam plötzlich die Pandemie über die Welt und warf all unsere Pläne um. Don Victor konnte nicht reisen. Die Wallfahrt nach Texas wurde abgesagt und die Zeremonie im November verschoben. Vielleicht würde im November alles besser sein – das hofften alle Beteiligten –, doch als der Frühling in den Sommer überging und das Virus nicht lockerließ, verlor ich allmählich die Hoffnung, reisen oder eine Recherche durchführen zu können, die nicht auf Zoom beschränkt war. Die Vorstellung, zu reisen und sein Wissen – *sein Denken!* – durch neue Anschauungen und Erfahrungen zu erweitern, war plötzlich in weite Ferne gerückt. Es fühlte sich an, als wäre mein geistiger Horizont plötzlich drastisch verkleinert worden und die Möglichkeit, Erfahrungen zu machen, zumindest solche, die von Bewegungsfreiheit und menschlichem Kontakt abhängen, erheblich gesunken. Für wie lange, das wusste niemand.

Allerdings war das nicht nur schlecht: 2020 brachte den schönsten Frühling, an den sich die Leute erinnern konnten, vermutlich vor allem, weil wir zum ersten Mal so lange entschleunigt waren, dass wir ihn richtig wahrnahmen. Judith und ich gingen Woche für Woche tagtäglich morgens und abends in die Berkeley Hills und zeichneten die Entwicklung der Blumen auf: wie die im März blühenden Magnolien und Kamelien im April den Glyzinien Platz machten und im Juni der duftende Jasmin und die Rosen aus dem Mai den Mohnblumen und Gänseblümchen. Die Natur zeigte weiter ihre Farbenpracht, ohne sich um das Virus zu kümmern.

Doch nach einigen leidlich glücklichen Wochen einer Zeit, die wir als »die Pause« bezeichneten, ergriff uns eine leichte Klaustrophobie. Als Fauci[1] sagte, wir könnten mit einem weiteren Jahr der Pandemie rechnen, musste ich der Tatsache ins Auge blicken, dass sie für lange Zeit unser Leben bestimmen würde. Zu den neuen Erfahrungen, die ich aufgeschoben hatte, würde es wahrscheinlich *nie* kommen. Das Lebenskapitel, das ich so gern schreiben wollte – das Kapitel über Meskalin und was es mir vermitteln konnte, über alles von indigener Kultur bis zur Entstehung einer neuen Religion, von der Botanik der Kakteen bis zu den Möglichkeiten des menschlichen Bewusstseins –, würde eine Leerstelle bleiben, wie so vieles andere annulliert durch Corona.

Nachdem ich mich ein paar Tage lang über Gebühr bemitleidet hatte – denn im Vergleich zu den wahren Verlusten von 2020 waren meine eigenen bedeutungslos –, beschloss ich, das Problem aus einer anderen Perspektive zu betrachten. Klar, ich konnte auf den Impfstoff warten, meine Lektorin anrufen und das Ganze um ein Jahr oder noch länger verschieben. Oder ich konnte mich entscheiden, dieses Hindernis, das mir die Geschichte und das Leben in den Weg gestellt hatten, als Ansporn zu genauerem, einfallsreicherem Denken zu sehen, als Erschwernis, die es zu überwinden, zu umschiffen oder irgendwie zu überstehen galt. Irgendwie.

Und eines sonnendurchfluteten Tages im Juni, als der Frühling 2020 in den ersten Sommer der Pandemie überging, ertappte ich mich dabei, dass ich nochmals *Die Pforten der Wahrnehmung* las, Aldous Huxleys klassische Schilderung seiner ersten Erfahrung mit Meskalin im Jahr 1953. Huxley beschreibt ein »Hauptverlangen der Seele« als Mittel, die Beschränkungen durch die Umstände, die verschiedenen Mauern – ob aus Gewohnheit, Tradition oder Selbstsucht –, die uns einschränken, zu transzendieren. Für ihn war es Meskalin, das ihm eine »Tür in der Mauer« gezeigt hatte.

Plötzlich wurde mir bewusst: Vielleicht liegt die Antwort im Meskalin selbst, vielleicht konnte es mir den Weg um oder über das Hindernis zeigen, dem ich mich gegenübersah. Wenn es überhaupt eine Geschichte gab, die erzählbar war, ohne das eigene Zuhause zu verlassen, dann eine über ein Molekül, das den Geist zu neuen Orten beförderte, Orten, die nicht gesperrt werden konnten. Allerdings sage ich das als jemand, der Meskalin noch nie ausprobiert hatte, weder in Form von Peyote noch San Pedro oder als synthetisches Kristall in einer Pille, und ich hatte nicht die geringste Ahnung, wie ich an das Molekül herankommen sollte. Doch diese vielversprechende, wenn auch ziemlich verrückte Idee hatte sich in mir festgesetzt: Vielleicht war Meskalin nicht nur das Thema der Geschichte, sondern irgendwie auch das Mittel, das mir erlauben würde, sie zu erzählen, ohne irgendwo hinzugehen. Das heißt, zusammen mit Zoom.

2. DAS SELTENE PSYCHEDELIKUM

Meine Faszination für Meskalin ist noch relativ neu. Als ich Huxley in den 1990er-Jahren zum ersten Mal las, hatte ich noch keins der »klassischen« Psychedelika ausprobiert, deshalb neigte ich dazu, alle in einen Topf zu werfen, und las das Buch als Schilderung einer Erfahrung, die jedes Psychedelikum unterstützen konnte. Als *Die Pforten der Wahrnehmung* 1954 erschien, war LSD erst vor Kurzem eingeführt worden (Ende der 1940er-Jahre von den Sandoz-Laboren), und es würde noch ein paar Jahre dauern, bis der Westen durch den von Gordon Wasson 1957 im *Life*-Magazin veröffentlichten Artikel über »Pilze, die seltsame Visionen erzeugen« von Psilocybin erfuhr. Auch wenn das Wort »psychedelisch« erst 1956 aufkam, gilt Huxleys Schilderung seiner Meskalinreise von 1953 bis heute als der kanonische »psychedelische Trip«.

Erst nachdem ich eine ganze Reihe psychedelischer Moleküle ausprobiert hatte – LSD, Psilocybin, 5-MeO-DMT und Ayahuasca –, begann ich mir über Meskalin Gedanken zu machen, das eine ziemlich geheimnisvolle Sonderstellung einnahm: selten anzutreffen und kaum erwähnt. Jetzt, da ich nach meinen Erfahrungen nochmals Huxley las, konnte ich einschätzen, wie sehr sich Meskalin von anderen Psychedelika unterschied. Huxley beschrieb nicht, dass er das bekannte Universum verließ und zu einem »Jenseits« reiste, das von seltsamen Wesen bevölkert oder mit außergewöhnlichen visuellen Mustern ausgestaltet war, er beschrieb keine Halluzinationen. Er reiste nicht ins Innere, um die Tiefen seiner Psyche auszuloten oder verdrängte Erinnerungen wiederzufinden, noch löste sich sein Ich auf und erlaubte ihm, mit dem Universum, Gott oder der Natur zu verschmelzen. Er berichtete nicht von der (klassischen) psychedelischen Offenbarung, dass die Liebe das Wichtigste im Universum ist.

Nein, Huxley blieb vollends auf der Erde, saß in Los Angeles in seinem Garten und beobachtete die vertraute physische Welt – jedoch mit ganz neuen Augen:

> »So sollte man sehen!,« sagte ich immer wieder, während ich auf meine Hose blickte oder auf die wie mit Edelsteinen besetzten Bücher in den Regalen oder auf die Beine eines unendlich mehr als vangoghschen Sessels. »Das ist die Art und Weise, wie man sehen sollte und wie die Dinge in Wirklichkeit sind.«

Huxley litt an Sehschwäche, aber nicht an diesem Nachmittag. Die materielle Welt offenbarte sich ihm in all ihrer Schönheit, Detailgenauigkeit, Tiefgründigkeit und ihrem »So-Sein« – so wie sie *in Wirklichkeit* war, was auch immer das heißen mag. (Ich frage mich, ob die Neuheit und Kraft einer so radikalen Wahrnehmung Frauen genauso stark beeindruckt wie Männer. Ich wage es zu bezweifeln.) Huxley ließ sich stunden- und seitenlang über die »Istigkeit« eines Stuhls, eines Blumenstraußes und die Falten seiner grauen Flanellhose aus, fasziniert von der »Tatsache schierer Existenz«. Diese Gegenstände erhoben sich nicht und tanzten, sie verwandelten sich weder in den Gott Shiva, noch redeten sie mit ihm – sie *existierten* bloß, und wie erstaunlich das war!

»Wie die Dinge in Wirklichkeit sind.« Da stellt sich die Frage, warum wir die Dinge nicht ständig so sehen. Huxley glaubt, dass sich die gewöhnliche Wahrnehmung entwickelt hat, um uns diese Informationen aus gutem Grund vorzuenthalten: um zu verhindern, dass wir fortwährend erstaunt sind, damit wir dann und wann aus unserem Sessel aufstehen und einfach leben. Huxley erkannte die Gefahr, ständig von der Realität verblüfft zu sein: »Denn sähe man immer so, würde man nie irgendetwas andres tun wollen.«

Deshalb ist unsere normale Wahrnehmung der Welt »auf das biologisch oder soziologisch Nützliche beschränkt«. Unsere Gehirne lassen nur das »spärliche Rinnsal« von Informationen in unser Bewusstsein, das für unser Überleben erforderlich ist, mehr nicht. Doch die Realität hat viel mehr zu bieten, und vierhundert Gramm Meskalin-Sulfat reichten aus, um das »Reduktionsventil« des Bewusstseins – oder die Pforten der Wahrnehmung – zu öffnen.

Die Lektüre von Huxleys Schilderung während der Pandemie vergrößerte mein Verlangen, Meskalin auszuprobieren. Die Vorstellung, dass ein Molekül das Spektrum der eigenen Realität erweitern konnte, deutete eine geistige Strategie an, die auf die Situation zugeschnitten war. Ich fühlte mich an die schöne Zeile erinnert, die Shakespeare Hamlet sagen ließ, der eine andere Art von Klaustrophobie erduldete: »Ich könnte in eine Nussschale eingesperrt sein und mich für einen König von unermesslichem Gebiete halten.« Meskalin könnte die Möglichkeit bieten, genau das zu tun, nicht als Mittel zur Flucht, sondern als Erweiterung der Realität. Statt einer anderen Realität versprach es ungleich mehr von der vorhandenen.

Huxley experimentierte mit Meskalin, weil er etwas über seinen Geist und dessen Beziehung zur Realität lernen wollte. Was er lernte, war zweifellos von den Vorlieben seines Geistes und seinen bestehenden Vorstellungen beeinflusst, auch wenn er ihnen zu entkommen versuchte, indem er Zugang zu etwas fand, das einer »unmittelbaren Wahrnehmung« der Realität näher kam. (Wenn es in *Die Pforten der Wahrnehmung* einen Schurken gibt, so ist es die beschränkende Kraft von Worten und Vorstellungen – aus der Sicht eines Autors vielleicht paradox, aber vielleicht auch nicht, denn Autoren sind sich der Beschränkungen und der Tücke ihres wichtigsten Werkzeugs sehr bewusst.) Seine speziellen Bedenken und Beweggründe – als westlicher Intellektueller und Autor, als in Los Angeles lebender Engländer, als jemand mit »schwacher visueller Fantasie« –, alles spielt bei der Auslegung seiner Meskalin-Erfahrungen eine Rolle. Huxley mag von »unmittelbarer Wahrnehmung« sprechen, doch er bringt es nicht fertig, einen Stuhl zu betrachten, ohne an van Gogh zu denken, oder die Falten seiner Hose, ohne an das gefaltete Tuch auf einem Botticelli zu denken. Obwohl Huxley mitunter von östlicher Kunst und östlichem Denken spricht, könnten Set und Setting seiner Erfahrung nicht westlicher oder weißer sein.

Doch der molekulare Held in Huxleys Buch gelangte durch die Ureinwohner und heimischen Pflanzen Nordamerikas in den Westen – man könnte es als Geschenk oder, wie mancher es mittlerweile tut, als Diebstahl bezeichnen. Obwohl es ein deutscher Chemiker war, der 1897 das psychoaktive Molekül in *Lophophora williamsii*, dem Peyote-Kaktus, als Erster isolierte, und 1919 ein österreichischer Chemiker als Erster Meskalin synthetisierte, wurde der Kaktus selbst von der nordamerikanischen Urbevölkerung seit mindestens sechstausend Jahren benutzt und ist das älteste bekannte Psychedelikum und zugleich das erste, das wissenschaftlich untersucht und von neugierigen Westlern ausprobiert wurde.

Manche dieser neugierigen Westler waren sich der Andersartigkeit, die Meskalin für sie darstellte, sehr bewusst und fühlten sich davon angezogen. Antonin Artaud, der französische Autor und Dramatiker (1896–1948), fand Meskalin so anziehend, weil es »nicht für die Weißen bestimmt« ist. Er begegnete in Mexiko einigen Tarahumara, die ihn davon abhalten wollten, es auszuprobieren, weil das die Geister beleidigen könnte. »Ein Weißer ist für diese roten Männer einer, den die Geister verlassen haben.« Für kosmopolitische Westler wie Artaud besaß Meskalin die Fähigkeit, eine Welt, die die Götter verlassen hatten, neu zu verzaubern.

Trotz der gleichen chemischen Zusammensetzung könnten der Gebrauch und die Bedeutung von synthetischem Meskalin für Westler und des Peyote-Kaktus für die Urbevölkerung nicht unterschiedlicher sein. Die Bedeutung von Timothy Learys Vorstellung, dass Set und Setting die psychedelische Erfahrung prägen, gilt auf der Ebene von Kulturen ebenso wie für Einzelne. Die Verwendung des Begriffs »chemische Zusammensetzung« verrät meine eigene Ausrichtung. Doch ich hoffte bei der Erkundung der beiden Welten des Meskalins – der westlichen und der indigenen –, die Kluft, die beide trennt, wenn schon nicht überbrücken, so doch zumindest verstehen zu können. Erfasste Huxleys Meskalin-Bericht (oder mein eigener, vorausgesetzt dass ich ihn tatsächlich schrieb) in irgendeiner Weise die Erfahrung der Urbevölkerung mit Peyote? Passte die Phänomenologie, die er beschreibt – die geradezu andächtige Vertiefung in die gegebene Welt –, auf irgendeine Weise zum indigenen Verständnis der Natur nicht nur als Symbol des Geistes, sondern als immanent – als seine Offenbarung? Mich überraschte der Zeitpunkt, an dem sich die Ureinwohner dem Peyote zuwendeten, ein Moment, in dem ihre Welt drastisch auf die eng begrenzten Dimensionen einer Nussschale verkleinert wurde. Seit den 1880er-Jahren, bald nachdem die Prärieindianer, Herrscher über unendliche Weiten, die Freiheit eingebüßt hatten, im Westen umherzustreifen, und an Reservate gebunden waren, widmeten sie sich dem Peyote, um ... was genau zu erreichen oder wiederzuerlangen?

Eine dringendere und prosaischere Frage, die ich zuerst beantworten musste, lautete: Was wurde im Westen aus dem Meskalin, nachdem Huxley allen erzählt hatte, wie unglaublich es war? Es schien verschwunden zu sein. Im gleichen Moment, in dem der Gebrauch von Peyote in der amerikanischen Urbevölkerung stark zunimmt (bis zu einem Punkt, wo der Mangel an Kakteen ein dringender Grund zur Sorge ist), ist es fast unmöglich, noch Meskalin zu finden. Und auch jetzt, wo die Renaissance der wissenschaftlichen Erforschung von Psychedelika in vollem Gange war, hörte ich von keinem einzigen Forschungsprojekt in den USA, in dem es um dieses Psychedelikum ging.[2]

Ich fragte mich, ob es daran lag, dass LSD und Psilocybin einfach bessere Drogen sind, doch als ich mich in der »psychedelischen Community« umhörte, erfuhr ich genau das Gegenteil. Alle schwärmten für Meskalin! Ein Psychonaut in den Dreißigern, der über umfassende Erfahrung verfügte, sagte, als er vor Kurzem endlich an synthetisches Meskalin herangekommen sei, habe er kaum glauben können, was er verpasst hatte.

»Warum habt ihr uns das vorenthalten?!«, fragte er, auf die psychedelischen Größen gemünzt. »Die ganze Zeit haben die Hippies die beste Droge versteckt!« Er sprach von der »Wärme«, »Sanftheit« und »Klarheit« des Meskalins, Eigenschaften, die sich von der brutalen »Schrillheit« von LSD und den nicht so seltenen Schrecken von Ayahuasca positiv abhoben.

Eine dieser psychedelischen Größen ist eine Frau in den Sechzigern, mit der ich via Zoom sprach. Evelyn, wie ich sie nennen will, leitet seit den 1980er-Jahren in Nordkalifornien einen Meskalin-Kreis – eine die ganze Nacht dauernde Zeremonie, die sehr locker auf indigenen Peyote-Ritualen basiert. Sie hat das Gefühl, dass diese Medizin (»wir sollten sie nicht als Droge bezeichnen«) etwas an sich hat, das sich für die Gemeinschaftserfahrung einer Zeremonie und für Gesang und Musik eignet. (In ihrer Zeremonie singen die Teilnehmer Musical-Lieder.)

»Auf Meskalin bleiben die Leute aufeinander abgestimmt«, erklärte Evelyn. »Es befördert dich nicht nach Alpha Centauri, deshalb ist es unwahrscheinlicher, dass du eine Peinlichkeit für die Psyche wirst.« Evelyns Schilderung ihrer Zeremonie ließ mich erkennen, dass die klare Linie, die ich zwischen westlichem und indigenem Meskalingebrauch zog, stellenweise verschwimmen könnte und heikle Fragen kultureller Aneignung auf mich warteten.

Eine weitere psychedelische Größe, ein Rabbi, der schon seit Langem an psychedelischer Therapie interessiert ist, sagte entschieden: »Meskalin ist der beste Stoff.« Er erinnerte mich daran, dass Alexander »Sasha« Shulgin, der legendäre psychedelische Chemiker, diese Einschätzung teilte. Shulgin, der als Chemiker bei Dupont beschäftigt war, bevor er Ende der 1950er-Jahre bei einem Meskalin-Trip seine Berufung entdeckte und in seinem Gartenlabor in Lafayette, Kalifornien, Hunderte von neuen psychedelischen Substanzen synthetisierte. Viele davon waren mit der Verbesserung der chemischen Struktur von Meskalin verbunden, das er zu seiner Lieblingsdroge erklärte. (Die DEA schätzte sein Fachwissen so sehr, dass sie sich an ihn wandte, sobald sie eine Droge beschlagnahmte, die sie nicht identifizieren konnte; im Gegenzug erteilte man Shulgin eine DEA-Lizenz, die es ihm erlaubte, mit illegalen Substanzen zu arbeiten.)

Shulgins einschneidender Trip fand nur ein paar Jahre nach dem von Huxley statt: »Ein Tag, der mir auffallend lebendig in Erinnerung bleiben sollte, und einer, der mich zweifellos auf dem neuen Weg bekräftigte.« Er schildert, dass er Hunderte von Farbnuancen erkennen konnte, die er noch nie gesehen hatte. »Diese Welt faszinierte mich mehr als alles andere«, schrieb er Jahre später, »da ich sie nun so wahrnahm, wie ich sie als Kind wahrgenommen hatte. Die verlockendste Einsicht dieses Tages war, dass diese fantastische Erfahrung zwar von weniger als einem Gramm eines weißen Pulvers ausgelöst worden war, dass aber unter keinen Umständen davon ausgegangen werden kann, dass diese Erinnerungen in dem weißen Pulver gesteckt haben.« Wie er begriff, stammten sie eher aus der Psyche, die, ob wir es merken oder nicht, ein »gesamtes Universum« enthält, und es »gibt Substanzen, die den Zugang dazu katalysieren«.[3]

Ich fragte den Rabbi, warum »der beste Stoff« nach seiner Ansicht so selten geworden sei. »Es könnte sich der Gedanke einschleichen«, sagte er, wobei er von jemandem sprach, der sich mitten in einer Meskalinerfahrung befand, »*Wann ist das endlich vorbei?*« Ein Meskalin-

Trip kann vierzehn Stunden dauern. »Es ist verbindlich«, sagte er. Das erklärt wahrscheinlich, warum Meskalin nicht in der wissenschaftlichen Forschung vorkommt – Psilocybin, das Psychedelikum, das normalerweise bei Experimenten und Arzneimittelprüfungen verwendet wird, nimmt nicht einmal halb so viel Zeit in Anspruch und erlaubt es allen Beteiligten, rechtzeitig zum Abendessen nach Hause zu kommen. Gegen Meskalin spricht auch, dass für eine Dosis bis zu einem halben Gramm der Chemikalie erforderlich ist. Man vergleiche das mit LSD, wo die Dosen in Mikrogramm gemessen werden – dem millionsten Teil eines Gramms. Im illegalen Drogenhandel bedeutet mehr Stoff ein größeres Risiko. Das erklärt vermutlich, warum LSD, das so gut wie nichts wiegt und leicht zu verstecken ist, Meskalin in den Hintergrund gedrängt hat und es Mitte der 1960er-Jahre zu einem seltenen Psychedelikum machte.

Was die Ausgangspflanzen für Meskalin betrifft, so landet das meiste in Texas gesammelte Peyote in den Händen der Indianer, die seit den Zusatzartikeln des Gesetzes zur Religionsfreiheit amerikanischer Indianer von 1994 das Recht haben, es zu benutzen. Man sagte mir, es sei mittlerweile so gut wie unmöglich, an Peyote zu gelangen, wenn man kein Stammesmitglied sei. Und außerdem ist es nach Bundesrecht für alle Personen, die nicht der Urbevölkerung angehören, eine Straftat, Peyote zu besitzen, anzubauen, zu transportieren, zu kaufen, zu verkaufen oder einzunehmen. Was vielen Indianern zufolge genau die Art und Weise ist, wie es ablaufen sollte. Angesichts der großen Bedeutung, die Peyote heute für die Indianer hat, und des Mangels an Kakteen haben sie wohl nicht ganz unrecht.

Dann gibt es noch den San-Pedro-Kaktus, der ebenfalls Meskalin produziert, wenn auch in geringerer Konzentration. Nein, auch von ihm hatte ich noch nie gehört. Doch wie sich herausstellte, ist der San Pedro, der ursprünglich aus den Anden stammt, nicht mehr außergewöhnlich in Kalifornien, wo er als Zierpflanze angebaut wird und, anders als der Peyote-Kaktus, völlig legal gezüchtet werden kann. Aber seltsamerweise scheinen außer einer kleinen Community von Experten nur wenige Amerikaner oder Europäer von ihm zu wissen. Einer dieser Experten sagte mir, dass er überall in Berkeley wachse, man müsse nur wissen, wonach man suche. Konnte es sein, dass das Objekt meiner Begierde für alle sichtbar verborgen war?

3. DAS KAPITEL, IN DEM WIR DIE KAKTEEN KENNENLERNEN

So war es: Tatsächlich findet man den San Pedro nicht nur überall in Berkeley, sondern ein Exemplar wächst schon seit mehreren Jahren in meinem eigenen Garten vergnügt vor sich hin, ohne dass der Gärtner es wusste. Das liegt daran, dass der Mann, der mir vor einigen Jahren den Ableger gab, ihn nicht San Pedro nannte. Er benutzte den Namen Wachuma, wie der Kaktus auf Quechua genannt wird.

Willee, der Sohn alter Freunde, war in einem Überbrückungsjahr nach Peru gereist und dort in die Welt des Schamanismus und der Pflanzenheilkunst gestolpert. Er hatte ein halbes Dutzend Wachuma im Garten seiner Eltern gepflanzt, und als wir vor einigen Jahren mal zum Abendessen eingeladen waren, schenkte er mir einen Trieb. Willee erklärte, dass Wachuma in Peru eine geheiligte Medizinpflanze ist, doch damals gelang es mir nicht, die Verbindung zu Meskalin herzustellen. (Auch die Wissenschaft hatte diese Verbindung lange nicht hergestellt: Erst 1960 wurde Meskalin als das psychoaktive Alkaloid in Wachuma identifiziert.) Ich bin immer froh, wenn ich eine weitere psychoaktive Pflanze in meinen Garten aufnehmen kann, und freute mich, den Kaktus zu haben. Willee teilte mir mit, dass er von einer Pflanze abstamme, die ursprünglich aus Ablegern aus Sasha Shulgins Garten hervorgegangen sei. Mein neuer Kaktus hatte also einen ausgezeichneten Stammbaum.

Wie ich später erfuhr, ist San Pedro der christliche Name für den Wachuma-Kaktus, benannt nach dem Heiligen, der die Schlüssel zum Himmelreich hat. Der Name spielte auf die Macht der Pflanze an und diente zugleich zur Besänftigung der Spanier, die als Katholiken ein Problem mit der Vorstellung eines anderen Sakraments, noch dazu eines Pflanzensakraments, hatten. (Die Native American Church machte ein paar Jahrhunderte später einen ähnlichen Schritt, als sie mehrere christliche Elemente übernahm und sich beispielsweise als Kirche bezeichnete, damit die neue Religion nicht zu unverhohlen heidnisch anmutete.)

Ich pflanzte den fünf Zentimeter langen Ableger in einen Topf mit Kakteensubstrat, hielt ihn ein paar Wochen lang feucht, bis er Wurzeln schlug und dann, ziemlich schnell für einen Kaktus, drei elegante Säulen von unterschiedlicher Höhe austrieb – einen Kandelaber. Die Haut zeigte ein schönes mattes Grün mit leicht bläulicher Färbung. Die Säulen sind in sechs senkrechte Rippen unterteilt, alle paar Zentimeter mit einer Areole gespickt, aus der fünf kurze, spitze Stacheln ragen. Die senkrechten Rippen vereinigen sich an der Spitze der Säule und bilden einen sechszackigen Stern. Es ist ein schöner Kaktus, stattlich und architektonisch, als wäre er das Modell eines gaudíesken Wolkenkratzers.

Seit ich erfahren habe, dass mein Kaktus direkt in meinem Garten damit beschäftigt ist, Sonnenlicht in Meskalin umzuwandeln, ist mein Interesse an ihm gestiegen. Doch wie man von einem zum anderen gelangt, von der Pflanze zu einer einnehmbaren psychoaktiven Substanz, war mir ein völliges Rätsel. Und ich wusste nicht einmal, ob mein Kaktus bald geerntet werden konnte.

Deshalb wandte ich mich an Keeper Trout, einen der weltweit größten Experten für San-Pedro-Kakteen. Doch leider stellte sich heraus, dass das nicht viel bedeutet. Das ist nicht böse gemeint: Keeper Trout würde mir vermutlich als Erster zustimmen. *Niemand* weiß besonders viel über die Klassifizierung und botanische Einordnung von San Pedro, denn dieser gebräuchliche Name bezeichnet möglicherweise vier ganz unterschiedliche Arten von Säulenkakteen, die in den Anden heimisch sind: *Trichocereus pachanoi* (allgemein anerkannt als San Pedro) und die umstritteneren *T. bridgesii*, *T. macrogonus* und *T. peruvianus*, auch peruanische Fackel genannt. Und dann gibt es noch zahllose Kreuzungen dieser Arten, Mischformen, die bei der Taxonomie noch mehr Verwirrung stiften.

Keeper Trout ist der Autor von *Trout's Notes on San Pedro & Related Trichocereus Species*, ein angemessen maßvoller Titel für ein Buch, in dessen Einleitung folgende Warnung steht: »Wir weisen darauf hin, dass das Werk in Ihren Händen keinerlei Autorität beansprucht.« Und dann:

> Für den Fall, dass unsere Leser jemandem begegnen, der sich bei dieser Gattung für einen Experten hält, oder jemandem, der darauf beharrt zu wissen, was einen kurzstacheligen *peruvianus* von einem langstacheligen *pachanoi* unterscheidet, ist es wahrscheinlich am besten zu nicken, zu zeigen, dass man keine Lust hat, sich zu streiten, und ihn in seinem Glauben zu lassen.

Nachdem ich ein, zwei frustrierende Stunden mit Trouts Buch zugebracht und mich durch Hunderte Schwarz-Weiß-Fotos von sehr ähnlichen Säulenkakteen geblättert hatte, die an so unterschiedlichen Orten wie dem bolivianischen Hochland, Gärten in Berkeley und der Gartenabteilung eines Target entdeckt worden waren, bekam ich die Gelegenheit, Keeper Trout via Zoom zu »treffen«. Der schlanke, etwas zottelig aussehende Mann in den Sechzigern sprach aus einer schlichten Waldhütte in der Nähe von Mendocino zu mir. Er hätte mit seinem Wissen und seiner Begeisterung für die ganze *Trichocereus*-Gattung nicht freigebiger sein können. Doch obwohl ich mit Botanikern in taxonomischer Hinsicht schon öfters vom Hölzchen aufs Stöckchen gekommen war, war ich am Ende eines Interviews noch nie so verwirrt wie in dem Augenblick, als Keeper Trout von meinem Monitor verschwand. Meine Notizen sind ein Wust undurchschaubarer Klassifizierungen, mit denen ich den Leser nicht behelligen will. Aber es gab ein paar verständliche Brocken, die auf die Geheimnisse des San Pedro ein wenig Licht warfen, so schwach es auch sein mochte.

Das Faszinierendste, was Keeper Trout mir erzählte, war, dass irgendwann, nachdem Wissenschaftler ermittelt hatten, dass einige Arten von *Trichocereus* beträchtliche Mengen Meskalin enthielten, ein berüchtigter wohlhabender Kakteensammler, der nur als DZ bekannt war, alle Exemplare der Pflanze in Nordamerika aufzukaufen versuchte. Warum?

»Um zu verhindern, dass andere sie besaßen«, sagte Trout. Der Drogenkrieg war im Gange, und psychoaktive Pflanzen wie Peyote gehörten zu den Zielobjekten. Trout glaubt, DZ wollte verhindern, dass der San Pedro auf den Index kam – dass er auf die amtliche Liste von Pflanzen gesetzt wurde, die man weder besitzen noch anbauen darf. Wenn die amerikanische Jugend je lernte, wie einfach es ist, San-Pedro-Kakteen zu pflanzen und daraus Meskalin zu gewinnen, so befürchtete er, würde die Regierung drastisch gegen die Kakteen vorgehen, und die Sammler würden den Zugriff auf *Trichocereus* verlieren.

»Als ich mich Ende der Siebziger-, Anfang der Achtziger-Jahre für das Thema zu interessieren begann«, erinnerte sich Trout, »war es fast unmöglich, *peruvianus* oder *macrogonus* zu finden« – weil DZ alles aufgekauft hatte. Hat seine Strategie funktioniert? Nun ja, der San Pedro steht bis heute nicht auf dem Index, jeder kann die meskalinproduzierende Pflanze anbauen, ohne gegen das Gesetz zu verstoßen.

Irgendwann verlor DZ das Interesse an Kakteen. Trout hatte gehört, dass er inzwischen Cowboyhüte sammelte. DZ verkaufte seine Sammlung, er überschwemmte den Markt und schließlich auch die amerikanische Landschaft mit allen möglichen Arten von *Trichocereus*. Seither haben massenhafte falsche Etikettierungen, die schlampige Klassifizierung durch sogenannte Experten (Trout kann sich stundenlang darüber auslassen) und die grassierende Kreuzung von Pflanzen dafür gesorgt, dass bei der Frage, was ein »San Pedro« ist und was nicht, große Verwirrung herrscht. Doch diese Verwirrung hat auch ihren Nutzen: Wenn die Regierung den San Pedro ausmerzen wollte, müsste sie (wie sie es bei *Papaver somniferum* getan hatte) erst einmal die Namen der Arten angeben, die verboten werden sollen. Aber als Sammler hatte ich gehofft, genau bestimmen zu können, welche Spezies in meinem Garten wuchs.

»Machen Sie sich nicht so viele Gedanken über Namen«, riet mir Trout, der meine wachsende Frustration spürte. »Den Pflanzen ist es egal, wie wir sie nennen.«

Nach unserer Zoom-Sitzung mailte ich Trout ein Foto von meinem Kaktus. Er war nicht sonderlich beeindruckt. »Sieht aus wie die Mischform, die man überall in der Bay Area findet, wahrscheinlich eine Kreuzung aus *pachanoi* und *peruvianus.* Ist viel schwächer als das, was die Schamanen in Peru verwenden, aber in den USA haben die meisten Leute erfolgreich damit gearbeitet.« Er zweifelte auch an der Herkunft des Kaktus: Shulgin, den Trout kannte, hatte eine ernst zu nehmende Sammlung und hätte wahrscheinlich keine so gängige Mischform gepflanzt.

An jenem Abend mailte mir Trout ein Rezept für die Zubereitung von San Pedro. Dazu war für jede Person, die mittrinken wollte, ein Kaktusstück von Länge und Umfang eines Unterarms erforderlich. Da nur eine meiner Säulen diese Größe erreicht hatte, beschloss ich die Zubereitung meines Kaktus zu verschieben, bis er zwei ausreichend kräftige Unterarme ausgebildet hatte.

In diesem Moment – das heißt, dem Moment, bevor ich meinen San Pedro erntete, um ihn zu kochen – waren mein Garten und ich völlig mit dem Gesetz im Reinen. Mit dem Abschneiden einer Säule würde ich die Grenze wahrscheinlich noch nicht überschreiten: Der Gärtner konnte einen Trieb abschneiden, um einen neuen Kaktus zu züchten. Doch wenn ich den Kaktus kochte, würde das alles verändern: Sobald ich das Fleisch unter der smaragdgrünen Haut in Stücke schnitt und sie im Wasser köcheln ließ, würde ich mich nach Bundesrecht der Herstellung einer verbotenen Substanz strafbar machen. Doch bis dahin brauchte ich mir keine Sorgen zu machen.

Es hat etwas Angenehmes, dass ich in meinem Garten ein Psychedelikum herstellen kann, ohne dafür bezahlen oder mich vor einem Besuch der Polizei fürchten zu müssen. Und während die Gewinnung von Meskalin aus der Pflanze illegal ist, ist die Vorgehensweise erstaunlich unkompliziert und beinhaltet nur das Köcheln, die Reduktion und die Filterung eines Kaktusstocks. Das Ganze kann von Anfang bis Ende durchgeführt werden, ohne dass man etwas kaufen muss (vorausgesetzt, jemand schenkt einem einen Kaktustrieb), mit dem Schwarzmarkt in Berührung kommt – oder auch nur eine Corona-Maske aufsetzen muss. San Pedro: das perfekte Psychedelikum für Leute im Lockdown, Stubenhocker, Überlebenskünstler und Geizhälse.

Allerdings war mein Garten in dieser Zeit nicht völlig frei von verbotenen Pflanzen. Denn ich hatte mir aus reinem Forschungsinteresse auch einen Peyote-Kaktus besorgt. Bis vor Kurzem wuchs dieser zierliche Kaktus, langsamer und offenbar weniger glücklich, in einem Topf neben meinem rasch emporstrebenden San Pedro.

Diese Pflanze war ebenfalls ein Geschenk, von einer Frau, die ich ein paar Wochen vor dem Lockdown beim Besuch einer Kommune namens Salmon Creek Farm kennengelernt hatte, die sich ein paar Kilometer südlich von Mendocino befand. Die Kommune hatte sich, wie so viele andere in Nordkalifornien, schon vor Jahrzehnten aufgelöst, doch ein befreundeter Künstler hatte die Farm vor Kurzem gekauft und restauriert, und Judith und ich waren übers Wochenende zu Besuch – wie sich herausstellte, war es eins der letzten Wochenenden, an dem man ohne Angst vor dem Virus irgendwo hinfahren oder sich mit Fremden treffen konnte.

Einige der ursprünglichen Kommunarden wohnten noch in der Gegend und kamen am Samstagnachmittag zu einem spontanen Wiedersehen auf ein Essen im Garten vorbei. Ich lernte eine Frau kennen, die ich Aurora nennen will, sie hatte in der Kommune zwei Kinder großgezogen oder es zumindest versucht – bis sie zu dem Schluss kam, dass es für Kinder kein ungefährlicher Ort war, und in ein nahe gelegenes Haus zog. Aurora war Gärtnerin und backte ihr eigenes Brot, was uns jede Menge Gesprächsstoff gab, und schon nach wenigen Minuten bot sie mir ein Glas ihres Sauerteig-Starters aus den 1970er-Jahren und eine kleine Peyotepflanze an.

Peyote hatte im Leben der Kommune einmal eine wichtige Rolle gespielt. 1970 stagnierte die Szene von Haight-Ashbury, und die Gegenkultur zog sich aufs Land zurück. Speziell in Nordkalifornien wurden viele Kommunen gegründet. Um die gleiche Zeit bildete sich, besonders in der Zurück-aufs-Land-Bewegung, ein reges Interesse an Indianern und ihrer Kultur heraus. Das waren Menschen, die es verstanden, von den Früchten des Landes zu leben, die das Wissen über die Natur und den Respekt vor ihr besaßen, um die sie die ungeschickten jungen Weißen, die ihnen nachzueifern versuchten, nur beneiden konnten. Inzwischen legte die breite Gesellschaft Rechenschaft über das Erbe des schändlichen Umgangs mit den amerikanischen Indianern ab, so wie es heute mit dem Rassismus geschieht. Dee Browns wegweisendes Buch *Begrabt mein Herz an der Biegung des Flusses*, das 1970 erschien, erzählte die schockierende Geschichte von Vertreibung, kultureller Vernichtung, Landraub, zerrissenen Verträgen, Massakern und einer endlosen Reihe von Lügen und gebrochenen Versprechen des weißen Amerika. (Wie Hampton Sides in seinem Vorwort zu einer neuen Ausgabe schrieb, erschien das Buch auf dem Höhepunkt des Vietnamkriegs, kurz nach den Enthüllungen über das Massaker von My Lai. »Dies war ein Buch voller hundert My Lais.«)[4]

Die Gegenkultur umarmte die amerikanischen Ureinwohner[5] – oder zumindest die eigene Vorstellung von ihnen. Die Indianer konnten den Kommunarden viel beibringen, nicht nur über die Natur, sondern auch über das Zusammenleben in kleinen Stämmen und die Ausrichtung ihrer Spiritualität an der Natur. Deshalb dürfte es nicht überraschend sein, dass viele Kommunen religiöse Zeremonien der amerikanischen Urbevölkerung übernahmen, an denen Peyote beteiligt war. Die Kommunarden waren bereits mit machtvollen Psychedelika, insbesondere LSD, vertraut. Doch LSD war eine synthetische Chemikalie – genau wie DDT, Agent Orange und Tränengas. Im Gegensatz dazu war Peyote eine organischere, authentischere, ältere Alternative der Neuen Welt mit indigener Herkunft. Und damals konnte man noch an Peyote-Knöpfe gelangen, von furchtlosen Hippies in der Wüste von Texas gesammelt.

1975 nahm Aurora in einem in Table Mountain, einer benachbarten Kommune, errichteten Tipi erstmals an einer Peyote-Zeremonie teil. Die Zeremonie beruhte vermutlich auf den strengen Regeln der Native American Church. (»Keiner von uns wusste damals etwas von ›kultureller Aneignung‹«, erinnerte mich Aurora, die der Gedanke verlegen machte.) Bald darauf veranstaltete die Salmon Creek Farm ihre eigenen Peyote-Zeremonien, normalerweise zur Sonnenwende und Tagundnachtgleiche.

»Der wichtigste Grund für uns war, dass wir das Gefühl hatten, hier zu sein, um das Land zu ehren, auf dem wir lebten, und im Einklang mit der Natur zu sein, und wir dachten, auch bei der Zeremonie der Indianer ginge es darum.«

Doch 1982 oder ’83 luden die Kommunarden echte Indianer aus Mexiko zu ihrer Zeremonie ein. »Wir waren so aufgeregt! Die Ureinwohner errichteten das Tipi, sammelten Feuerholz und ließen uns *alle* Regeln befolgen. Und wir sahen sofort, dass ihre Zeremonie ganz anders war als das, was wir gemacht hatten.«

»*Oh, Mist, ich kapier's*«, hatte Aurora damals gedacht, wie sie sich nun erinnerte. »Was wir machten, war *nicht* in Ordnung. Wir hatten ihr Ritual in etwas anderes verwandelt.« (Wenigstens waren keine Musical-Lieder im Spiel.) »Aber das gehört ihnen. Wir machen das nie wieder.« Die Kommune veranstaltete zur Sonnenwende und Tagundnachtgleiche weiter Peyote-Zeremonien, bemühte sich aber nicht länger, sie »authentisch« zu machen.

Damals benutzten die Kommunarden meistens getrocknete Peyote-Knöpfe aus Texas, doch irgendwann begann Aurora, den Kaktus selbst anzubauen. Sie lernte schon bald, wie langsam Peyote ist, dass es fünfzehn Jahre dauern kann, bis er zu einer erntereifen Pflanze herangewachsen ist. Sie zeigte mir ihre Sammlung, die sich in einem kleinen Gewächshaus befand. Der Peyote-Kaktus schmiegt sich wie ein Stein an den Boden, er ist ein rundliches blaugrünes Kissen (mich erinnerte er an ein Nadelkissen), unterteilt in geometrisch angeordnete Höcker, jeder mit einem kleinen pelzigen weißen Nippel anstelle eines Stachels. Die Blütenknospe sprießt in der Mitte. Es sind bescheidene, stachellose Pflanzen, leicht zu übersehen, doch ihr filigranes Muster lässt auf ein machtvolles mystisches Objekt schließen.

Reife Peyotepflanzen bekommen manchmal Babys – kleinere Versionen ihrer selbst, die sich an den Rändern abspalten. Mit einer Handschaufel trennte Aurora einen dieser Klone vorsichtig von seiner Mutter und achtete darauf, dass er mit seiner Pfahlwurzel verbunden blieb, die wie eine kurze, dicke braune Karotte aussah. Sie steckte den Ableger in einen kleinen Plastiktopf mit Blumenerde und gab ihn mir. Ich nahm ihn mit nach Berkeley, wo er, zumindest in den Augen des Gesetzes, meinen Garten sofort in ein »illegales Drogenlabor« verwandelte.

Ich hatte viele Fragen zu meinem neuen Peyote-Kaktus – aus gärtnerischer, botanischer und juristischer Sicht –, deshalb meldete ich mich bei Martin Terry, dem Botaniker, der mir vor Inkrafttreten der Ausgangssperre angeboten hatte, mich in den Peyote-Gärten von Texas herumzuführen. Terry hatte in Harvard bei Richard Evans Schultes studiert, dem legendären Ethnobotaniker, der sich auf die Nutzung psychoaktiver Pflanzen bei indigenen Kulturen spezialisiert hatte.

Kurz vor unserem Gespräch zog sich mein neuer Kaktus eine Verletzung zu. Ein Tier hatte in einen seiner fünf kleinen Höcker hineingebissen und ein hässliches Loch in der Pflanze hinterlassen, direkt daneben das fehlende Stück Kaktusfleisch, augenscheinlich verworfen. Ich war mir ziemlich sicher, den Übeltäter zu kennen: ein Buschhäher, der in meiner Hecke nistete. Ich hatte den Vogel bereits dabei ertappt, wie er systematisch Erbsensprossen aus dem Boden zog, um an die Samen zu gelangen.

Ich sprach via Zoom mit Terry, der zu Hause in Alpine, Texas, war, wo er jahrelang am Fachbereich Biologie der Sul Ross State University unterrichtet hatte. Ich erzählte ihm, was meinem Kaktus zugestoßen war. Er vermutete, dass der Vogel in den Kaktus gebissen und das Stück ausgespuckt hatte, denn das Meskalin-Alkaloid schmeckt extrem bitter.

»Offenbar finden bestimmte Pflanzenfresser den Geschmack abstoßend«, sagte Terry. Halsbandpekaris, die kleinen Nabelschweine, die in dem Grenzgebiet heimisch sind, in dem Peyote wächst, haben eine Aversion gegen seinen Geschmack. Terry bewies das zu seiner eigenen Zufriedenheit, indem er die Aureole eines Peyote-Kaktus an einem Ort, wo Hufspuren auf eine größere Anzahl von Halsbandpekaris hindeuteten, auf einen flachen Stein legte. Am nächsten Morgen sah er, dass »die Peyote-Aureole aufgehoben, am Rand leicht angeknabbert und ein paar Zentimeter weiter wieder ausgespuckt worden war. Ich glaube, dieses Ergebnis ist ein Hinweis darauf, dass Halsbandpekaris den Geschmack von Meskalin nicht mögen, wodurch Meskalin in die Kategorie der Abwehrstoffe fällt. Auch Menschen finden den Geschmack von Peyote abstoßend, doch sie können lernen, ihn zu ertragen.«

Inzwischen ist Terry im Ruhestand, arbeitet aber für eine neue Organisation namens Indigenous Peyote Conservation Initiative (IPCI), wo er als Botaniker fungiert. Die IPCI will sicherstellen, dass die Native American Church weiterhin Zugriff auf Peyote hat, indem man die Gebiete schützt, in denen der Kaktus wächst, und durch den Anbau von

Peyote den Mangel an wild wachsenden Exemplaren ausgleicht. Auch wenn die IPCI ursprünglich von einem weißen kalifornischen Philanthropen und klinischen Psychologen namens T. Cody Swift finanziert wurde, stützt sich die Organisation auf die Arbeit des Native American Rights Fund und des National Council of Native American Churches, deren Mitglieder im Vorstand sitzen und die Agenda gestalten. Vor Kurzem hat die IPCI bei Laredo ein Peyote-Gebiet von zweihundertvierzig Hektar erworben und es den Indianern ermöglicht, zu den Peyote-Gärten zu pilgern und die Kakteen eigenhändig zu ernten, statt sich darauf verlassen zu müssen, dass die vom Staat Texas lizensierten »*Peyoteros*« sie sammeln und ihnen verkaufen.

Die lizensierten *Peyoteros*, die keine Indianer sind, arbeiten bei der Ernte der Kakteen sehr schnell und reißen sie oft samt Wurzel aus der Erde, als wären es Karotten. Genauso gehen Wilderer vor. Würden die Erntearbeiter stattdessen nur den grünen Knopf abschneiden und Stiel und Wurzel unversehrt lassen, würde sich die Pflanze regenerieren und neue Knöpfe entwickeln. Doch das erfordert Geschick und mehr Zeit. Terry sagt, dass viele *Peyoteros* Highschoolschüler einstellen, die nach Stückzahl bezahlt werden und deshalb keine Lust haben, die Arbeit sorgfältig auszuführen. Das gilt auch für die Wilderer, die mitten in der Nacht unterwegs sind.

Der Mangel ist das Ergebnis einer steigenden Nachfrage und der nicht nachhaltigen Erntepraktiken. Die Kirche ist in den letzten Jahren rasch gewachsen, und auch wenn sich die genaue Mitgliederzahl nur schwer bestimmen lässt, dürfte sie bei 500 000 liegen. Auch die Zahl der Peyote-Zeremonien hat zugenommen. Anders als bei den meisten Religionen finden die Gottesdienste der Native American Church, die Sitzung genannt werden, nach keinem festen Zeitplan statt, sondern dann, wenn der lokale »Roadman« oder Führer beschließt, dass Grund zu einer Sitzung besteht, und von diesen Gründen gibt es viele: um Kranke zu heilen, um jemanden zu behandeln, der mit Alkoholismus oder einer anderen Sucht kämpft, um Paaren zu helfen, deren Ehe in die Brüche zu gehen droht, um einen Soldaten in den Krieg zu verabschieden, um einen Streit in der Gemeinde zu schlichten, um eine Abschlussprüfung oder einen anderen Übergangsritus zu feiern.

Manche meinen, dass die Kirche den Gebrauch beschränken sollte, andere, dass es allen außer den Ureinwohnern verboten sein sollte, Peyote zu benutzen, wie es die Gesetze, wenn schon nicht die Bräuche verlangen. »Ich würde eher auf eine Steigerung des Angebots als auf eine Einschränkung des Gebrauchs hinarbeiten«, sagte Terry. Er glaubt, dass die einzige realistische Chance für die IPCI, den Peyote-Mangel zu beheben, darin liegt, den Kaktus anzubauen: ihn im Gewächshaus zu ziehen und dann in die freie Natur zu verpflanzen. Das hält er für den besten Weg, um sicherzustellen, dass es genügend Peyote für alle gibt, die es benutzen wollen.

Dieser Strategie stehen zwei Hindernisse im Weg: erstens das texanische Staatsgesetz, das zwar die Ernte und den Verkauf der Kakteen an die Kirchenmitglieder durch lizensierte *Peyoteros* erlaubt, den Anbau von Peyote für jeglichen Zweck jedoch ausdrücklich verbietet. Terry und seine Kollegen bei der IPCI hoffen, diese Hürde umgehen zu können, indem sie eine Genehmigung der DEA zum Anbau von Peyote erlangen, womit schon bald zu rechnen sei. Das zweite Hindernis, das schwerer zu überwinden sein dürfte, ist der Glaube der amerikanischen Ureinwohner: Das in freier Natur wachsende Peyote ist ein Geschenk des Peyote Spirit, den es verkörpert, angebautes Peyote hingegen ist nicht so kostbar. Es anzubauen bedeutet auch, daran zu zweifeln, dass man es vom Schöpfer erhält.

Als Ethnobotaniker interessiert sich Terry nicht nur für Pflanzen, sondern auch dafür, wie Menschen sich damit auseinandersetzen, deshalb ist er sensibel für die Kraft eines solchen Glaubens. Er vermutet, dass die Einwände der amerikanischen Ureinwohner gegen den Anbau des Peyote-Kaktus auf den Ursprungsmythos seiner Entdeckung zurückgehen.

»Eine Frau wagt sich in die Wüste hinaus und verirrt sich«, begann er. In anderen Versionen wird sie krank, und ihre Jagdgruppe lässt sie zurück. »Sie steckt in großen Schwierigkeiten, weil ihr Nahrung und Wasser ausgegangen sind. Schließlich gibt sie auf und legt sich unter einen Busch«, um zu schlafen und voraussichtlich zu sterben.

»Als sie aufwacht, sieht sie als Erstes einen kleinen Peyote-Kaktus. ›Iss mich‹, sagt die Pflanze. Sie isst, erholt sich und begreift sofort, wie Peyote wirkt, dass es als Nahrung und Heilmittel dient. Sie bringt es ihrem Volk.« Die missliche Lage der Frau, verlassen und an der Schwelle des Todes, ist die aller amerikanischen Ureinwohner, von denen viele nicht ohne Grund glauben, dass dieser Kaktus sie gerettet hat, ob als Einzelne oder als Kultur – doch eher die Pflanze als Geschenk der Natur als die darin enthaltene Chemikalie. Es dürfte sich von selbst verstehen, dass der San Pedro und synthetisches Meskalin für Mitglieder der Native American Church ein Ding der Unmöglichkeit sind.

Terry und andere in der IPCI glauben, dass die ideologischen Vorbehalte umschifft werden können. Er hat herausgefunden, dass es wichtig ist, die richtige Sprache zu finden. Die Mitglieder der Native American Church lehnen zum Beispiel den Begriff »Gewächshaus« – ein von Menschenhand geschaffener Bau – ab, doch sie haben nichts gegen »Nursery«, was eine Gärtnerei, aber auch eine Kinderkrippe, also ein Ort sein kann, an dem man Babys versorgt, bevor sie allein in die Welt hinausgehen können. »Hoffentlich finden wir einen Weg, der es dem Peyote-Kaktus ermöglicht, seine kulturelle Bedeutung als heilige Pflanze zu bewahren.«

4. DIE GEBURT EINER NEUEN RELIGION

Peyote wurde von den indigenen Völkern Nordamerikas seit mindestens sechstausend Jahren benutzt (vielleicht noch viel länger), doch sein Gebrauch durch Indianer reicht nur ein, zwei Jahrhunderte zurück. Die Native American Church wurde erst 1918 offiziell gegründet, und der religiöse Gebrauch von Peyote durch die Indianer ist erst seit den 1880er-Jahren dokumentiert – was darauf schließen lässt, dass die heutige Peyote-Zeremonie die Wiederbelebung einer alten Praxis ist, die unterdrückt worden oder verloren gegangen war.

Der Beweis für die frühe Nutzung des Peyote-Kaktus stammt aus einer archäologischen Ausgrabungsstätte im Südwesten von Texas. Dort, in der Shumla Cave No. 5, die zu einer prähistorischen Siedlung mit Blick auf den Rio Grande unweit der Pecos-Mündung gehört, haben Archäologen drei flache Peyote-Knöpfe entdeckt, die einer Massenspektrometrie zufolge Meskalin enthalten. Die Radiokarbondatierung ergab, dass die Knöpfe vor fast sechstausend Jahren in der Middle-Archaic-Periode hergestellt wurden. In einer Höhle in Peru wurden inmitten von Artefakten mehrere Stacheln von einem San-Pedro-Kaktus (*T. peruvianus*) entdeckt, die noch einige Hundert Jahre älter sein sollen. Diese Funde deuten darauf hin, dass Meskalin das am längsten genutzte Psychedelikum ist. Wie und zu welchem Zweck es benutzt wurde, darüber ist wenig bekannt. Doch Artefakte der Neuen Welt, die aus späteren Zeiten und Zivilisationen stammen (die Chavinen und Azteken oder auch die Huicholen, Tarahumara und Zakateken), legen nahe, dass San Pedro und Peyote als Pflanzen mit außergewöhnlichen Kräften verehrt wurden.

Wenn wir uns der spanischen Eroberung zuwenden, finden wir die ersten schriftlichen Zeugnisse für den zeremoniellen Gebrauch beider Pflanzen, über den die koloniale Obrigkeit äußerst bestürzt war. »Das ist die Pflanze, mit welcher der Teufel die peruanischen Indianer zu ihrem Heidentum verleitet hat«, schrieb der spanische Missionar Bernabé Cobo über den San-Pedro-Kaktus. »Unter dem Einfluss dieses Getränks träumten die Indianer absurdes Zeug und glaubten daran, als wäre es wahr.«

Die sakramentale Nutzung dieser Kakteen stellte für die christliche Missionsarbeit eine große Herausforderung dar. Jahrhunderte später beschrieb der bedeutende Comanchenhäuptling Quanah Parker – der in den Anfangsjahren der Native American Church für sie missionierte – das Dilemma der Kirche: »Der weiße Mann geht in sein Kirchengebäude und redet *über* Jesus, doch der Indianer geht in sein Tipi und redet *mit* Jesus.« Wie sollten das Brot und der Wein der Eucharistie es mit einem Pflanzensakrament aufnehmen, das dem Gläubigen ermöglichte, mit dem Göttlichen in direkten Kontakt zu treten?

Durch die kirchliche Macht, lautete die brutale Antwort. 1620 erklärte die mexikanische Inquisition Peyote zu einer »ketzerischen Perversion … die der Reinheit und Lauterkeit unseres heiligen katholischen Glaubens zuwiderläuft«, womit sie es zur ersten Droge machte, die auf dem amerikanischen Kontinent verboten wurde – und damit die erste Schlacht des Krieges gegen bestimmte Pflanzen auslöste, der bis heute fortdauert. Wie ernst die Obrigkeit Peyote nahm, zeigt sich daran, dass es in die Liste von Fragen aufgenommen wurde, die die Geistlichen bußfertigen Indianern zur Beurteilung ihres Seelenzustands stellten:

> Bist du ein Zeichendeuter?
> Saugst du das Blut von anderen aus?
> Streifst du nachts umher und bittest Dämonen um Hilfe?
> Hast du Peyote getrunken oder es anderen zu trinken gegeben, um Geheimnisse zu entdecken …?

Zwischen 1620 und 1779 klagte die Inquisition an fünfundvierzig Orten der Neuen Welt neunzig Nutzer von Peyote an. Die Unterlagen der Verhandlungen deuten darauf hin, dass *raíz diabólica*, die »teuflische Wurzel«, auf zwei Arten verwendet wurde. Im ersten Fall benutzte ein *curandero* oder Schamane Peyote zum Zwecke der Heilung oder Weissagung. Mike Jay, dem Autor von *Mescaline: A Global History of the First Psychedelic*, zufolge »wurde die hellseherische Kraft der Peyote-Trance genutzt, um zu ergründen, wo sich ein vermisster Gegenstand befand, um die Ursache einer Krankheit oder die Quelle eines Zaubers zu enthüllen oder das Wetter und den Ausgang von Kämpfen vorherzusagen«. Peyote brachte Erkenntnisse, die helfen konnten, Probleme zu lösen. Die zweite Verwendungsart war gemeinschaftlich und zeremoniell bestimmt: Missionare berichteten, dass ganze Dörfer unter dem Einfluss von Peyote die Nacht hindurch sangen und tanzten. »Für den feindseligen Blick der Geistlichen und Missionare waren diese ›Feste‹ nur Sauforgien«, schreibt Jay. »Verständnisvollere Augenzeugen hätten sie als rituelle Praktiken von erstaunlicher Komplexität erkannt, tief eingewoben in das Lebensgefüge der Teilnehmer.«

Die am längsten bekannte kontinuierliche Nutzung von Peyote durch indigene Völker dürfte bei den Huicholen oder Wixáritari zu finden sein, die Tausende von Jahren tief in der mexikanischen Sierra Madre lebten. Die zerklüftete Landschaft und ihre Abgeschiedenheit haben die Huicholen (und ihre Peyote-Zeremonien) nicht nur vor der Inquisition, sondern auch vor den meisten Assimilierungsversuchen geschützt. Doch der Rückzug in die Berge trennte sie von ihren herkömmlichen Peyote-Gebieten. Deshalb unternehmen die Huicholen schon seit Jahrhunderten die Wallfahrt zu einer heiligen Stätte in Wirikuta, um Peyote für ihre Zeremonien zu sammeln – so viel, dass es bis zum nächsten Mal reicht.

Ihre Zeremonie, von der manche Anthropologen glauben, dass sie sich seit der Zeit von Cortés kaum verändert hat, ist viel dionysischer als die feierliche Peyote-Zeremonie, die im 19. Jahrhundert von den nordamerikanischen Indianern entwickelt wurde. Die Huicholen konsumieren so viel von dem Kaktus, dass sie Visionen haben. Im Lauf der Nacht tanzen sie singend um das Feuer und beten, lachen und weinen. Verglichen mit einer Sitzung der Native American Church geht es wahrhaft ekstatisch zu. Im Morgengrauen endet das Ritual mit einem Tieropfer und einem Festmahl – es heißt, das Blut nährt den Peyote-Kaktus. Diese Praxis hat tatsächlich eine gewisse Grundlage: Keeper Trout hat mir erzählt, man könne den Meskalingehalt von Peyote oder San Pedro steigern, wenn man die Pflanzen mit Blutmehl dünge.

Der erste Weiße, der eine Peyote-Zeremonie der amerikanischen Ureinwohner miterlebt hat, war James Mooney, ein Ethnologe, der 1890–91 für die Smithsonian Institution im Südwesten Oklahomas arbeitete. Mooney, der als Kind die Namen Hunderter Indianerstämme auswendig gelernt hatte, widmete seine Karriere der Dokumentation und Bewahrung indianischer Kulturen, bevor sie völlig von der Erde verschwanden – diese Auslöschung war jedoch das ausdrückliche Ziel des Staates, für den er arbeitete. Damals waren alle religiösen Praktiken der Indianer, die im Widerspruch zum Christentum standen, in den Vereinigten Staaten verboten. (Manche dieser Verbote für Zeremonien amerikanischer Indianer waren noch bis zur Carter-Regierung in Kraft.) Man entriss Indianerjungen ihren Familien, schnitt ihnen die Haare ab und schickte sie auf staatliche Internate. Das erklärte Ziel dieser Einrichtungen war es, laut den Worten des Gründers der Carlisle Indian School, »den Indianer zu töten und den Menschen zu retten«.

Mooney lernte Kiowa zu sprechen und gewann das Vertrauen einiger der Stämme, die vor Kurzem in das Indianerterritorium umgesiedelt worden waren, aus dem der Staat Oklahoma entstand. Dieser erzwungene Umzug in Reservate war schrecklich und verstörend für

Menschen, von denen viele, abhängig von der Jahreszeit und den Bisons, ein Leben lang umhergestreift waren. Plötzlich waren sie abhängig von staatlichen Rindfleisch- und Maisrationen. Einige Prärieindianer, die Jäger und keine Bauern waren, sahen Mais nicht als menschliche Nahrung an und verfütterten ihn an ihre Pferde.

Mooney war besonders daran interessiert, alte und neue religiöse Praktiken der Indianer zu dokumentieren, und während seiner Zeit in Oklahoma erfuhr er von zwei neuen religiösen Bewegungen: Geistertanz und Peyote-Religion. Beide Bewegungen waren stammesübergreifend und breiteten sich schnell im Indianerterritorium aus, doch sie waren völlig unterschiedliche Reaktionen auf die Existenzkrise, der sich die indianische Kultur am Ende des blutigen und katastrophalen 19. Jahrhunderts gegenübersah.

Von den beiden hat nur die Peyote-Religion überlebt und sich weiterentwickelt, doch ihr Erfolg bleibt unverständlich, wenn man nichts über den Geistertanz weiß, so kurzlebig er auch gewesen sein mag. Mooney war einer der wenigen Weißen, die den Geistertanz miterlebten, und sein Bericht ist das Beste, was wir haben, zumindest aus westlicher Perspektive. Das Ritual wurde von der mystischen Erfahrung eines Paiute-Indianers namens Jack Wilson, alias »Wovoka«, inspiriert. Während einer Sonnenfinsternis am Neujahrstag 1889 hatte Wovoka eine Vision, in der ihm Gott sagte, er habe für die Indianer eine neue Welt vorbereitet, aus der die Weißen getilgt seien. Wovoka wurde ein neuer Tanz gezeigt, der helfen würde, diese versprochene Welt einzuleiten – eine Rückkehr zum goldenen Zeitalter vor dem unheilvollen Eintreffen der Europäer.

Wovokas ekstatisches Ritual verbreitete sich schnell unter den Stämmen, mit großen Versammlungen von Indianern, die in aufwendigen Kostümen in einem großen Kreis tanzten und dabei die neuen »Messias-Lieder« sangen. Die Zeremonie dauerte vierundzwanzig Stunden, und die Teilnehmer verfielen in Trance, »manche in wahnsinnige Raserei«, schrieb Mooney, »manche in Krämpfe & andere liegen starr und bewusstlos auf dem Boden ausgestreckt ... während der Tanz weitergeht«. Mooney verglich den Geistertanz mit einer Erweckungsversammlung, wo Teilnehmer in Zungen reden und in Trance verfallen, doch nur wenige Weiße konnten die Ähnlichkeit anerkennen.

Die seltsame neue Religion, die plötzlich durch das Indianerterritorium wogte, machte den Behörden Angst, für sie sah der Geistertanz nicht nach einer Erweckungsversammlung aus, sondern nach einem drohenden Aufstand. In dem panischen Versuch, den »Messias-Wahn« zu unterdrücken, erschoss die indianische Polizei im Dezember 1890 Sitting Bull, den spirituellen Führer der Lakota, und nachdem man versucht hatte, mehrere Hundert Lakota zu entwaffnen, die man zum Wounded Knee Creek gelockt hatte, umzingelte das 7. Kavallerie-Regiment die Indianer, eröffnete das Feuer und tötete in einem der blutigsten Massaker der amerikanischen Geschichte mehr als zweihundertfünfzig Männer, Frauen und Kinder. Der Geistertanz war vorbei.

Ein paar Jahre vorher war als Reaktion auf dieselbe langfristige Kampagne zur Entwurzelung und Zerstörung der indianischen Kultur im Indianerland eine zweite Religion entstanden, die sich von Stamm zu Stamm ausbreitete. Die Ausbreitung wurde durch die Strategie, weit voneinander entfernt lebende Stämme in Reservate in Oklahoma zu zwingen, noch beschleunigt, da ein engerer Kontakt zwischen ihnen entstand und sich angesichts der Unterdrückung ein stärkeres »indianisches Identitätsgefühl« herausbildete. Im Vergleich zum Geistertanz war die Peyote-Zeremonie eine ruhige Angelegenheit, sie fand in einem Tipi statt und zeichnete sich, dem Historiker Omer C. Stewart zufolge, durch »eine gewisse christliche Atmosphäre« aus, wodurch sie den Behörden nicht so bedrohlich erschien. Bei den Treffen »herrschte ein so hochmoralischer Ton wie in einem Missionsgottesdienst«. Und da die Peyote-Zeremonien in Zelten stattfanden, konnten sie leise und unsichtbar für Weiße durchgeführt werden.

Beim Verzicht auf den Geistertanz und der Hinwendung zur neuen Peyote-Religion spielte Quanah Parker eine entscheidende Rolle. Als Nachkomme eines Comanchenhäuptlings und einer Weißen, der als kleines Kind gefangen genommen und von Indianern großgezogen worden war, überwand er das Stigma seines weißen Blutes (»Quanah« bedeutet »übel riechend«), indem er sich als großer Krieger erwies. Statt sich einem Leben im Reservat zu unterwerfen, entschied sich Parker, gegen die Regierung zu kämpfen, doch nach seinem Scheitern gelang ihm die Wandlung vom Outlaw zum wohlhabenden Rancher und verlässlichen Mittelsmann zu den Behörden.

Parker machte seine erste Peyote-Erfahrung 1884. Er behauptete, nachdem ihn ein Stier mit den Hörnern aufgespießt hatte, habe der Kaktus seine Bauchverletzung geheilt. Als Pragmatiker, der messianischen Fantasien, die in Enttäuschung (oder Schlimmerem) enden mussten, skeptisch gegenüberstand, sah Parker in der neuen Peyote-Religion eine konstruktive Alternative zum Geistertanz, eher ein Ritual der Anpassung an die neue Lebenswelt der Indianer als eine verheißungsvolle Realitätsflucht. (Welche Ironie! – dass das pragmatischere und akzeptablere der beiden Rituale mit einem Psychedelikum einherging.)

Parker wurde ein Roadman, ein charismatischer Leiter von Peyote-Zeremonien und im Laufe der Zeit der Johnny Appleseed des Peyotismus. Er bereiste mit seiner Tasche voll Peyote-Knöpfen das gesamte Indianerterritorium und leitete Sitzungen für die Cheyenne, die Arapaho, die Pawnee, die Osage, die Ponca und andere Stämme. Als die Regierung 1888 gegen Peyote vorgehen und allen, die es benutzten, ihre Rationen vorenthalten wollte, verteidigte Parker die Praxis erfolgreich gegenüber den Behörden, mit dem Argument, dass die Peyote-Religion nicht als Herausforderung, sondern als Ergänzung des Protestantismus betrachtet werden müsse. Es war kein Zufall, dass er erzählte, unter dem Einfluss von Peyote Jesus statt den großen Geist zu sehen.

James Mooney teilte Quanah Parkers Begeisterung für die neue Peyote-Religion, was erklären könnte, warum er der erste Weiße war, der 1891 eine Sitzung miterleben durfte. In einer Reihe von Berichten beschrieb er eine streng geplante, die ganze Nacht dauernde Zeremonie, die in einem Tipi rings um ein Feuer stattfand. Durchgeführt von einem Roadman, einem Drum Chief, einem Fire Chief und einem Cedar Chief, überlässt die Zeremonie nichts dem Zufall, nicht einmal die eigene Körperhaltung: Die Teilnehmer müssen die ganze Nacht mit gekreuzten Beinen und offenen Augen aufrecht dasitzen und ins Feuer starren. Aus Erde ist ein halbmondförmiger Altar errichtet, auf dem ein großer »Großvater«-Peyote-Knopf liegt. Zeremonielle Gegenstände wie die Kürbisrassel, die Wassertrommel und der Stab werden stets nach links weitergereicht, genau wie der Korb mit den Peyote-Knöpfen, der im Lauf der Nacht mehrmals die Runde macht. Bei einem der wenigen Elemente des Rituals, das als spontan bezeichnet werden könnte, dürfen die Teilnehmer selbst entscheiden, wie viele Knöpfe sie zu sich nehmen. Der Roadman spricht Gebete. Die Teilnehmer singen abwechselnd Lieder, jeder vier Mal, der Trommelrhythmus ist schnell und beständig.

Um Mitternacht gibt es eine Pause, die es den Teilnehmern ermöglicht, die Beine zu strecken. (Doch nur wenige nutzen die Gelegenheit, wie Mooney vermerkte, da es als Zeichen von Schwäche gilt.) An dieser Stelle werden Gebete für alle Kranken gesprochen. Mooney schilderte einen eindringlichen Augenblick, in dem sich die Zeltklappe öffnete und ein Mann mit einem kleinen Kind im Arm, das »an der Schwelle des Todes« zu sein schien, das Tipi betrat. Der Roadman betete vor dem Kind des Mannes, wonach dieser »so geräuschlos ging, wie er gekommen war«. Um Mitternacht findet auch ein Wasserritual statt, das Mooney als »Taufzeremonie« bezeichnete. Dann wird für alle Wasser zum Trinken herumgereicht.

»Jeder nimmt so viele Peyote-Knöpfe wie er essen will, und dann werden die Lieder wieder angestimmt, die mit der zunehmenden Wirkung der Droge gespenstisch an Kraft gewinnen.« Alles geht so weiter, »bis das Tageslicht durch die Zeltwand schimmert«. Als die Zeremonie zu Ende ging, wandte sich der Roadman an Mooney und sagte, er »sollte bei seiner Rückkehr den Weißen sagen, die Indianer hätten eine eigene Religion, die sie liebten«.

Das tat Mooney auch, und seine restliche berufliche Laufbahn widmete er der Verteidigung des Peyotismus und der Hilfe bei der Gründung der Native American Church. Zu seinen Vorgesetzten bei der Smithsonian Institution und allen, die ihm zuhören wollten, sagte er, dass die neue Religion religiöse Erbauung und Abstinenz förderte, da sich unter den Indianern, die in Reservate umgesiedelt worden waren, Alkoholismus als Verhängnis erwiesen hatte. Mooney glaubte fest, dass die neue Peyote-Religion die Möglichkeit bot, die indianische Kultur und Identität vor dem bevorstehenden Zerfall zu retten, und den Indianern gleichzeitig half, sich an die Beschränkungen des Reservatslebens anzupassen. »Statt auf eine Umgestaltung der Welt zu warten«, schreibt Mike Jay, »gab sie den Gläubigen ein Mittel, sich selbst von innen heraus zu wandeln.«

Aber die Regierung hatte nicht das geringste Interesse am Fortbestand der indianischen Identität, im Gegenteil, sie sollte ausgelöscht werden. Die neue Religion mochte nicht so bedrohlich sein wie der Geistertanz, doch die christlichen Missionare beschlossen, den Peyotismus auszumerzen, den sie als heidnisch und nicht besser als Alkohol ansahen. Auf Betreiben der Missionare erließ Oklahoma 1899 das erste Gesetz zum Verbot von Peyote, doch wegen Quanah Parkers Einflussnahme war es zehn Jahre später bereits außer Kraft gesetzt.

Bald darauf geriet Peyote in die Maschen der Prohibitionspolitik. William »Pussyfoot« Johnson, ein berüchtigter Alkoholgegner, der Peyote als »trockenen Whiskey« bezeichnete, ließ es sich nicht nehmen, bei Peyote-Sitzungen im Indianerland Razzien durchzuführen.

Etwa zu dieser Zeit beschloss ein weiterer Peyote-Gegner, der Leiter der Cheyenne and Arapaho Agency, Charles Shell, eigenhändig herauszufinden, was Peyote mit dem Bewusstsein anstellte. Er aß zu Hause im Beisein eines Arztes Peyote und war erstaunt, dass er Gedanken hatte, »die von Ehre, Rechtschaffenheit und Nächstenliebe geprägt waren. Ich fühlte mich außerstande, unedle Gedanken zu hegen ... Ich glaube nicht, dass man unter dem Einfluss dieser Droge ein Verbrechen begehen könnte.«

Doch die Prohibitionisten, die zusammen mit dem Amt für indianische Angelegenheiten (das unter dem Einfluss der Missionare stand) auf ein Bundesgesetz zum Verbot des Kaktus drängten, ließen sich von Shells unerwartet positivem »Reisebericht« nicht abschrecken. Nur die organisierten Bemühungen der amerikanischen Indianer selbst und die Aussagen weißer Fürsprecher wie James Mooney (und später Richard Evans Schultes) vor dem Kongress vereitelten die wiederholten Versuche, den Peyotismus zu vernichten.

In der Hoffnung, den Schutz des ersten Verfassungszusatzes zu erlangen, kamen im August 1918 die Repräsentanten mehrerer Stämme in El Reno, Oklahoma, zusammen, um die Gründungsurkunde der Native American Church zu unterzeichnen – womit sich die Indianer erstmals offiziell als amerikanische Ureinwohner bezeichneten. James Mooney spielte bei den Verhandlungen, die zu diesem Ereignis führten, eine wichtige Rolle. In dem Vertrag, in dem das »Peyote-Sakrament« ausdrücklich erwähnt wurde, hieß es, die Kirche sei gegründet worden, »um den religiösen Glauben der verschiedenen Indianerstämme im Staat Oklahoma in der christlichen Religion zu fördern und zu unterstützen«.

Doch der Kampf war noch längst nicht vorbei. Juristische und politische Auseinandersetzungen über die Zulässigkeit der Peyote-Religion nahmen auch im Rest des 20. Jahrhunderts kein Ende, da der Peyotismus, nachdem er die Prohibition gerade noch überlebt hatte, nun in den Drogenkrieg verstrickt wurde. Von den 1960er-Jahren an wurden bei Peyote-Sitzungen häufig Razzien durchgeführt, und Indianer, die im Besitz von Peyote waren, wurden verhaftet. Bürgerrechtsorganisationen wie die ACLU nahmen sich der amerikanischen Indianer an, und allmählich entstand ein Gesetzeskorpus, der das im ersten Verfassungszusatz festgehaltene Recht auf freie Religionsausübung für die Native American Church bestätigte.

Die amerikanischen Kolonialisten, die ursprünglich aus Europa geflohen waren und ins Land der Indianer kamen, das sie New England nannten, hatten das im Streben nach genau dieser Freiheit getan. Darin, dass ihre Nachkommen jetzt versuchten, die religiöse Freiheit der Indianer zu unterdrücken, lag eine Ironie, die den meisten Amerikanern und auch den Richtern des Obersten Gerichtshofs offenbar entging. In einem schockierenden, von Richter Antonin Scalia verfassten Urteil verlor die Native American Church das Recht, ihre Religion auszuüben. Bis dahin hatten die Gerichte den Standpunkt vertreten, dass die Regierung das im ersten Verfassungszusatz aufgeführte Recht nicht verweigern dürfe, sofern sie kein »zwingendes Staatsinteresse« nachweisen könne. Doch in dem Prozess *Employment Division, Department of Human Resources of Oregon v. Smith* (Alfred Leo Smith, Mitglied der Klamath Nation, verlor seinen Arbeitsplatz, weil er sich weigerte, den Sitzungen der Native American Church fernzubleiben) verwarf Scalia den Grundsatz des zwingenden Staatsinteresses. Er bezeichnete den religiösen Pluralismus Amerikas als »Luxus« und vertrat den Standpunkt, dass Strafrecht und Polizeigewalt gegenüber der freien Religionsausübung Vorrang genießen müssten. (Die Anwälte der Kirche kommentierten das Urteil mit den Worten, dass es im Grunde »den ersten Verfassungszusatz umschrieb und nun lautete: ›Der Kongress erlässt ausschließlich Strafgesetze, die die freie Religionsausübung untersagen.‹«) Das Interesse der Regierung an der Durchführung ihres Drogenkriegs hatte sich gegen den in der Verfassung garantierten Schutz der religiösen Freiheit durchgesetzt.

Scalias Urteil rief in der Religionsgemeinschaft Empörung hervor, und schon am folgenden Tag kam man zusammen, um das Gericht aufzufordern, seine Entscheidung zu überdenken. In seiner Urteilsbegründung hatte Scalia der Kirche geraten, sich an den Gesetzgeber zu wenden, um das Recht zurückzuerkämpfen, das ihr vom Gericht entzogen worden war, und schon ein paar Jahre nach dem Urteil tat sie genau das. 1993 verabschiedete der Kongress das Gesetz zur Wiederherstellung der Religionsfreiheit, das den Grundsatz des zwingenden Staatsinteresses wieder einführte. Das stellte einen Fortschritt dar, garantierte aber nicht, dass der Staat kein zwingendes Interesse fände, um den Gebrauch von Peyote zu verbieten, besonders während des Drogenkriegs. Unter der Führung von Reuben A. Snake Jr., dem Stammesführer der Winnebago, ging man in der Native American Church ein Bündnis ein und drängte den Kongress, dass er die Freiheit der Kirche, ihr Peyote-Sakrament zu nutzen, ausdrücklich schützte. Am 6. Oktober 1994 unterzeichnete Präsident Clinton die Zusatzartikel des Gesetzes zur Religionsfreiheit der Indianer. Seither »sind der Gebrauch, Besitz oder Transport von Peyote durch einen Indianer für traditionelle zeremonielle Zwecke in Verbindung mit der Ausübung einer traditionellen indianischen Religion rechtmäßig und werden weder von den Vereinigten Staaten noch von den Bundesstaaten verboten«. Ein Jahrhundert nach der Entstehung der neuen Peyote-Religion in den Great Plains hatte die Native American Church das Recht erwirkt, ihr Sakrament zu benutzen.

5. EIN BLICK INS TIPI

Für Außenstehende ist es nicht leicht, genau zu erfahren, was die Peyote-Zeremonie den amerikanischen Ureinwohnern heute bedeutet oder was sie ihnen gebracht hat. Viele von ihnen sehen sie als kostbar, ja sogar unverzichtbar an. Die Mitglieder der Native American Church, mit denen ich gesprochen habe, verbinden mit dem Peyotismus die Wiederbelebung und Aufrechterhaltung der traditionellen indianischen Kultur, eine höhere Alkoholabstinenz, die Heilung von körperlichen und geistigen Krankheiten und den Zusammenhalt zwischen Indianerstämmen, die sich häufig feindselig gegenüberstanden.

Aber wie läuft das ab? Wie bewirken die Zeremonie und ihr psychoaktives Sakrament diese ... persönliche und kollektive Wandlung? Ich hatte gehofft, es durch meine Teilnahme an der Sitzung der Native American Church im November in Texas herauszufinden, aber daraus wurde ja leider nichts. Blieb nur noch Zoom. Nach den Interviews mit zahlreichen Roadmen, Kirchenfunktionären und Mitgliedern aus verschiedenen Stämmen ist mir klarer geworden, was im Tipi geschieht, aber ich bin mir immer noch nicht ganz sicher, dass ich es auch begreife. Zum Teil beruht diese Unsicherheit auf der epistemologischen Kluft zwischen der indigenen und der westlichen Denkweise über Pflanzen, Medizin und »Drogen«. Doch ich stieß bei vielen Indianern auch auf ein tiefes Widerstreben – zumindest mir gegenüber –, zu erzählen, was genau hinter der Zeltwand vor sich geht.[6]

Dieses Widerstreben, mit einem weißen Autor aus Berkeley über spirituelle Fragen zu sprechen, hätte mich nicht überraschen dürfen. Steven Benally, ein Navajo-Roadman in seinen Siebzigern, der zur Zeit Präsident der Azeé Bee Nahaghá of Diné Nation (früher bekannt als

Native American Church of Navajo Land) ist, betrachtete mich mit unverhohlenem Misstrauen, als ich ihm eine aus meiner Sicht ganz einfache Frage stellte: Was hatte der Peyotismus seinem Volk gebracht? Ich hatte ihn in seinem Haus in Sweetwater, Arizona, erreicht, im Reservat, das von der Pandemie besonders hart getroffen worden war. Als wir im Mai miteinander sprachen, waren aus seinem Bekanntenkreis bereits acht Menschen gestorben. Benally strahlte Gelassenheit, Würde und Bedachtsamkeit aus, doch manchmal blitzte ein Grimm auf, auf den ich nicht vorbereitet war.

»Sie sind weiß, oder?«, begann er. »Was habe ich davon, Ihnen die ganzen Informationen zu geben, auf die Sie es abgesehen haben? Es bringt mich in eine Zwickmühle, mit Ihnen zu reden. Wenn ich zu viel davon preisgebe, was Peyote für etwas Bestimmtes bringt oder wie es wirkt, und davon berichte, wie es heilt, dann könnten Sie etwas schreiben, das die Neugier der Psychedeliker weckt.« Er wusste, dass ich ein Buch über psychedelische Wissenschaft verfasst hatte, zwei Worte, mit denen er nichts anfangen konnte.

»Ich kenne unsere Geschichte sehr gut und weiß, wie stark uns die Kolonisierung geschadet hat, ich kenne die Doktrin von der ›Entdeckung‹.« Der Sinn seiner Worte war klar: Im Zeichen der »Entdeckung« war den indigenen Völkern vieles genommen worden, und aus seiner Perspektive gehörte ich zu einer langen Reihe von weißen Entdeckern, die nichts Gutes verhießen.

»Uns wurde diese Pflanze für unseren eigenen Bedarf geschenkt. Wir müssen sie unseren Kindern und Enkeln zuliebe schützen, für eine künftige Zeit, in der sie sie zum Überleben brauchen werden. [Benally ist Gründungsmitglied der Indigenous Peyote Conservation Initiative.] Ich habe Angst, aller Welt zu zeigen und zu erklären, wie sie wirkt und wozu sie gut ist. Verstehen Sie, was ich meine? Wenn sich mit Peyote Geld verdienen lässt, dann wird dem nichts mehr im Wege stehen.« Amerikanische Ureinwohner aus Benallys Generation können sich noch an den von Carlos Castaneda ausgelösten Hype um Peyote in den

1970er-Jahren erinnern, der unzählige Hippies in die Peyote-Gärten von Texas lockte, um eine heilige Pflanze zu ernten, die sie als psychedelische Droge ansahen, womit sie die einzigen wild wachsenden Peyote-Kakteen in Amerika stark dezimierten. Eine weitere Sorge ist, dass die Wissenschaftler, die Psychedelika als Mittel gegen seelische Krankheiten erforschen, ihre Aufmerksamkeit auf Peyote als Quelle für ein neues Medikament richten könnten.

»Uns wird beigebracht, unsere Medizin gut zu schützen.«

Nach einer kurz aufwallenden Entrüstung wurde mir klar, dass ich ihm den Schutz seines Wissens und sein Misstrauen gegenüber mir nicht vorwerfen konnte. Was hatten er und die amerikanischen Ureinwohner davon, wenn sie das Wissen über ihre Zeremonie und diese Pflanze mit denen teilten, die ihnen so viel genommen hatten?

Dennoch ließ ich nicht locker, und nachdem wir ausgehandelt hatten, was vertraulich bleiben sollte (darunter auch Berichte über wundersame, dem Peyote zugeschriebene Heilungen), redeten wir gut eine Stunde lang über alles, abgesehen von dem, was im Tipi geschieht.

Benally findet, der rechtliche Status von Peyote – dass die Mitglieder der Native American Church das Recht haben, die Pflanze zu nutzen, während es für alle anderen eine Straftat bleibt – sei genau, wie er sein sollte: »Das Gesetz hilft uns, die kleine Peyote-Pflanze zu schützen.«

Aber wenn die Pflanze eine so wirksame Medizin ist, warum sollen sie dann andere, die sie genauso bräuchten, nicht auch nutzen können?

»Der große Geist hat uns diese Pflanze vor langer Zeit geschenkt. Vor dem Schmelztiegel der Kulturen hatten vermutlich auch andere Menschen eine ähnliche Verbindung zur Natur, zu einer Landschaft und ihren Pflanzen wie wir. Früher hatten sie ihre eigenen Heilpflanzen, doch die sind verloren gegangen.

Heute sind viele Menschen auf der Suche. Sie haben ihre Verbindung zum Land und zur Spiritualität verloren. Sie sind unzufrieden mit der westlichen Medizin und Wissenschaft und suchen nach dem Bindeglied. Sie versuchen, indianisch oder indigen zu denken. Das verstehe ich. Aber wir wollen nicht, dass unsere Enkel so enden wie diese Leute! Wenn wir Peyote nicht bewahren, dann werden auch sie so enden und müssen sich an andere Völker wenden, um ihre [Heil-]Pflanze zu finden. Deshalb tust du alles Erdenkliche, um festzuhalten, was du hast, damit deine Kinder nicht als umherstreifende Vagabunden enden.«

Benally verwendete nicht den Begriff »kulturelle Aneignung«, doch er lag in der Luft. Der Hintergrund für seine Bemerkungen war ein Konflikt, der vor Kurzem zwischen der Native American Church und einer neuen Bewegung zur Reform der Drogenpolitik namens Decriminalize Nature ausgebrochen war. Fast über Nacht hatte diese Bewegung die Stadtverwaltungen mehrerer Städte (z. B. Oakland, Santa Cruz und Ann Arbor) davon überzeugt, die örtliche Polizei anzuweisen, dass sie Straftaten, bei denen es um illegale Pflanzenmedizin wie Ayahuasca, Psilocybin und Peyote ging, nicht mehr entschlossen verfolgte. Bevor die Pandemie allem Einhalt gebot, hatten sich die Stadtverwaltungen eines halben Dutzends anderer Städte[7] bereits darauf vorbereitet, die Bürger über die Resolutionen von Decrim Nature abstimmen zu lassen.

Die Bewegung hatte die Politik der Drogenreform im Alleingang neu ausgerichtet, von dem Wort »Droge«, das sie penibel vermeidet, bis zu »psychedelisch«, einem weiteren überfrachteten Begriff. Nein, jetzt handelte es sich um »Pflanzenmedizin« oder »Entheogene« – ein Ausdruck für Psychedelika, der ihre spirituelle Verwendung betonen sollte. (Entheogen bedeutet so viel wie »das Göttliche im Innern offenbarend«.) Decrim Nature hat es hervorragend verstanden, Psychedelika als etwas Natürliches darzustellen, sie zu einer uralten Säule der menschlichen Beziehung zur Natur zu erklären, einer Beziehung, in der die Regierung keine legitime Rolle spielt. Inzwischen gibt es mehr als einhundert Ortsgruppen von Decrim Nature im ganzen Land.

Wer die Ansicht vertritt, dass Erwachsene Pflanzenmedizin benutzen können sollten, ohne Angst vor der Polizei haben zu müssen, dürfte den raschen Erfolg der Bewegung als ausgesprochen gute Nachricht betrachten. Doch die Native American Church sah das anders. Aus Sorge, dass die Entkriminalisierung von Peyote die Nachfrage anheizen und wieder Scharen von Psychonauten zu den Peyote-Gärten locken würde, verlangte sie, dass Decrim Peyote von der Liste anerkannter Pflanzenmedizin und die Bilder des Kaktus von ihrer Webseite entfernte.

Das brachte Decrim in eine äußerst missliche Lage. Die Unterstützer von Decrim sind Leute, die große Hochachtung für indigene Kulturen empfinden und sich in allem, was Ethnie, Imperialismus und Kolonialismus betrifft, für besonders wachsam halten. Und jetzt waren sie mit einer Gruppe in Konflikt geraten – amerikanischen Ureinwohnern! –, deren Traditionen und Weisheit sie nicht nur verehrten, sondern auch in ihrem Gebrauch von Entheogenen nachzuahmen versuchten. Aber wenn man Peyote von der Entkriminialisierung ausnahm oder den Zugriff darauf auf eine Ethnie beschränkte, würde das die einfache Botschaft der Bewegung, dass es keine »illegalen« Pflanzen geben kann, infrage stellen.

Was tun? In der Hoffnung, die amerikanischen Ureinwohner zu besänftigen, willigte Decrim ein, nicht mehr von Peyote zu sprechen und stattdessen »Meskalin enthaltende Kakteen« zu sagen. (Obschon Peyote in den Texten der Resolutionen von Oakland und Santa Cruz als eine der Pflanzen aufgeführt war, die »entkriminalisiert« werden sollten.) Aber Decrim entfernte die Peyote-Bilder nicht von seiner Webseite und veröffentlichte dort eine Stellungnahme, mit der man die Indianer nur noch mehr gegen sich aufbrachte:

»Die DN-Bewegung vertritt den Standpunkt, dass der heilige Peyotl-Kaktus weder einem einzigen Volk oder Stamm noch einer einzigen Nation oder Institution gehört. Wir betrachten ihn als Geschenk von Mutter Natur an die ganze Menschheit und sind fest entschlossen, den Menschen die spirituellen Erkenntnisse und wichtigen Botschaften bewusst zu machen, die Peyotl den menschlichen Hütern dieses Planeten, auf dem wir alle gemeinsam leben, vermittelt.«

»Decrim ist für Indigene ein Schlag ins Gesicht«, sagte mir Dawn Davis, ein weiteres Mitglied der Native American Church. Davis ist eine *Newe* Shoshone-Bannock und lebt in dem Reservat im Ross Fork Creek District in Idaho. Sie promoviert gerade an der University of Idaho im Fach Natürliche Ressourcen. Die natürliche Ressource, die sie untersucht, ist die schwindende Wildpopulation von Peyote. Davis befürchtet, dass Peyote auf der Liste der gefährdeten Arten landet, was für den Peyotismus und die daraus entstandene Religion katastrophale Auswirkungen haben könnte[8]. Sie kam bei unserem Zoom-Gespräch auf Decrim zu sprechen, bevor ich die Gelegenheit hatte, sie danach zu fragen.

»Jetzt hat jemand, der in Oakland lebt, ein größeres Recht auf Peyote als ein Stammesmitglied im Reservat!« Sie sprach davon, dass Indianer anders als die Einwohner Oaklands nach den Zusatzartikeln des Gesetzes zur Religionsfreiheit amerikanischer Indianer von 1994 nicht das Recht haben, Peyote anzubauen. Zu diesem Zweck müssen sie auch noch nachweisen, dass sie Mitglied eines Stammes und der Kirche sind.

»Es war kein einfacher Kampf, den Zugriff auf Peyote zu bekommen, nicht so einfach, wie sein Kreuzchen bei einer Wahl zu machen. Das waren vier Jahre harte Arbeit, nachdem wir uns ein Jahrhundert lang bemüht hatten, unser Recht auf diese Pflanze zu sichern.«

Bei unserem Gespräch saß Davis zu Hause an ihrem Schreibtisch, und ihre kleine Tochter kam manchmal ins Bild geflitzt und buhlte um ihre Aufmerksamkeit. Davis hat ein rundes, offenes Gesicht, das von langem schwarzem, in der Mitte gescheiteltem Haar eingerahmt ist. Was die Zeremonie betraf, war sie auch nicht mitteilsamer als Steven Benally, aber aus etwas anderen Gründen.

»Die meisten von uns haben kein Interesse, über unsere Erfahrungen zu reden.« Sie erzählte jedoch, dass ihre Eltern sie, als sie noch klein war, zu Sitzungen mitgenommen und ihr seit ihrem zwölften Lebensjahr kleine Mengen Peyote zu essen gegeben hatten, das sei üblich gewesen. (Dawn hatte schon in der Gebärmutter mit Peyote Bekanntschaft gemacht, als ihre Mutter in schwangerem Zustand an der Totenwache für ihre Großmutter teilnahm.)

»Die Leute fragen, was ich bei einer NAC-Zeremonie empfinde – aber für mich sind das sehr persönliche und intime Erfahrungen, die auch ich nicht völlig verstehe. Doch ich muss meine eigene Deutung finden. Ich will keine Deutung von anderen.

Insbesondere Leuten, die die Pflanze als Sache betrachten, kann man nur schwer erklären, wie wichtig und heilig diese Medizin ist. Für mich ist Peyote ein fühlendes Wesen. Die Pflanze ist keine Sache, sondern ein Verwandter, ein Stammesältester. Ich habe die Heilkraft von Peyote erlebt und habe allerhöchste Achtung davor.«

Davis befürchtet, dass es angesichts der steigenden Nachfrage nach Peyote bei amerikanischen Ureinwohnern und der Mängel des derzeitigen Liefersystems irgendwann nicht mehr genug Kakteen geben könnte, um die Religion am Leben zu erhalten. Das Problem liegt darin, dass das derzeitige System, bei dem vier lizensierte *Peyoteros* die Pflanze ernten und dann an Kirchenmitglieder verkaufen, untragbar ist. Zu oft arbeiten sie überhastet und schädigen mitunter die Pflanze, sodass sie sich nicht regenerieren kann. Doch es gibt noch andere Gefahren: Rinder, die die stachellosen Kakteen zertrampeln, der Bau von Windparks in Peyote-Gebieten, andere Nutzbarmachungen des Landes und die Wilderei, die mit der Beliebtheit von Psychedelika zunimmt. Davis räumt ein, dass auch die Ureinwohner selbst für den Mangel mitverantwortlich sind.

»Mit den Stämmen finden Gespräche über eine Verringerung des Gebrauchs statt. Einzelne Leute nehmen jedes Wochenende an einer Zeremonie teil. Ich nenne sie Fresser. Ich achte streng darauf, wie viel ich esse, weil ich weiß, dass die Medizin einen langen Weg zurückgelegt hat. Aber viele Ureinwohner waren noch nie in den Peyote-Gebieten, sie haben die Verbindung zu ihrer Pflanze verloren.« Deshalb ist die Indigenous Peyote Conservation Initiative, für die Davis als Beraterin tätig war, so wichtig: Sie verspricht, die Verbindung der Ureinwohner zu den Peyote-Gebieten wiederherzustellen, ihnen wieder zu ermöglichen, dass sie die Wallfahrt unternehmen und den Kaktus eigenhändig auf den zweihundertfünfzig Hektar Land ernten, die der Kirche inzwischen gehören.

Ich fragte Davis, ob der Anbau von Peyote den Mangel lindern könne. Wie die meisten Ureinwohner, mit denen ich über den Anbau sprach, bezweifelte sie, dass Peyote aus dem Gewächshaus dasselbe wäre wie die wild wachsenden Kakteen. »Wir wissen nicht, wie Peyote sein Meskalin erzeugt. In freier Natur könnten es die Kaninchen, der Wacholder, der Boden, ein Zugvogel, der Regen sein – all das könnte ihn zu dem machen, was er ist. Ich befürchte, wenn man ihn aus seinem Zuhause herausnimmt, verwandelt er sich in etwas anderes.

Ich habe Videos von Martin Terrys Pflanzen gesehen, sie leben hinter drei verschlossenen Türen in einem Gewächshaus! Beim Anblick dieser armen Pflanzen habe ich gedacht: Was müssen sie bloß alles durchmachen?« Doch Davis hat nichts dagegen, dass Kakteen in Freibeeten von Gärtnereien gezogen und dann in die freie Natur verpflanzt werden. »Aber die Bewahrung der Wildpopulationen sollte oberste Priorität haben.«

Davis glaubt, dass dabei Weißen wie mir eine Rolle zufällt, deshalb nimmt sie auch Einladungen zu psychedelischen Tagungen an, um dort Vorträge zu halten. Ihre Botschaft lautet: »Lasst die Finger von Peyote. Das ist nicht das, was man dort hören will. Aber ich glaube nicht, dass Peyote für alle da ist oder es dabei nur um Love and Peace geht. Sie können so viel Meskalin synthetisieren, wie sie wollen, aber von den Wildpopulationen sollen sie bitte die Finger lassen.«[9]

Nach den Gesprächen mit Davis und Benally begriff ich, dass es nicht ganz richtig ist, den Gebrauch von Peyote durch Leute, die nicht der Urbevölkerung angehören, als Beispiel für kulturelle Aneignung zu bezeichnen. Wenn man sich die Ausprägung einer Kultur aneignet – sagen wir, eine Praxis oder ein Ritual –, muss das nicht unbedingt eine Beeinträchtigung sein, das kann man so oder so sehen. Die Praxis selbst hört ja nicht auf zu existieren, weil sie entlehnt oder nachgeahmt wird. Aber bei Peyote verhält sich das heute anders. Hier vollzieht sich die Aneignung im endlichen Reich des Materiellen – eine Pflanze, deren Anzahl rapide abnimmt. Damit gehört der Verzehr von Peyote durch Weiße in eine lange Reihe von nicht-metaphorischen Dingen, die den amerikanischen Ureinwohnern genommen wurden. Ich begann zu begreifen, dass es für jemanden wie mich wichtiger sein konnte, Peyote *nicht* einzunehmen.

Nicht alle amerikanischen Ureinwohner, mit denen ich sprach, redeten so ungern über das, was im Tipi geschieht, oder standen dem Gedanken so feindselig gegenüber, einen Weißen bei der Zeremonie dabeizuhaben, vorausgesetzt, er »kommt im richtigen Geist«. Sandor Iron Rope, ein einundfünfzigjähriger Teton Lakota aus den Black Hills in South Dakota, ist Präsident der Native American Church of South Dakota und eine zentrale Figur in der IPCI. Er kam für unser Gespräch nach Rapid City, da die Internetverbindung im Reservat keine Zoom-Sitzung zuließ. Iron Rope erwies sich als freundlicher, entwaffnend offener Mensch, der bei unserem Gespräch bereit war, über Dinge zu sprechen, zu denen Benally und Davis nichts sagen wollten. Als ich ihn fragte, ob er mich zu einer Peyote-Zeremonie ins Tipi mitnehmen könne, hielt er inne, sammelte seine Gedanken, und nachdem er mich vorgewarnt hatte, dass ich seine Begriffe und Vorstellungen vielleicht nicht alle verstehen könne, versuchte er zu schildern, was sich dort zutrug. Dabei sagte er Folgendes:

> Wenn du das Tipi betreten wolltest, müsstest du als Erstes deine Denkweise ändern. Aus indigener Perspektive sind wir hier

auf Mutter Erde. Wir spüren den Wind, und der Wind spricht. Die Sonne geht in einer bestimmten Himmelsrichtung auf und in einer bestimmten Himmelsrichtung unter. Und so errichten wir auf dem Boden aus Mutter Erde einen Altar, der die Form eines Halbmonds hat. Wir wissen, dass Großvater Feuer mit uns reden und Zwiesprache halten wird, deshalb errichten wir die Feuerstelle auf andächtige Weise und bringen Opfergaben dar. Die vier Elemente – Erde, Feuer, Wasser, Luft – kommen irgendwann ins Spiel. Und schließlich die Pflanze, die auf dem Altar liegt.

Einige nennen sie Fleisch unserer Vorfahren, denn genau das ist sie, und zugleich ist sie ein Geist. Verschiedene Menschen machen verschiedene Erfahrungen mit der Medizin. Sie spricht auf verschiedenen Ebenen mit dir: über das, was du sehen musst, das, was du fühlen oder erfahren musst. Die Medizin kennt dich schon, bevor du dich selbst kennst. Sie ist wie ein Spiegel. Wenn man aufsteht und in den Spiegel schaut, kann man sich zurechtmachen, sich die Zähne putzen und überprüfen, ob man ordentlich aussieht, gesellschaftsfähig ist. Aber die Medizin ist ein Spiegel, der dir ermöglicht, in dein Inneres zu schauen, ins Innerste deines Herzens und Geistes. Der Peyote kennt dich.

Wenn du also über etwas nachzudenken beginnst, vielleicht etwas, das geheilt werden muss, dann kann die Medizin hören, worüber du nachdenkst und was du sagst. Es ist nicht so, als würde man im DSM nachsehen und eine Diagnose erhalten. Es ist unsere Lebensweise, mit den Dingen zu reden und in allem die Lebenskraft zu erkennen.

Bei einer Sitzung wird oft jemand sagen: Warum haben wir uns versammelt? Wir haben uns hier versammelt, weil ich bei diesem Problem Hilfe brauche. Es kann sich um eine Krankheit, eine Scheidung, um Missbrauch oder Alkoholismus handeln.

Aus diesem Grund will ich, dass gebetet wird. Die betreffende Person sitzt auf einem bestimmten Platz.

Das Tipi stellt eine Familie und ein Zuhause dar. Die Stangen, die es aufrecht halten, stehen für die Frau, das Fundament des Zuhauses. Und die Zelthülle steht dafür, dass der Mann die Frau und das Feuer im Innern schützt. Das Feuer ist der Großvater, und die Zeltklappe steht für die Großmutter, die beide von alters her das Familiengebet leiten. Und die kleinen Pflöcke, die das Tipi festhalten, das sind all deine Kinder. Wenn du also das Tipi betrittst, bittest du diese spirituelle Familie um Hilfe, um Gebete, denn wir sind alle miteinander verbunden, ob wir wollen oder nicht.

Bei der Meditation können die Leute abschweifen, sie sehen, hören und riechen Dinge, aber der Vermittler erinnert sie daran, dass sie zu einem bestimmten Zweck da sind, und führt alle zu diesem Zweck zurück. Die Lieder, die Gebete und das Trommeln helfen ihnen, sich auf diesen Zweck zu konzentrieren.

Das Konzept, dass eine Familie gemeinsam betet – das hat die Regierung unterdrückt und zerstört, als sie unsere Kinder ins Internat schickte und ihnen die Haare abschnitt, die heilig sind. Sein Haar zu verlieren bedeutet, seine spirituelle Identität zu verlieren. Nach diesen Geschehnissen und dem Einzug des Alkohols in unsere Reservate musste vieles geheilt werden. Der Alkohol stahl den Geist unseres Volkes. Und es kam noch viel anderes hinzu, viele Traumata. Aber anfangs war es ein spiritueller Kampf [die Peyote-Zeremonie zu verteidigen], und das ist noch immer so.

Eines Tages wirst du vielleicht irgendwo neben uns in einem Tipi sitzen und ein wenig von dem begreifen, wovon wir reden.

Wenn man etwas achtet, muss man manchmal die Finger

> davon lassen. Weißt du, mein Dad war im Krieg Soldat, und als ich aufwuchs, hatte er eine Waffe in seinem Wandschrank. Und neben seinem Bett stand eine Schale mit Perlen, mit denen er Schmuckartikel anfertigte. Als kleiner Junge ging ich immer in sein Zimmer, steckte den Finger in die Schale und schob die Perlen herum. Eines Tages fragte er, als er nach Hause kam: »Hey, wer war da an meinen Perlen?!« Ich wollte nicht zugeben, dass ich es war. Doch nachdem er uns ein paarmal in seinem Zimmer ertappt hatte, wussten wir, dass wir seine Perlen nicht anrühren durften, und schauten sie bloß an. Das war alles.
>
> Manchmal zeigt man seine Hochachtung für irgendetwas am besten, indem man die Finger davon lässt.

Sandor Iron Ropes Worte brachten mich so nah wie möglich an eine Peyote-Sitzung, und vielleicht werde ich einem Tipi nie näher kommen. Wie er vorausgesagt hatte, kam in seinem Bericht vieles vor, das ich nicht völlig verstand.

In dem 2013 erschienenen wissenschaftlichen Buch *A Different Medicine: Postcolonial Healing in the Native American Church* von Joseph D. Calabrese fand ich weitere Erläuterungen. Calabrese ist ein medizinischer Anthropologe und klinischer Psychologe, der zwei Jahre bei der Navajo Nation gelebt hat, dort als Krankenhausarzt arbeitete und anthropologische Aufzeichnungen für seine Dissertation machte. In dieser Zeit nahm er in Arizona an mehreren Peyote-Zeremonien teil, und seine Betrachtungen halfen mir, Sandor Iron Ropes Worte besser zu verstehen. Hier also die Sichtweise eines Weißen zum Peyotismus, der Blick auf einen indigenen Brauch durch das Prisma westlicher Psychologie- und Anthropologiekonzepte.

Calabrese stellte fest, dass viele Navajos genau wie Sandor Iron

Rope Peyote als allwissenden Geist betrachten, der imstande ist, die Menschen zu durchschauen und sie besser zu »kennen« als sie sich selbst. Peyote hat die Fähigkeit, die Schwächen eines Menschen offenzulegen und ihn zu zwingen, sich ihnen zu stellen. Peyote hat im Leben der Kirchenmitglieder eine Funktion wie das Über-Ich, die Pflanze soll hellseherische Kräfte besitzen. In diesem Glauben werden die Kinder großgezogen, man sagt ihnen, »dass der Peyote-Geist auch in Abwesenheit ihrer Eltern stets weiß, was sie tun«. Sich eine Pflanze als allwissenden Geist vorzustellen, mag wirklichkeitsfremd erscheinen, aber wie groß ist eigentlich der Unterschied zu einem psychologischen Konstrukt wie dem Über-Ich – einer inneren Stimme, die uns an die moralischen und ethischen Beschränkungen unserer Gesellschaft erinnert?

An Calabreses Schilderung fand ich bemerkenswert, dass wir mit Peyote eine »Droge« haben, die die gesellschaftlichen Normen nicht untergräbt, sondern stärkt. »Die Native American Church entstand als Revitalisierungsbewegung«, betont er, »fokussiert auf persönliche Heilung, die Wiederherstellung der Gemeinschaft, harmonische Familienverhältnisse, die Verbindung zum Göttlichen und den Verzicht auf Alkohol.« Im Vergleich zu den Psychedelika, die in den 1960er-Jahren im Westen konsumiert wurden, ist die Rolle, die Peyote bei den amerikanischen Ureinwohnern spielt, auffallend konservativ. (Ein weiterer Hinweis darauf, wie wichtig Set und Setting bei jeder psychedelischen Erfahrung sind.) Der Gebrauch von Peyote in der Native American Church gibt uns ein moralisches Leitbild für Drogenkonsum.

In Anbetracht eines solchen Leitbilds (das auch in anderen Kulturen zu finden ist), müssen wir das ganze Konzept von »Drogen« und den moralischen Verfehlungen, die wir damit verbinden, nochmals überdenken. Im Westen beruht das Verständnis von Drogen auf der Vorstellung von Hedonismus, dem Wunsch zu flüchten und dem Verlangen, sich zu betäuben. Die ersten Weißen, die den Peyotismus miterlebten, vermuteten, dass die Indianer die Droge als Schmerzmittel verwendeten, schreibt Calabrese, während sie in Wirklichkeit »die Intensität von Gefühlen steigert, statt sie zu dämpfen«. Eine psychedelische Erfahrung kann harte Arbeit sein, das genaue Gegenteil dessen, was die meisten Leute von illegalen Drogen erwarten. Die westliche Welt trennt Medizin und Religion voneinander, doch für amerikanische Ureinwohner (und andere traditionelle Kulturen) geht es bei Religion vor allem um Heilung. Die Verschmelzung von beidem wurde vom Indian Health Service offiziell anerkannt, der inzwischen die Kosten von Peyote-Sitzungen (und Schwitzhütten) zur Behandlung bestimmter Krankheiten übernimmt. Schwer zu glauben, doch es gibt einen »Klientenbetreuungscode« für eine religiöse Zeremonie mit einem psychedelischen Sakrament!

Der Peyotismus heilt größtenteils Traumata in ihren verschiedenen kollektiven oder individuellen Erscheinungsformen, die das bleibende Erbe einer offiziellen Politik darstellen, der es um nichts anderes als »die Zerstörung der indigenen Kulturen« ging. Calabrese erinnert uns an den historischen Augenblick, in dem sich die neue Religion in Nordamerika auszubreiten begann: kurz nachdem die Indianer in Reservate gezwungen und der Geistertanz auf böswillige Weise unterdrückt worden war. »Statt sich auf eine Veränderung der Welt durch das Verschwinden der Europäer zu konzentrieren«, schreibt Calabrese, »fokussierte sich [der Peyotismus] auf eine persönliche Veränderung, die es einem ermöglichen würde, nach der Unterwerfung zu überleben, eine stärkere Gemeinschaft aufzubauen und postkoloniale Störungen wie die Sucht nach dem Alkohol des weißen Mannes zu vermeiden.«

Wie bewirkt die Peyote-Zeremonie diese Veränderungen? Calabrese gibt eine psychologische Erklärung, die mir plausibel erscheint, obwohl ein Ureinwohner sie zweifellos als verkürzend betrachten würde. Wie andere psychedelische Substanzen bewirkt das Meskalin im Peyote eine geistige Plastizität, in der man sehr beeinflussbar und somit offen für das Erlernen neuer Denk- und Verhaltensmuster ist. In diesem Trancezustand werden starre Erzählungen über die eigene Person

(»Ich überstehe den Tag nicht ohne Alkohol«, »Ich bin ein wertloser Mensch« und so weiter) so weit abgeschwächt, dass es möglich wird, neue Erzählungen zu entwerfen, bei denen es typischerweise um Veränderung oder Wiedergeburt geht. Abgesehen von der Gruppensitzung hat dieses Modell große Ähnlichkeit mit der »psychedelischen Therapie«, wie sie heute im Westen praktiziert wird.

Doch die Gruppensitzung ist hier von großer Bedeutung. Dass der Heilungsprozess in einer Gemeinschaft vonstattengeht, wo alle derselben Musik und denselben Gebeten lauschen, ins selbe Feuer starren und dieselben chemischen Veränderungen im Gehirn durchmachen, dient genauso wie die Tatsache, dass die Aufmerksamkeit der Gruppe auf den Adressaten ihrer Gebete gerichtet ist, der Stärkung der neuen Erzählung. Das klingt fast wie ein Treffen der Anonymen Alkoholiker, wo die Geschichten von Veränderung und Wiedergeburt durch die Billigung der Gemeinschaft entwickelt und dann gefestigt werden. Nur dass in diesem Fall die Kraft des Rituals durch die Bewusstseinsveränderung, die alle gemeinsam erleben, enorm gesteigert wird.

Mir käme jede Nachforschung zur Peyote-Zeremonie unvollständig vor, wenn sie nicht in eine derartige Erklärung mündete, aber ich kann verstehen, warum Ureinwohner wie Dawn Davis oder Sandor Iron Rope nicht daran glauben. Am Anfang meiner Recherche interviewte ich einen weißen Anwalt, der eine wichtige Rolle dabei gespielt hatte, der Native American Church das Recht auf den Gebrauch von Peyote zu sichern. Jerry Patchen hat an so vielen Peyote-Zeremonien teilgenommen, dass er sie nicht mehr zählen kann. In einer E-Mail erinnerte er sich an eine, bei der ihn etwas, das in jener Nacht geschehen war, völlig verblüfft hatte. Deshalb bat er morgens, als die Zeremonie vorbei war und alle im Tipi umherliefen, einen jungen Navajo um eine Erklärung.

»Das ist das Problem mit euch Weißen. Ihr wollt immer alles wissen. Wir erleben es einfach.«

6. EIN ZWISCHENSPIEL: AUF MESKALIN

Etwa um diese Zeit brachte mir das Schicksal zwei dicke Kapseln Meskalinsulfat. In der psychedelischen Community ist die Geschenkkultur sehr lebendig, und ein Freund, der von meinem Interesse an Meskalin wusste, hatte irgendwie eine Dosis für mich besorgt. Er kannte den Chemiker, der es hergestellt hatte, und zerstreute jegliche Sorge, dass es LSD oder eine andere Substanz sein könnte, was bei Meskalin manchmal vorkommen kann. Obwohl ich vorher weder San Pedro noch Peyote ausprobiert hatte, fragte ich mich, wie rein Meskalin im Vergleich sein würde. Ich fragte mich, ob sich meine Erfahrung mit der von Aldous Huxley vergleichen ließe. Ich fragte mich alles Mögliche, doch nichts konnte mich auf das vorbereiten, was mich erwartete.

Die Zeit und der Ort, die ich für meinen Trip ausgewählt hatte, kamen mir ideal vor: ein freundlicher Sommertag in einem Haus, das sich direkt über dem Salzwasser auf Stelzen erhob. Die Bucht, deren Stimmung und Aussehen sich mit dem Wind und den Gezeiten veränderten, füllte die Fenster aus und ließ ihr Wasser gegen die Pfähle klatschen, die das Haus trugen. Ich hatte nur eine einzige Dosis, deshalb erbot sich Judith, auf mich aufzupassen. Ich schluckte die beiden Kapseln um neun Uhr morgens. Die Wirkung von Meskalin kann quälend langsam einsetzen, deshalb gingen wir die erste Stunde am Strand spazieren, ein angenehmes Zwischenspiel, bis ich ungeduldig wurde. »Gutes Meskalin kommt nur langsam zur Wirkung«, hat Hunter S. Thompson in *Angst und Schrecken in Las Vegas* geschrieben. »Die erste Stunde besteht aus Warten, und dann, eine halbe Stunde weiter, fängt man an, den Schweinehund zu verfluchen, der einen reingelegt hat, denn nichts passiert ... und dann Peng!«

Für mich lief es noch langsamer ab – da war kein Peng. Als ich das Meskalin zu spüren begann, saß ich draußen auf der Veranda, wo ich las und mit einem Auge zwei kräftige, hellblonde Schwimmer beobachtete, die durch das unruhige Wasser pflügten. Ich hatte von meinem Buch aufgeblickt, als ich plötzlich eine Woge des Abscheus, ja des Ekels, vor Gedrucktem verspürte. *Warum sollte irgendwer lesen wollen? Sich die Mühe machen, diesen hässlichen schwarzen Zeichen einen Sinn zu entlocken?* Plötzlich fand ich das ganze Vorhaben völlig absurd. Nein, was ich jetzt wollte und brauchte, war nicht lesen, sondern *schauen* – auf das dunkelblaue Wasser, auf die blonden Schwimmer, die ihre Bahn zogen, auf die Maserung und Färbung der Zedernbretter, die das Haus verkleideten. Es war unglaublich, wie viel es zu sehen gab! Die Pelikane, die übers Wasser liefen, bevor sie sich langsam in die Lüfte erhoben. Das diamantene Sonnenlicht, das von den Wellen in der Bucht reflektiert wurde. Der verrückte Grünton in Judiths Socken. Ich war von allem fasziniert und konnte mir nicht vorstellen, je wieder etwas anderes tun zu wollen, als alles, was es zu sehen gab, mit meinem Blick zu verschlingen.

Ich versuchte, mich an Huxley zu erinnern und ein paar Minuten die Falten meiner Hose zu betrachten, doch die waren völlig uninteressant. (Vielleicht weil ich Shorts trug?) Aber ich erkannte das völlige Vertieftsein in die materielle Welt, das Huxley beschrieben hatte. Jedes Verlangen, aufzustehen und mich zu bewegen, war verschwunden, es gab hier so viel zu erforschen. Ich schrieb: »Hier gibt es genug. Zu sehen, zu verstehen, zu erfahren.« Und dann: »Eine ausreichende Realität.«

Das Wort »ausreichend« taucht an jenem Tag mehrmals in meinen Notizen auf und scheint der Schlüssel dazu zu sein, was an der Erfahrung charakteristisch ist. Wenn ich sage, dass Meskalin mich in den jeweiligen Augenblick tauchte, trifft es das nicht ganz. Nein, ich war ein hilfloser Gefangener des jeweiligen Augenblicks, und mein Denken hatte die Fähigkeit verloren, seine normalen Pfade einzuschlagen, also in der Zeit zurückzugehen und den Erinnerungssträngen und Assoziationen an die Vergangenheit zu folgen oder vorwärtszugehen in das sorgenvolle Land der Erwartung. Ich stand mit beiden Beinen fest in der Gegenwart, und es gab, auch wenn sich das bald ändern würde, keinen anderen Ort, an dem ich sein wollte, und nichts, was ich vom Leben brauchte, um zufrieden zu sein. Was auch immer sich in meinem Wahrnehmungsfeld befand – dieses opulente Fest der Realität! –, war völlig ausreichend.

Ich fragte mich, ob ich vielleicht einen verborgenen Pfad aus dem Labyrinth der Angst entdeckt hatte, in der uns das Virus und die Brände gefangen hielten, ob ich durch die Abkehr meiner Aufmerksamkeit von der Zukunft – denn das Virus und die Brände existierten für uns vor allem dort – die Schönheit und Freude des Lebens, die seit der Pandemie verloren gegangen waren, zurückgewonnen hatte. Diese Gegenwart war so weiträumig, dass sie das perfekte Gegenmittel zur Klaustrophobie des Lockdowns zu sein schien. Entsprach das dem, was es hieß, ein »König von unermesslichem Gebiete« zu sein?

Ich saugte die Objekte meiner Wahrnehmung so begierig auf wie jemand, der plötzlich einen unstillbaren Durst nach Realität hatte. Als die Ebbe einsetzte, konnte ich vom Fischgrätmuster des Wassers, von den Jollen und Küstenvögeln, die unablässig die Bucht bevölkerten, und von der fantastischen Vielfältigkeit der Grüntöne am anderen Ufer, die zwischen den beiden riesigen blauen Flächen von Himmel und Meer eingezwängt waren, einfach nicht genug bekommen.

In gewissem Maße ist das die Wirkung aller Psychedelika – sie ändern nicht unser inneres Empfinden (wie es Aufputsch- und Beruhigungsmittel verlässlich tun), sondern erfüllen die Welt ringsum mit noch nie gewürdigten Eigenschaften. Unter dem Einfluss von Psilocybin oder LSD erwachen die Objekte unserer Wahrnehmung zum Leben und verändern sich vor unseren Augen: Eine Gartenpflanze kann plötzlich zu einem empfindsamen Wesen werden und unseren Blick erwidern, ein Stuhl eine eigene Persönlichkeit gewinnen und böswillig werden. Durch Psychedelika verwandeln sich Dinge häufig in etwas Bedeutsameres. Oft weisen sie auf etwas hin, das jenseits der bekannten Welt liegt, auf eine andere Existenzebene. Und manchmal können wir ihnen dorthin folgen.

Aber das hier war etwas anderes. Diese Dinge wiesen auf nichts hin. Nein, sie waren völlig sie selbst – mehr als je zuvor. Ich notierte etwas Rätselhaftes – »Haiku-Bewusstsein!« –, doch wenn ich zurückdenke, kann ich mir gut vorstellen, was ich damit ausdrücken wollte: An jenem Tag nahm alles auf der Welt die Zen-artige Eigenschaft bloßen Vorhandenseins an, eine Art Immanenz.

Der Dichter Robert Hass hat über diesen Aspekt des Haikus geschrieben, dem er bis zu der Tatsache nachgeht, dass es in der buddhistischen Kosmologie keinen Schöpfer und deshalb auch keine höhere Bedeutungsebene gibt, auf die die Natur verweist. (Obwohl die amerikanischen Ureinwohner vom »Großen Schöpfer« sprechen, ist für sie die Natur an sich vollkommen und verkörpert den Geist, statt auf ihn hinzudeuten.) Im Gegensatz dazu ist die Natur aus christlicher Perspektive etwas, das gefallen ist. Später, mit der Romantik, kann die Natur Erlösung bringen, ein Mittel der Transzendenz sein. Aber wie dem auch sei, in unserer Kultur weist die Natur nur auf etwas hin. Sie ist belastet mit den Bedeutungen, die wir ihr aufgebürdet haben.

Der Dichter, der sich am stärksten bemüht hat, die Bedeutung, den Symbolismus und die jüdisch-christliche Kruste von der Natur abzukratzen, ist William Carlos Williams, der, so lautete mein Urteil an jenem Nachmittag, der Schutzpatron des Meskalins ist. (Im Gegensatz dazu sind die Schutzheiligen von LSD, Ayahuasca oder Psilocybin die visionären Dichter: Blake, Whitman, Ginsberg.) Mehr als einmal gelang es Williams in seinen Gedichten, die bloße Wirklichkeit der Dinge abzubilden, doch nirgends so effektvoll wie bei seiner Schubkarre:

so viel hängt ab
von

einer roten Schub-
karre

glänzend von Regen-
wasser

bei den weißen
Hühnern

Als ich nach meiner Meskalinerfahrung Williams' Lyrik, die mich stets kaltgelassen hatte, nochmals las, erlebte ich einen Schock der Erkenntnis. *Das sind die Augen, durch die ich gesehen habe!* Hier war die reine »Istigkeit« der vorgegebenen Welt und ihrer Objekte zu einem bestimmten Zeitpunkt. Haiku-Bewusstsein.

Dennoch gibt es etwas – sowohl in dem Gedicht als auch in der Welt, wie sie mir unter dem Einfluss von Meskalin vorkam –, das trotz all der Schönheit mehr zu sein scheint, als der Geist ertragen kann. Ist es die Eindringlichkeit, die Vergänglichkeit oder was? Ich weiß es nicht genau. Doch als die Wirkung des Meskalins stärker wurde, wich meine anfängliche Freude an der Istigkeit und Immanenz der Dinge einem Schauder oder Schatten, den ich mir nicht erklären konnte – bis mir die Formulierung eines anderen Dichters einfiel: »das Unmaß der bestehenden Dinge«.[10]

Genau das – das Unmaß der bestehenden Dinge – begann mich im nächsten Abschnitt des Tages, in dem sich die Intensität ihrem Höhepunkt näherte und alles eine dunklere Wendung nahm, zu überwältigen. Ich habe nicht erwähnt, dass Hamlet seinen Anspruch, »König von unermesslichem Gebiete« zu sein, eingeschränkt hat – die nächste Zeile lautet: »wenn nur meine bösen Träume nicht wären«. Und da waren sie. Jetzt hatte ich das Gefühl, dass es mehr Realität war, als ich bewältigen konnte. Meine Sinne waren weit offen und ließen erheblich mehr von allem in mein Bewusstsein – mehr Farbe, mehr Kontur, mehr Struktur, mehr Licht. Es war, um es mit Huxley zu sagen, »unaussprechlich wundervoll, fast in erschreckendem Grad wundervoll«. In der Tat. Ich hatte das Gefühl, als könnte alles in Schrecken umschlagen.

Huxley war durch seine Reise zu der Überzeugung gelangt, dass die Funktion des gewöhnlichen Bewusstseins darin bestand, uns durch eine Reduktion oder Filterung vor der Realität zu schützen – er bezeichnete das Bewusstsein als »Reduktionsventil«, und diese Metapher schien nie angemessener zu sein. Die Pforten der Wahrnehmung aufzustoßen, war im wahrsten Sinne des Wortes wundervoll, doch ohne die üblichen Filter des Bewusstseins entwickelte sich die Furcht vor »einem Überwältigtwerden, einem Zerfallen unter einem Druck der Wirklichkeit, der so stark würde, dass ihn ein die meiste Zeit in einer kosigen Welt von Symbolen zu leben gewohnter Geist unmöglich ertragen könnte«.

In diesem Zustand befand ich mich jetzt, und für einen Augenblick fühlte es sich wie Wahnsinn an. Mein Ich war noch vorhanden, doch ihm fehlte jegliche Willenskraft, es war zu passiv, um sich vor dem Angriff der Realität, der Unendlichkeit, zu schützen. Also schloss ich die Augen, in der Hoffnung, damit den reißenden Strom der Sinneseindrücke, die mein Bewusstsein überfluteten, einzudämmen. Das verschaffte mir eine Ruhepause, jedoch nur für kurze Zeit. Jetzt sah ich ein filigranes Muster aus miteinander verschlungenen und tanzenden Körpern, das sich vor mir entrollte und an hinduistische Miniaturen von Tantra- oder Yogastellungen erinnerte. Als ich versuchte, durch Meditation meinen Geist zu leeren, war das meditierende »Ich« nicht als mein eigenes zu erkennen – es veränderte sich immer wieder, und ein Fremder nach dem anderen meditierte in meinem Kopf. Ich kann mich deutlich an eine junge Lateinamerikanerin in einer weißen Bauerntracht erinnern, die eine Verbindung zu den indigenen Meskalinbenutzerinnen zu haben schien, von denen ich gelesen und die ich interviewt hatte. Letzten Endes war ich mit geschlossenen Augen noch mehr überfordert als mit offenen Augen. Anstelle der Sinne und der äußeren Realität öffneten sich jetzt die inneren Schleusentore meiner Gefühlswelt und ließen Wogen der Trauer um Menschen ein, die ich verloren oder aus meinem Leben gestrichen hatte. Darauf folgte ein grenzenloses Pathos für all die Menschen, egal ob ich sie kannte oder nicht, die jetzt, früher oder zukünftig leiden mussten, mehr Leid, als irgendjemand im Kopf haben konnte, ohne dass ihm der Schädel platzte. Es erscheint möglich, dass jemand, der so großem Leid ausgesetzt ist, daran sterben kann.

Ich schlug die Augen wieder auf, da ich zu dem Schluss gelangt war, der Flut aus dem offenen Ventil der Sinne besser standhalten zu können als meinen Gefühlen, Erinnerungen und Vorstellungen. Noch nie waren mir meine Augenlider so wichtig erschienen – sie waren leistungsstarke Technologien, die im Bewusstsein das Programm wechseln konnten.

Was ging in meinem Gehirn vor? Die Vorstellung, dass es draußen (oder im Innern) viel mehr gibt, als unser Bewusstsein uns wahrzunehmen erlaubt, steht im Einklang mit dem neurowissenschaftlichen Konzept der prädiktiven Codierung. Dieser Theorie zufolge lässt unser Gehirn nur die Mindestmenge an Informationen ein, die nötig ist, um die besten Vermutungen zu dem, was sich draußen oder, im Falle der unbewussten Gefühle, in unserem Innern abspielt, bestätigen oder korrigieren zu können. Diese ungenauen Vorhersagen der Realität und die ursprünglichen Annahmen sind so etwas wie Landkarten sensorischer und psychologischer Erfahrungen, und solange sie das tatsächliche Gebiet so gut abbilden, dass wir uns erfolgreich darin zurechtfinden, gibt es keinen Grund, das System mit Unmengen überflüssiger Einzelheiten zu überschwemmen. Die natürliche Auslese hat das menschliche Bewusstsein nicht unbedingt so geformt, dass es die Realität exakt wiedergibt, sondern es soll unsere Überlebenschancen erhöhen und statt der ganzen Bandbreite dessen, was wahrnehmbar ist, nur das »spärliche Rinnsal« – Huxleys Worte – an Informationen hereinlassen, das wir benötigen, um zurechtzukommen.

Psychedelika scheinen dieses System durcheinanderzubringen: In manchen Fällen funktionieren die Vorhersagen des Gehirns über die Realität nicht mehr, zum Beispiel wenn man in den Wolken Gesichter sieht, wenn Noten plötzlich lebendig werden oder man aus irgendeinem Grund glaubt, dass man verfolgt wird. Dieses unter dem Einfluss von LSD oder Psilocybin übliche magische Denken tritt oft auf, wenn die vom Gehirn erstellten ungenauen Vorhersagen nicht mehr durch detaillierte Informationen der Sinne ausreichend beschränkt oder korrigiert werden.

Aber wenn Huxleys Schilderung und meine Erfahrung typisch sind, dann geschieht im Gehirn unter dem Einfluss von Meskalin etwas ganz anderes. Die detaillierten Informationen der Sinne und Gefühle überschwemmen unser Bewusstsein und spülen die Vorhersagen, Landkarten, Überzeugungen und »kosigen Symbole« – all die Instrumente, mit deren Hilfe wir die innere und äußere Welt ordnen – in einer riesigen Woge der Ehrfurcht hinweg.

Der überwältigende Höhepunkt der Erfahrung hielt glücklicherweise nicht lange an, und schließlich fand ich mich wieder zurecht und konnte alle eingehenden Informationen steuern, ohne zu kentern. Die Wirkung von Meskalin reißt einfach nicht ab – vorausgesetzt, dass man es genießt, ist Meskalin das freigebigste Psychedelikum –, und ich ließ mich auf die zwölfstündige Reise ein. Jetzt, wo ich eine gewisse Kontrolle über mein Bewusstsein wiedererlangt hatte, konnte ich mich in alles vertiefen, was ich ansah oder dachte. Später am Nachmittag wurde ich gesprächig und genoss es, nah bei Judith zu sein. Wir hörten zusammen Musik, und ich nahm in den Noten und Arrangements mehr wahr, als ich darin vermutet hätte. Die Spätnachmittagssonne bestrich das Haus, woraufhin ich über Schatten nachdachte und die Art, wie sie – ironische, lustige, sarkastische – Kommentare zu den Dingen abgeben, von denen sie geworfen werden – ihren vermeintlichen Herren. Wie stand es mit Noten – konnten sie Schatten werfen? Ich hörte genau hin. (*Zweifellos!*) Ich blickte durchs Fenster auf die Bucht und nahm jede kleine Veränderung der Farbe und Stimmung wahr. Die Substanz schien mein Herz und die Fenster meiner Sinne geöffnet zu haben: Es gab an diesem Ort und in diesem Augenblick an Judiths Seite ungeheuer viel auszukosten.

Irgendwann an jenem Nachmittag hatte ich einen etwas makabren Gedanken: Wie genau würden sich dieser Ort und dieser Augenblick anfühlen, wenn ich ihn im Wissen meines bevorstehenden Todes erlebte? Wenn es schon in ein paar Wochen oder gar Tagen so weit wäre? Alles würde mir unendlich kostbar und schmerzlich vorkommen. Ich würde jedes Detail dieses Bildes als Geschenk ansehen, das ich mit allen Sinnen festhalten muss: die Röte der duftenden Aprikosen in jener blauen Schale, das Spiegelbild der Wolken im glasigen Wasser bei Ebbe, der traurige Schrei einer Möwe, der uns von der anderen Seite der Bucht erreicht. Mir wurde mit einem Schlag klar, dass es sich genauso anfühlen würde wie in diesem Augenblick.

Warum sollte man sich dann nicht immer so fühlen? Weil es mit Sicherheit ermüdend wäre, das Leben in so eine endlose Betrachtung zu verwandeln. Das normale Bewusstsein hat sich vermutlich nicht entwickelt, um eine Wahrnehmung zu fördern, die auf Kosten des Handelns auf das Sein – die Kontemplation – ausgerichtet ist. Doch wie mir scheint, ist es der Segen dieser Substanz – dieser bemerkenswerten Kakteen! –, dass sie irgendwie die Pforten der Wahrnehmung einen Spaltbreit öffnet und uns an diese offensichtliche, aber selten zur Kenntnis genommene Wahrheit erinnert: dass wir genau hier leben, inmitten dieser kostbaren Geschenke im Schatten jenes bevorstehenden Augenblicks.

Ich machte mir eine Notiz, um nach meiner Meskalinerfahrung nicht zu vergessen, was ich gelernt hatte: »Hat das Meskalin mir die Tür in der Mauer gezeigt?« Sollte das der Fall sein, dann glich diese Tür – genau wie Sandor Iron Rope es mir zu sagen versucht hatte – eher einem Spiegel, denn das, was ich lernen musste, befand sich nicht auf der anderen Seite, sondern direkt vor meinen Augen, und so war es schon immer gewesen.

7. BEGEGNUNG MIT DEM SAN PEDRO

Die Indigenen, die ich interviewt hatte, zeigten kein Interesse an der Substanz Meskalin oder der Art von Erfahrung, die ich unter ihrem Einfluss gemacht hatte. Für sie steckte die Kraft in den Kakteen, sei es Peyote oder San Pedro, besonders deshalb, weil sie ihre Kraft in der Zeremonie offenbarten.

Nun war ich erst recht begierig, an einer Zeremonie teilzunehmen. Aber neben dem logistischen Problem, nach Texas zu gelangen und während der Pandemie eine Nacht in einem beengten Tipi zu verbringen, musste ich auch die Mahnung der Ureinwohner beachten: Um als Weißer die Ausübung des Peyotismus zu respektieren, musste ich von Peyote die Finger lassen. Nach Peru zu fliegen kam nicht infrage, das Land war vom Virus besonders schwer betroffen, und wer wusste schon, wann Don Victors nächste Reise nach Berkeley stattfinden konnte. Doch man hatte mich auf eine »Medizinträgerin« hingewiesen, die mit ihm gearbeitet hatte. Inzwischen leitete sie Wachuma-Zeremonien (die Bezeichnung »San Pedro« kommt ihr nicht über die Lippen), an einem Ort, der ohne Flugreise erreichbar war. Wir begannen miteinander zu reden und uns dann im Freien zu treffen, in ihrem oder in meinem Garten.

Taloma, so bat sie mich, sie zu nennen, war in ihren Dreißigern zur Medizinarbeit gekommen. Damals war ihre Ehe gerade in die Brüche gegangen. »Ich war auf keinem guten Weg. Ich wohnte in billigen Motels, aß Fast Food, war allein.« Als Taloma eines Tages durch Big Sur fuhr, fiel ihr das Schild von Esalen auf, dem legendären spirituellen Zentrum, in dem das »Human Potential Movement« seinen Anfang nahm. Aus Neugier bog sie ab, wurde aber an der Pforte abgewiesen:

Nur Teilnehmer der Workshops durften aufs Gelände. Mit einem Exemplar des Katalogs fuhr sie wieder weg. Bei einem Halt in einem wenige Kilometer entfernten Ort sperrte sie sich aus ihrem Wagen aus. Sie musste stundenlang auf den Abschleppdienst warten, und das Einzige, was sie zu lesen hatte, war der Esalen-Katalog.

»Lauter absurdes Esoterikzeug«, erinnert sie sich. Taloma war niemand, den man mit Esalen in Verbindung gebracht hätte. Sie hatte nie Gras geraucht, geschweige denn stärkere Drogen genommen und hielt sich für zu rationalistisch, um an »Seelen oder Energien« zu glauben. Doch Esalen mit seiner Biokost und den heißen Quellen kam ihr wie die perfekte Zuflucht vor. Und so meldete sich Taloma zu einem einwöchigen Workshop an – »Die Heilung des inneren Kindes«. Nach dieser Erfahrung begann sie mit einem Selbstheilungsprozess, der sie irgendwann zu ihrer Berufung führte: der Heilung anderer Menschen mithilfe der von ihr so genannten »elementaren Pflanzenmedizin«.

Schließlich lebte und arbeitete Taloma mehrere Monate lang in Esalen (im Garten). »Dieses machtvolle, heilige, heilsame Land« hatte eine Wirkung auf sie. »Es hat mir das Leben gerettet«, sagte sie mir. In der Zeit in Big Sur machte sie Bekanntschaft mit dem »roten Weg«: Sie arbeitete mit einem Stammesältesten namens Little Bear zusammen und unternahm in den Santa Lucia Mountains bei Big Sur mehrere Visionssuchen, bei denen sie vier, dann sieben Tage und schließlich noch länger allein in der Wildnis fastete. Außerdem nahm sie an Schwitzhütten teil.

An dem Tag, an dem Taloma Big Sur verließ, hatte sie eine Nahtoderfahrung: Der Jeep, den sie fuhr, überschlug sich dreimal auf dem Highway 1 und wäre fast ins Meer gestürzt. Sie weiß noch, dass sie sich in einem Tunnel befand und in der Ferne ein Licht leuchtete, bevor sie wieder das Bewusstsein erlangte. Sie hatte sich das Genick gebrochen und musste sich einer schweren Operation unterziehen, um ihre Beweglichkeit wiederzugewinnen. In der schmerzreichen jahrelangen Genesungszeit entdeckte Taloma die Heilkraft der psychoaktiven

Pflanzen, die bei indigenen Zeremonien benutzt werden – Ayahuasca, Peyote, Wachuma, Tabak. Sie war auf dem »Medizinweg«.

In Anbetracht ihrer hohen Wangenknochen und ihrer langen, glatten, in der Mitte gescheitelten Haare könnte man Taloma irrtümlich für eine Ureinwohnerin halten. In Wirklichkeit ist sie gemischter Abstammung, in erster Linie japanisch-amerikanisch, laut Familiengeschichte mit einer Spur indianischem Blut. Doch obwohl sie das oft erwähnt, betont sie stets: »Ich bin keine Ureinwohnerin. Ich habe deren Kampf nicht miterlebt und bin nicht in dieser Kultur aufgewachsen.« Ihre Ehrfurcht vor der indigenen Kultur ist so groß, dass sie überall, wo sie sich befindet, den Segen der örtlichen Ureinwohner erbittet, bevor sie auf ihrem Land Zeremonien abhält.

Seit sie sich auf den Medizinweg begab, ist Taloma bei den Ältesten zweier unterschiedlicher Abstammungslinien in die Lehre gegangen: dem Heiligen Feuer von Itzachilatlan, einer ziemlich neuen, in Mexiko ansässigen spirituellen Bewegung, die versucht, die indigenen Kulturen Nord- und Südamerikas wiederzuvereinigen, indem sie ihre Zeremonien und Pflanzenmedizin miteinander verknüpft, und der traditionellen Wachuma-Zeremonie aus Peru, die sie bei Don Victor und seinem Lehrer Don Agustín erlernte. Erst nach einer zwanzigjährigen Lehrzeit fühlte sich Taloma bereit, Zeremonien durchzuführen und selbst Medizin anzuwenden.

Unter all den »Pflanzenlehrern«, mit denen sie gearbeitet hat, nimmt Wachuma einen besonderen Platz ein. »Jede Pfianze hat ihren eigenen Geist«, erklärte sie mir. »Ich fühle mich mit Wachuma wegen seines unbezwingbaren Überlebenswillens verbunden.« Tatsache! Wenn man von einem Wachuma-Kaktus ein Stück abschneidet und es irgendwo liegen lässt – auf der Erde oder der Straße, in Sonne oder Dunkelheit –, sprießt schon bald ein neuer Kaktus hervor. Solange kein starker Frost herrscht, wächst die Pflanze überall: in der Stadt oder auf dem Land, in den Bergen oder auf Meereshöhe, im Haus oder im Freien. Sie ist glücklich, wenn sie gegossen wird, kommt aber monatelang ohne einen einzigen Tropfen Wasser aus, bildet an jedem Schnitt und jeder Wunde neue Triebe aus und wächst für einen Kaktus sehr schnell – bis zu dreißig Zentimeter im Jahr. Obwohl der Kaktus eindrucksvolle Blüten entwickelt und Samen erzeugen kann, scheint seine vornehmliche Fortpflanzungsstrategie auf Katastrophen ausgelegt zu sein: auf die Hiebe von Macheten oder einen stürmischen Wind, der ihn umwirft. Was auch immer ihm zustößt, er wird damit fertig und nutzt die Gelegenheit, um neues Leben zu bilden. Im Vergleich zu dem betulichen, anfälligen Peyote ist der Wachuma unerschütterlich.

»Das ist die Medizin, die ich den Leuten bringen will«, sagt Taloma. »Der Wachuma kennt die Energie der Großstadt, die Flugzeuge am Himmel, die Sirenen in den Straßen, das WLAN und die Handy-Wellen, denen wir nicht entrinnen können. Er weiß, womit wir es zu tun haben. Er ist eine sanfte, herzöffnende Pflanze. Ich habe das starke Gefühl, dass er die richtige Medizin für unsere Zeit ist.«

Seit der Pandemie hatte Taloma keine Wachuma-Zeremonien mehr durchgeführt, doch sie hatte eine für Ende August geplant, und ich war begeistert, als sie Judith und mich einlud, daran teilzunehmen. In Anbetracht des Virus sollte die nächtliche Zeremonie im Freien stattfinden, mit angemessenem Abstand zwischen den Teilnehmern. Wir würden Masken tragen und die Medizin aus Pappbechern statt aus einem gemeinsam benutzten rituellen Kelch trinken. Und alle mussten sich ein paar Tage vorher auf Corona testen lassen.

In der Woche vor der Zeremonie bestellten Judith und ich COVID-19-Tests. Für den Fall, dass es eine kalte Nacht sein würde, kauften wir neue Schlafsäcke. In einem langen Zoom-Gespräch »trafen« wir die anderen Teilnehmer in Talomas *allyu* oder Medizinkreis und sprachen über unsere Vorsätze für die Zeremonie. Wir würden im Lauf der Nacht drei Becher Wachuma trinken. Zwei Wochen vor der Zeremonie erntete ich mit Taloma und zweien ihrer Helfer in einer großen Pflanzung, um die sie sich kümmerte, lange Kakteenarme, wobei wir Astsägen benutzten, um das überraschend zarte Fleisch zu durchtrennen. Dann verabredeten wir, ein paar Tage vor der großen Nacht alles zu kochen.

Doch am Samstag vor der geplanten Zeremonie zog abends ein schweres Gewitter über Nordkalifornien. Spinnenbeinige Blitze erfüllten den ganzen westlichen Himmel und rissen Millionen von Menschen aus dem Schlaf, alle aufgeschreckt vom selben fürchterlichen Gedanken: Feuer. Innerhalb einer Stunde hatten mehr als tausend Einschläge die verdorrte Spätsommerlandschaft getroffen und Hunderte von Bränden entfacht. Ein paar Tage später hatte der Rauch die Sonne verdunkelt und den Himmel gelb gefärbt, und am Mittwochmorgen schickte Taloma eine lange E-Mail, in der sie die Zeremonie absagte.

»Wir sind zu einem neuen Tag erwacht«, schrieb sie. »Der Geist hat mit einem unglaublichen Gewitter gesprochen, das im ganzen Staat Feuer entfacht hat ... Alle, die genug Zeit, Raum und Energie haben, um denen, die jetzt von Angst und Sorge erfüllt sind, Gebete für ihre körperliche Unversehrtheit, für die Tiere und das Land zu schicken ... sollen das jetzt bitte tun.«

Und das war's dann. Ich weiß, das ist eine beschämend engstirnige Sichtweise einer Naturkatastrophe, die so viele Leben auf den Kopf gestellt und inzwischen Tausende von Häusern und anderthalb Millionen Hektar Wald verbrannt hat, aber ich hatte einfach das Gefühl, dass ich wieder mal ausgebremst worden war. Obwohl Taloma schrieb, sie hoffe, schon bald einen neuen Termin zu finden, konnte die Zeremonie vermutlich erst stattfinden, wenn der Regen kam, und dann würde es schwierig oder unmöglich sein, sie im Freien abzuhalten. Ich brauchte einen Plan C. Aber worin sollte der bestehen?

8. BETRUNKEN HINTERM LENKRAD

Mit den Bränden änderte sich etwas. Die Häufung von Katastrophen forderte ihren Tribut, nicht nur, was meine Pläne betraf, sondern jetzt auch von mir. Irgendwie war es mir gelungen, in den ersten sechs Monaten der Pandemie nicht den Mut zu verlieren. Aber jetzt war die unsichtbare Gefahr durch eine zweite Bedrohung, die man sehen und spüren konnte, noch verstärkt worden: Vom Himmel fiel eine feine Asche, die Pflanzen und Autos überpuderte und in unsere Körper eindrang. COVID hatte die freie Natur zu einem sicheren Ort gemacht, doch die Brände trieben uns wieder ins Haus, damit wir zwanghaft auf Webseiten nachsehen konnten, die beurteilten, wie gefährlich es war zu atmen. Unsere Welt, die von der Pandemie bereits verkleinert worden war, schrumpfte noch mehr.

Es herrschte »Alarmstufe Rot«. Das hieß, dass wir für den Fall eines Evakuierungsbefehls, der jederzeit kommen konnte, eine Notfalltasche bereithalten mussten. Also packten wir einen kleinen Koffer mit lebenswichtigen Dingen, doch was als lebenswichtig galt, änderte sich jedes Mal, wenn wir es entscheiden wollten.

Als ich vor Monaten mit diesem Projekt begonnen hatte, war es hauptsächlich aus Neugier gewesen. Was konnte ich lernen, wenn ich der Geschichte des Meskalins nachging und meine Erfahrung mit der Substanz machte – über die Kakteen, über indigene Religion und die Möglichkeiten des Bewusstseins? Ich hatte kein Interesse, »geheilt« zu werden, was auch immer das hieß. Doch Taloma ging es nur um die Arbeit mit Wachuma. Wozu ist Medizin sonst da?

Als Taloma mich bat, in Vorbereitung auf unsere Zeremonie ein Gebet zu formulieren, ließ ich mir etwas einfallen, das eher akademisch als therapeutisch war: *Was konnte ich von Wachuma über meinen Geist lernen?* Taloma sprach es nicht aus, aber ich sah, dass sie enttäuscht war. Ich wusste, dass sie (berechtigterweise) dachte, ich sei zu verkopft, deshalb überarbeitete ich das Gebet, damit es etwas persönlicher wurde: Ich wünschte – okay, *betete* –, nicht so kopfgesteuert, sondern eher aus dem Herzen heraus zu leben, mich stärker von meinen Gefühlen leiten zu lassen.

Diese Worte – ja das gesamte Vokabular des Heilens – liegen mir schwer auf der Zunge. Aber nach dem Ausbruch der Brände gingen mir die geistige Energie und der Schwung verloren, die mich ohne die Verzweiflung, die ich inzwischen verspürte, durch die ersten Monate der Pandemie gebracht hatten. Ich fragte mich, ob Taloma vielleicht recht hatte. Konnte die Pflanze uns einen Weg durch die fortlaufenden Katastrophen dieses schrecklichen Jahres weisen?

»Trauma« ist ein Wort, das heutzutage in aller Munde ist. Taloma sprach unaufhörlich davon, sagte, dass ein Trauma »sich im Körper einnistet«, »Energie blockiert« und, wenn es ignoriert wird, schwären und zu körperlichen Erkrankungen wie Krebs führen kann, wobei sich Unbehagen in Krankheit verwandelt. Es heißt, ein unerkanntes Trauma kann auch zu Süchten führen, da die Leute zur »Selbstmedikation« mit irgendwelchen Substanzen greifen oder zwanghaftes Verhalten zeigen. Heiler sagen, dass Pflanzenmedizin oft »verborgene Traumata zum Vorschein bringt«, sodass sie »bearbeitet« werden können. *Wie* oft?, fragte ich mich. War ein Trauma nicht per definitionem ein außergewöhnlicher Vorfall? Plötzlich hatte es den Anschein, als würde jeder an einem Trauma leiden und wüsste es bloß noch nicht.

Mitten in der Pandemie, den Bränden und der düsteren politischen Zeit begann ich zu glauben, dass meine Skepsis vielleicht nicht haltbar war. Ich war in der Zeitung auf das Zitat einer Psychologin gestoßen, in dem sie erklärte, dass ein Trauma nicht unbedingt ein einzelnes dramatisches Ereignis darstellt. Bei einem Trauma gehe es um die Hilflosigkeit, die wir verspüren, wenn wir mit unvorhersehbaren Kräften konfrontiert werden, die sich unserer Kontrolle entziehen. Ist das zurzeit nicht der Fall? Und dann sagte sie mit einem Bild, das mir nicht aus dem Kopf geht: »Es ist wie eine endlose Autofahrt, bei der ein Betrunkener hinterm Lenkrad sitzt und niemand weiß, wann die Qual ein Ende hat.« In dem Bild, verängstigt auf dem Rücksitz eines rasenden Wagens zu sitzen, dürften sich unzählige Leser wiedererkannt haben. Mir ging es jedenfalls so.

In dem Moment, als Talomas E-Mail mit der Absage der Zeremonie eintraf, hatte ich gerade versucht, ein neues Gebet zu schreiben, in dem ich diesmal offen um Hilfe bat.

9. PLAN C

»Wachuma heilt dich nicht selbst«, sagte Taloma. »Seine Kraft steckt in seiner Subtilität. Im Gegensatz zu Ayahuasca, das dich packt und, ob du willst oder nicht, auf eine Reise mitnimmt, führt diese Medizin nichts in dich ein. Aber wenn du sie hereinlässt, offenbart sie dir, was bereits da ist, und hilft dir, dich selbst zu heilen. Ich habe schon manches Wunder erlebt.«

Wir saßen an einem Gartentisch, wo wir genügend Abstand hielten, während Taloma mir zeigte, wie man zur Zubereitung einer kleinen Teemenge einen Wachuma-Kaktus zerkleinert. Nachdem sie die Zeremonie abgesagt hatte, hatte ich angefragt, ob sie mir beibringen könne, wie man Wachuma-Tee zubereitet, und sie hatte sich bereit erklärt, es mir zu zeigen.

Zunächst nahm Taloma ein Bündel getrockneten Salbei aus einem Beutel und zündete es an, dann beräucherte sie die Pflanze, die Messer und schließlich uns mit dem duftenden Rauch. Es gab zwei Methoden des Kochens, und Taloma führte mir beide vor. Bei der ersten, mühsameren Methode muss man die stachelige Pflanze mit einem Messer in dreißig Zentimeter lange Stücke schneiden und dann systematisch die Schutzmechanismen entfernen. Zuerst die Stacheln, indem man einen Kreis um die Areolen ritzt und sie dann herausschält, wobei man darauf achten muss, von dem kostbaren Fleisch so wenig wie möglich wegzuschneiden. Danach stellt man den Kaktus hochkant und schneidet mit einem langen Messer vorsichtig alle Rippen auf und trennt sie von dem holzigen weißen Mark, das entsorgt wird.

Wenn man die langen dreieckigen Rippen in handlichere Stücke geschnitten hat, entfernt man die Epidermis – die feste, halb transparente

Hautschicht, die zusammen mit den Stacheln das wasserreiche Fleisch der Pflanze vor seiner erbarmungslosen Umgebung schützt. Der mühsamere Teil bestand darin, mit einem Schälmesser oder dem Daumennagel einen guten Ansatzpunkt an der Epidermis zu finden, um sie langsam in Streifen abzuziehen. Seiner Schutzmechanismen beraubt, erweist sich das Kaktusfleisch als erstaunlich zart und feucht, wie bei einer weichen Gurke. Wie alle Pflanzenalkaloide schmeckte es so bitter, dass sich einem alles zusammenzog, wie Tee, der zu lange gezogen hat, aber noch scheußlicher.

Als ich Taloma an dem schönen Sommernachmittag am Tisch gegenübersaß und lernte, wie man Kaktusfleisch aufschnitt und würfelte, fand ich es wie jede gemeinschaftliche Kochaktion: nett, ungezwungen, produktiv. Das Ganze erinnerte mich an Köche, die das Gemüse für eine Suppe vorbereiten, und in gewissem Sinne traf das auch zu. Wir arbeiteten mit den Händen, aber da es nicht unsere volle Aufmerksamkeit erforderte, unterhielten wir uns – über die Brände, andere Rezepte und über Don Victor. Wir hatten nicht das Gefühl, gegen das Gesetz zu verstoßen. Wenn mir an jenem Nachmittag etwas Sorgen bereitete, dann der Gedanke, dass ich offenbar nicht besorgt genug war.

Die zweite Methode, die Taloma mir zeigte, war einfacher und befriedigender, doch sie lässt sich nur bei jungen Pflanzen anwenden, die noch kein holziges Mark entwickelt haben. Nachdem man von einem dreißig Zentimeter langen Kaktusstück die Stacheln entfernt hat, schneidet man es so fein wie möglich mittendurch. Das ergibt Dutzende hauchdünner sechszackiger Sterne, deren hellgrüne Areolen in der Mitte schneeweiß sind.

Taloma schichtete die Sterne in einem großen Spaghettitopf auf, ließ ihn fast bis zum Rand voll Wasser laufen und stellte ihn auf eine Herdplatte. In diesem Moment verwandelte sich die Kochszene in etwas Zeremonielleres. Taloma zündete ihren Salbei an und beräucherte den Topf mit dem Kaktus. Dann beugte sie sich über den Topf, betrachtete die hellgrünen Sterne, die im klaren Wasser dümpelten, sprach ein Gebet und begann auf Spanisch zu singen.

Bevor Taloma aufbrach, gab sie mir folgende Anweisungen: Ich solle den Topf mit dem Kaktus zum Kochen bringen, alles etwa drei Tage köcheln lassen und immer, sobald der Pegel im Topf weniger als fünf Zentimeter betrage, vorsichtig Wasser nachfüllen. Wenn die Sterne nicht mehr weiß, sondern durchscheinend seien, seien sie fertig. Dann müsse ich den Brei abkühlen lassen, ihn durch ein feines Tuch filtern, den Topf wieder auf den Herd stellen und die Flüssigkeit um die Hälfte reduzieren. Am Schluss solle ich den Tee in Einmachgläser gießen und im Kühlschrank aufbewahren.

Als ich schließlich Talomas Lehrer Don Victor »traf«, war er in Cuzco und ich in Berkeley. Zoom funktionierte nicht, deshalb nutzten wir WhatsApp und erschienen auf dem iPhone-Display in Briefmarkengröße. Taloma übersetzte, was eine schwierige Aufgabe war, da Victor in seinem Wortschwall zwischen einer uns beiden vertrauten Welt (das Leben im Zeichen der Pandemie) und einer, auf die das nicht zutraf, hin- und herpendelte. Diese Welt hatte ihre eigene komplexe Kosmologie, die auf höheren und tieferen Schwingungsfrequenzen, auf anderen Dimensionen der Existenz, auf früheren Leben und heiligen Orten beruhte, die alle irgendwo in Peru zu liegen schienen. Ehrlich gesagt, konnte ich ihm oft nicht folgen, und wenn ich es konnte, hatte ich das Gefühl, als wäre ich in eine von Gabriel García Márquez erdachte Welt geraten, in der ganz eigene physikalische Gesetze herrschten.

Als Erstes fragte ich Don Victor, wie er sich selbst bezeichnet – als Heiler, Schamane, Medizinmann? »Ich bin kein Schamane, dieses Wort stammt nicht aus den Anden. Ich bin auch kein Heiler, weil ich niemanden von etwas heile.« Er bezeichnete sich als *chakaruna* – eine menschliche Brücke, die man überquert, um zu dem Ort zu gelangen, an dem man sein muss. »Doch ein Name ist bloß ein Name«, womit er andeutete, dass die Zeit für Namen und Kategorien – ja für jegliches rationale Denken – vorbei sei.

»In diesen Zeiten sollten die Menschen nicht so oft diskutieren oder Fragen stellen. Das ist nicht der beste Weg, um den kosmischen Geist und Mutter-Vater Erde zu verstehen, die es leid ist, die schwere, riesige Last des menschlichen Denkens besonders der letzten zweitausend Jahre zu tragen.« Er sah die Pandemie als Zeichen dafür an, dass wir uns von Mutter-Vater Erde abgewandt und die Verbindung zu »unseren Brüdern und Schwestern, den Tieren, Pflanzen, Mineralien, Bakterien und Viren«, verloren hätten.

»Deshalb ist diese Pause, die wir Coronavirus nennen, so dringend notwendig. Es ist keine Zeit zum Analysieren, Diskutieren oder Verstehen. Es ist eine Zeit zur Regeneration und Erneuerung der reinen geistigen Energie.«

Der Mann, der sich auf meinem Display ausließ, war weder ernst noch professorenhaft, sondern ziemlich vergnügt. Mit einundsiebzig ist Don Victors freundliches rundes Gesicht noch erstaunlich faltenlos. Er trug eine Brille, befestigt an einer Schnur, die auf beiden Seiten seines Schädels eine ulkige Schleife bildete, und auf seinem Kopf saß eine Baseballkappe. Er freute sich, »ohne Beschränkung« zu sprechen, das schien zu bedeuten, dass er sich mit jeder Frage, die ich ihm stellte, überall auf der Welt (und an noch ferneren Orten) befassen konnte.

Das war zumeist mit einem weitschweifigen Exkurs verbunden, der uns weit abschweifen ließ, doch irgendwie fand er immer wieder zu einer Art Antwort zurück. Als ich fragte, wie er seine Berufung entdeckt habe, sagte er: »Wenn wir eine einzige Frage stellen, hat sie zwangsläufig neun Antworten, und wenn wir wissen wollen, welche davon uns hilft, tauchen neun weitere Antworten auf.«

Die Geschichte, wie Don Victor seine Berufung fand, beginnt, als er fünf ist und nur mit seiner Mutter in der kleinen Stadt Ayaviri in Südperu lebt. Tag für Tag schlüpfte er um vier Uhr früh aus dem Haus und lief über drei Berge, durch Flüsse und Wälder in das neun Kilometer entfernte Aymara-Dorf Tinajani, das er bei Sonnenaufgang erreichte. Tinajani liegt in einer spektakulären Schlucht namens Tampu T'oqo, durchzogen von roten Felsformationen voller Höhlen, die als heilig gelten. Victor spielte den ganzen Morgen in diesen Höhlen, die er als »interdimensionale Portale« bezeichnete, »voller Wissen über die Geschichte des Lebens«. Die Inkas begruben ihre Toten in einigen dieser Höhlen, und der kleine Victor sprach mit ihnen, ohne zu begreifen, dass sie Geister waren. Dort lernte er einen Lehrer namens Hatun Sonq'o (»Großes Herz«) kennen, der vermutlich eine reale Person war, auch wenn ich mir da nicht hundertprozentig sicher bin. Jeden Tag »unterrichtete er mich drei Stunden lang, und das ermöglichte mir, einen Zugang zu meinen Erinnerungen an frühere Leben und alle Dinge zu finden, über die ich jetzt ohne Beschränkung reden kann«. Dazu gehört auch das Wissen, dass das Universum aus kosmischen Schwingungen besteht, wobei die niedrigen Frequenzen mit Zorn, Gewalt und Beschränkung, die hohen aber mit Liebe, Frieden und Dankbarkeit verknüpft sind.

Was hat all das mit dem Wachuma zu tun? Don Victor fand allmählich zu einer Antwort auf meine Frage zurück: Er arbeitet mit dem Wachuma, weil die Pflanze die Fähigkeit hat, die Frequenz unserer Schwingungen zu erhöhen.

Ich ließ nicht locker und fragte Don Victor, was seine Mutter von seinen morgendlichen Abenteuern gehalten habe. »Mutter wusste es nicht. Niemand wusste es. Wenn ich in mein Dorf zurückkam, schmutzig, die Kleidung zerrissen, zog ich mich aus und sprang in die Zisterne des Dorfes, um mich zu waschen – ich kann immer noch spüren, wie kalt das Wasser war, denn wir wohnten 3 900 Meter hoch in den Bergen! Wenn ich triefnass aus der Zisterne stieg, konnte das ganze Dorf mich sehen. Dann war meine Mutter zornig. Sie hatte eine geflochtene Leine aus Lamaleder mit einer kleinen Kugel am Ende, und damit schlug sie mich. Doch sie erfuhr nie, wo ich gewesen war.«

Ich fragte nach dem Geist des Kaktus und wie er die Menschen heilt. »Er leitet mich ständig an. Ich bin sicher, dass ein einziges Leben nicht ausreicht, um alles zu lernen, was uns diese Pflanze mitzuteilen hat.« Don Victor sagte, die Pflanze sei genauso wenig ein Heiler wie er, sondern eher ein Lehrer. Wir haben drei Körper, erklärte er, den physischen, den geistigen und den seelischen – das nannte er »die Dreieinigkeit«. (Er bezeichnete jeden von ihnen als *pacha* – als »eine Welt«.) »Die Pflanze ermöglicht es allen drei Körpern, nach und nach auf einer höheren Frequenz zu schwingen, bis sie nur noch aus Licht, reinem Licht besteht. Das ist mit Erleuchtung gemeint.« Ich konnte ihm nicht mehr folgen, aber vielleicht war das in Ordnung: »Die Pflanze ermöglicht dir, dich von deinem Geist zu lösen. Das kannst du nicht mit dem Geist verstehen. Du musst es im physischen Körper spüren.«

Don Victor hatte seine eigene Traumatheorie. »Wenn ein Teil deines Körpers unter zerstörerischen Energien oder einem Trauma leidet, verschließt sich das Herz, um sich zu schützen. Ein verschlossenes Herz heilt nicht. Es drückt seine Gefühle nicht aus. Der Geist wird aktiver, weil das Herz nicht mehr fühlt. Der Geist schweift in die Vergangenheit oder die Zukunft, die nicht wirklich existiert, und bleibt stecken in dem Chaos zwischen der Erinnerung an die Vergangenheit und dem Versuch, in die nicht-existente Zukunft zu gelangen. Und er verliert das Geschenk des Lebens, das darin besteht, zu leben und im jeweiligen Augenblick präsent zu sein. Deshalb lautet das Wort für Geschenk auf Spanisch *presente*.« Der Wachuma macht die massiven Energien des Traumas ausfindig und gibt sie frei, damit der Geist sich beruhigt und das Herz wieder sprechen kann und uns zu dem Geschenk zurückbringt, das der gegenwärtige Augenblick ist.

Bevor die Zeit unseres Gesprächs abgelaufen war, bat ich Don Victor um seinen Rat. Ich sagte, ich hätte alles Mögliche über die Pflanze gelernt, wie man sie anbaut und wie man sie zubereitet, doch angesichts der Brände und der Pandemie sei es unwahrscheinlich, dass ich an einer Zeremonie teilnehmen könne, und das sei frustrierend.

»Ich habe zwei Vorschläge«, begann er. »Es besteht die Möglichkeit, eine Zeremonie übers Internet durchzuführen. Ich könnte deine Schwingungen erspüren und die richtige Dosis bestimmen. Das wäre mein Geschenk.« Anscheinend hatte er mit Leuten in Europa schon etliche Zeremonien auf Zoom durchgeführt. Der Gedanke kam mir etwas seltsam vor, und ich sah, dass Taloma skeptisch war. Es stimmt schon, dass ein viel größerer Teil unseres Lebens, als wir uns je hätten vorstellen können, an Zoom übergegangen ist: Kurse, Tagungen, das Passahmahl, Therapiesitzungen, Beerdigungen, Cocktailempfänge und immer so weiter. Aber eine Medizin-Zeremonie? Ich dachte über die rechtlichen Implikationen nach – wie sicher war Zoom?

Ich fragte Don Victor, wie sein zweiter Vorschlag lautete.

»Die andere Idee ist, dass du innigen Kontakt zu der Pflanze aufnimmst, mit ihr redest und ihr mit dem Herzen lauschst. Wenn du ein klares Ziel und Gebet hast, sagt dir die Pflanze, wie viel du wann trinken musst.«

»Allein?«, fragte ich überrascht.

»*Sí.*«

Ein paar Tage nach unserer Sitzung mit Don Victor schlug Taloma, vielleicht aus Bestürzung über seine ketzerischen Ideen, eine Möglichkeit vor, wie wir doch noch eine Zeremonie veranstalten könnten. Wir könnten eine Räumlichkeit suchen – beispielsweise ein großes Wohnzimmer – und die Gruppe auf sechs oder sieben Personen begrenzen, damit alle genügend Abstand halten könnten. Ein, zwei Tage vorher würden wir uns alle testen lassen, und Taloma würde bestimmte rituelle Elemente umgestalten, um unser Risiko möglichst gering zu halten: separate Trinkbecher, separate Federn zum Beräuchern, einfach alles separat. Und sie würde nur Leute einladen, die gewissenhaft mit CO-

VID umgingen. Das schien ein akzeptabler Plan zu sein, und Judith willigte ein. Wir setzten die Zeremonie für einen Samstagabend an.

Das Wohnzimmer, in dem wir uns versammelten, war ein Raum, der mir vertraut war, weil ich mich schon darin aufgehalten hatte. Das erklärt mein Erstaunen, als Judith und ich an dem vereinbarten Samstagabend eintrafen: Alles war völlig umgestaltet worden, die Möbel weggeräumt und durch einen großen, mit seltsamen, wunderlichen Dingen übersäten Altar ersetzt, der die Mitte des Zimmers ausfüllte. Auf den ersten Blick sah das Zimmer aus wie ein Bauernmarkt in Cuzco, der Boden mit gewebten Tüchern in bunten Mustern und vier großen Tierfellen bedeckt – Bär, Hirsch, Bison und Büffel. Doch bei näherer Betrachtung war zu erkennen, dass jeder Gegenstand sorgfältig in einen von vier Quadranten platziert worden war, die jeweils einer der vier Himmelsrichtungen und einem der vier Elemente entsprachen.

Es folgt eine unvollständige Liste der Dinge, die Taloma auf dem Altar angeordnet hatte: Fläschchen mit lila Sand aus Big Sur, riesige Samenkapseln aus Peru, ein kunstvoll geschnitzter Kürbis, eine Schüssel mit Quellwasser aus Esalen, eine Schlangenhaut, eine Holzschnitzerei, die vier um eine brennende Kerze versammelte Großmütter darstellte, eine Murmel, auf der die im Wasser schwimmenden sieben Kontinente eingraviert waren, ein Redestab aus dem getrockneten Mark eines Wachuma-Kaktus, ein riesiger bunter Maiskolben, Fossilien, Kristalle, etwa ein Dutzend Kerzen, eine voll ausgebildete Wachumablüte, acht herzförmige Steine, eine Abalone-Muschel mit einem Päckchen getrockneter Salbeiblätter, die Federn eines Kondors und einer Schnee-Eule, eine Muschelsammlung, der Kopf eines Adlers und, etwas unpassend, ein Foto von Ruth Bader Ginsburg. Taloma hatte jeden von uns aufgefordert, etwas mitzubringen, das man auf den Altar legen konnte. Ich brachte ein schwarzes Armband aus imitiertem Stacheldraht mit, das mein Dad unbegreiflicherweise in seinen letzten Jahren getragen hatte – ein Geschenk von Amnesty International an seine Spender.

Taloma trug ein weißes Top mit diagonal darübergelegter peruanischer Schärpe und einen schwarzen Hut, der mit noch mehr spirituellem Nippes geschmückt war. Sie wurde von »Sam« unterstützt, einem schlaksigen, etwa dreißig Jahre alten Lehrling mit lockigem schwarzem Haar und hellblauen Augen. Nachdem wir auf dem Boden rings um den Altar Platz genommen hatten, erklärte Taloma ausführlich, was uns in der Nacht erwarten würde – die drei obligatorischen Becher Wachuma-Tee (plus ein optionaler vierter), die Wasserzeremonie im Morgengrauen, die Möglichkeit einer Tabakzeremonie in der Nacht (dazu gleich mehr). Dann legte sie ein paar Regeln fest: Während der Zeremonie durften wir nicht miteinander reden, vor Sonnenaufgang durften wir den Kreis nur verlassen, um auf die Toilette zu gehen, und bis zum Morgengrauen gab es weder Essen noch Wasser. Sam verteilte Eimer, die wir benutzen sollten, falls uns »wohl wurde« – d. h. übel wurde: Manchmal müsse sich jemand übergeben, erklärte Taloma, aber so eine Reinigung müsse man als Segen betrachten. Taloma entzündete ein Bündel getrockneter Salbeiblätter, schritt zwischen uns hindurch und hüllte den Altar und dann jeden von uns in den duftenden Rauch. Sie sprach Gebete für uns, für unser aufgewühltes Land und die Welt. Danach beschwor sie den Geist des Kaktus, uns beizubringen, wie wir uns selbst heilen könnten, und sobald das erreicht war, wie wir bei der Heilung anderer helfen könnten. »Wir können uns selbst am besten heilen«, sagte sie. Der Kaktus schaut in unser Inneres, in Körper, Geist und Seele, und zeigt uns, was unsere Aufmerksamkeit benötigt. Genau wie der Peyote-Kaktus hat er einen durchdringenden Blick.

Taloma dürfte uns fast zwei Stunden lang vorbereitet haben, bevor sie uns einzeln für unsere erste Tasse Wachuma-Tee aufrief. Als ich an die Reihe kam, goss Sam etwa einen Viertelliter Tee in einen Becher und reichte diesen Taloma, die ein Gebet darüber sprach und ihn mit beiden Händen an mich weitergab. Ich sollte im Stillen mein eigenes Gebet sprechen und die braune Flüssigkeit danach in einem Zug austrinken. Der Tee schmeckte so bitter, dass ich am ganzen Körper erschauderte. Sam gab mir einen Spritzer Agua de Florida[11], den ich in die Hände reiben und dann einatmen sollte. Er wies mich an, durch die Nase ein- und durch den Mund hörbar auszuatmen – ein Atemmuster, an das wir uns die ganze Nacht halten sollten und mit dem wir im Dunkeln eine Vielfalt seltsam ursprünglicher Laute erzeugten, die die unirdische Geräuschkulisse der Zeremonie bildeten. Nachdem wir alle unseren ersten Becher getrunken hatten, sang Taloma mit schöner, hypnotisierender Stimme ein Lied über einen Kolibri.

Es war eine lange, seltsame Nacht mit vielen Elementen und Ereignissen. Für mich war die ganze Erfahrung kraftvoller und zugleich schwächer, als ich erwartet hatte. Schwächer, weil ich die Medizin erstaunlich sanft fand – sie übernahm nie die völlige Kontrolle über meinen Geist, wie es das reine Meskalin getan hatte, auch nicht nach vier Bechern. Ich hatte keine Visionen, doch sie löste alle Stricke, die mich an Ort und Zeit banden, und erlaubte mir, ziellos auf den Strömen des Abends zu treiben. Aber diese Ströme wurden nicht durch meine eigenen Gedanken und Gefühle ausgelöst, sondern durch das, was im Zimmer vor sich ging: die Schwingungen von Talomas Gesang und Sams näselnder Flöte, das gespenstische Schlagen eines Eulenflügels neben meinem Kopf, das Flackern des Kerzenlichts an der geschwungenen Zimmerdecke und besonders das sich verändernde emotionale Register des hörbaren Ausatmens, das im Dunkeln die einzige Verbindung zwischen uns war. Diese Laute, die aus unserem tiefsten Innern zu kommen schienen, klangen mal traurig oder schmerzvoll, mal ruhelos oder harmonisch. Das Zusammenspiel all dieser Töne war verzückend und erzeugte eine Geistesverfassung, die mir half, die Kraft von Medizinzeremonien besser zu verstehen, zu begreifen, wie die Chemie und die gemeinsame rituelle Arbeit einen Grenzbereich schaffen, der für neue Möglichkeiten offen ist. Und wie die Gruppe in diesem Bereich zu einem lebenden, atmenden Organismus wird, der etwas Größeres ist als die Summe der anwesenden Personen. Ich sah – spürte –, wie die Medizin die Kanten des Ichs und der Welt so glättet, dass sie die Kraft des Rituals erhöht, indem sie uns aus der gewöhnlichen Zeit herauslöst und uns ermöglicht, alle Zweifel auszublenden.

Das war keine Kleinigkeit. Denn was waren wir anderes als eine Gruppe von Gringos, die meisten von uns weiße Westler, die sich bemühten, eine uralte, aus den Anden eingeführte Zeremonie nachzuahmen? Machten wir uns kultureller Aneignung schuldig? Das könnte man sagen. Doch solche Gedanken entspringen der Ernüchterung bei Tageslicht, für die Dauer jener verzückten Nacht waren sie, wie so vieles andere aus unserer derzeitigen Realität, vollends verbannt. Das war dem Wachuma zu verdanken, weil er jenen Zauber bewirkt und die Zeremonie glaubwürdig gemacht hatte, aber auch Taloma, die ihre Rolle mit absoluter Überzeugung ausfüllte. Sie wurde für uns zur Medizinträgerin, zur Hüterin uralter Weisheit, zur *Wachumara*, und ihre Worte übermittelten etwas, das weit über die Person hinausging, die ich kennengelernt hatte. Taloma war in ihrem Element, und sie war beeindruckend.

Meine eigene Erfahrung war ganz anders, als ich erwartet hatte. Andere zeigten eine stärkere Reaktion auf die Medizin, und das beeinflusste schließlich meine eigene Reaktion, löste mich aus der Ich-Perspektive heraus und versetzte mich, so seltsam es klingen mag, für einen Großteil der Nacht in die Dritte-Person-Perspektive. Im Rückblick war es genau das, was ich brauchte, da es mir einen möglichen Weg aus den engen Grenzen dieses trostlosen Jahres zeigte.

Schon bald nachdem wir unseren ersten Becher getrunken hatten, hörte ich Judith auf der anderen Seite des Zimmers leise schluchzen. Taloma ging zu ihr hinüber, und ich hörte, wie sie eifrig flüsterten. Bei Judith war etwas hochgekommen, mit dem sie schon in einer früheren Sitzung mit einer anderen Medizin zu kämpfen gehabt hatte. Ich konnte mir vorstellen, was es war. Ihr war ihr verstorbener Vater erschienen, den sie innig liebte, der jedoch den größten Teil seines Lebens eine drückende Last der Enttäuschung und Angst mit sich herumgeschleppt hatte. Er hatte als Jugendlicher seine Eltern verloren und lange mit diversen Dämonen gekämpft, bis er in den letzten Jahren seines Lebens plötzlich sanfter wurde und Zufriedenheit fand. (Ein paar Jahre vor seinem Tod hatte ihn Judith gefragt, wie er sich die Veränderung erklärte. Er hatte nur schulterzuckend gesagt: »Ich hatte für diesen Mist keine Zeit mehr, also hab ich es auf sich beruhen lassen.«) Judith identifizierte sich stark mit ihrem Vater und hatte erkannt, dass sie sich verpflichtet fühlte, seinen Schmerz mitzutragen. Bei ihrer früheren Sitzung war sie in die Unterwelt gereist und dort ihrem Vater begegnet, der ihr sagte, sie müsse seine Last nicht mehr tragen. Er hatte sie befreit.

Doch es war ein Geschenk, das Judith nicht hatte annehmen können, und ich hörte, wie sie mit Taloma darüber flüsterte. Ihre Mutter, die noch lebte, ließ nicht zu, dass sie sich der Last, die sie trug, entledigte. Auch Judith selbst konnte nicht loslassen: Inzwischen gehörte die Last dieses Erbes zu ihrer Person und war ein wesentlicher Bestandteil ihrer Identität und ihrer Rolle in der Familienkonstellation. Was würde bleiben, wenn es ihr gelang loszulassen? Das war eine Angst, die sie nicht aufzugeben wagte.

Ich hörte, wie Taloma Judith drängte, etwas zu unternehmen, ihr Erbe abzulehnen. »Es ist deine Entscheidung. Wir erschaffen die Welt mit unseren Worten. Sag es. Sprich die Worte aus.« Aber Judith schluchzte jetzt lauter und brachte es nicht fertig, die Worte auszusprechen. Das war schmerzvoll zu hören – oder eher *nicht* zu hören. Ich fühlte mich hilflos, außerstande, sie zu ermutigen oder ihr Trost zu spenden. Judith konnte offenbar meine Gedanken lesen, denn ich hörte, wie sie mir zuraunte: »Ich muss das allein schaffen.« Plötzlich verschwand jegliche Wirkung, die die Medizin bis dahin auf mich ausgeübt hatte.

Taloma bot Judith eine Tabakzeremonie an, da kannte ich mich ein wenig aus, weil ich ein paar Wochen vorher, als ich Taloma noch kennenlernte, selbst eine absolviert hatte. Tut mir leid, dass ich an diesem Punkt unserer Geschichte eine weitere Pflanzenmedizin präsentiere, doch bei indigenen Zeremonien ist es üblich, dass die Heiler mehr als eine verwenden. Es hatte mich überrascht zu lesen, dass viele Schamanen Tabak als die wirksamste Pflanzenmedizin ansehen, und in vielen Traditionen, darunter auch die Peyote-Sitzung der amerikanischen Ureinwohner, spielt er bei Zeremonien eine bedeutende Rolle. Westler haben heute oft eine ablehnende Haltung gegenüber Tabak und betrachten die Pflanze als absolut böse, doch wie Taloma erklärte, liegt das nur daran, dass die Weißen diese heilige Pflanze seit ihrer Ankunft in Amerika missbrauchten und ausbeuteten und sie von einer heiligen Medizin in eine tödliche und süchtig machende Gewohnheit verwandelten.

Tabak wird bei indigenen Zeremonien auf unterschiedliche Weise benutzt, doch gewöhnlich dient er der Befreiung vom Bösen oder von zerstörerischen Energien. In Talomas Variante steht der Empfänger vor ihr und schließt ein Nasenloch, während sie ein kurzes Gebet spricht, das mit den Worten »Körper, Geist und Seele« endet. Bei dem Wort »Seele« atmet er tief ein, während ihm Taloma Tabaksaft tief in die Nebenhöhle spritzt. Eine Feuerwelle fegt über seinen Schädel und dann den Rücken hinab. Es ist ein mitreißendes Gefühl. Taloma ermuntert ihn, mit den Füßen zu stampfen, die Arme auszuschütteln, die Hüften zu schwingen, hingebungsvoll zu brummen und zu knurren und all seine Gefühle herauszulassen. Wenn der Feuersturm abflaut, fühlt sich der Geist frisch geschrubbt und zumindest eine Zeit lang frei und wunderbar ruhig an.

Erst als wir alle unseren dritten Becher Wachuma getrunken hatten, bat Judith Taloma um den Tabak. Judith ist gewöhnlich ein sehr zurückhaltender Mensch, deshalb kostete die Bitte sie Überwindung. Ich wollte ihr einen Tipp geben, fühlte mich aber an Talomas Schweigeregel gebunden. Also wartete ich, bis sie das Zimmer verließ, um die Medizin vorzubereiten, und raunte dann Judith zu: »Was auch immer du tust, du darfst es nicht runterschlucken!« Ich hatte etwas von dem Tabaksaft durch die Kehle gleiten lassen und die ganze Nacht das unangenehme Gefühl gehabt, als hätte ich den Inhalt eines Aschenbechers geschluckt.

Es fiel mir nicht leicht, mir die Tabakzeremonie anzuschauen. Jetzt, wo ich völlig klar im Kopf war, richteten sich meine Gebete genau wie die Gedanken der anderen im Zimmer auf Judith. Sie wirkte vollkommen unbefangen, und ich fragte mich, ob unsere kollektive Energie sie aufrecht hielt. Wir beobachteten aus unserer jeweiligen Ecke des Zimmers, wie nach dem Wort »Seele« die Medizin durch ihren Körper strömte und die Kontrolle über ihre Arme und Beine und Stimmbänder ergriff, die gegen die Kraft des Tabaks machtlos waren. Tiefe, kehlige Tierlaute drangen aus ihrem Mund, während ihr Körper, der besessen zu sein schien, in eine Art spastischen Tanz verfiel. Sam sang ein Lied über einen Kondor, Strophe um Strophe, und Taloma bewegte sich im Rhythmus von Judiths sich wiegendem Körper, strich mit den Händen darüber (so viel zum Thema Abstand halten) und zog rituell schlechtes *juju* aus ihrem Bauch, ihrem Hals und ihrem Kopf.

Die ganze Zeremonie dauerte nur ein paar Minuten, und als der Sturm vorbei war, schien Judith wieder ruhig zu sein. Später sagte sie mir, sie habe sich gut gefühlt, entleert und gereinigt. Sie wirkte verändert, ob es anhalten würde, musste sich zeigen.

Ich hatte das Gefühl, dass wir eine Art Gesundbeten erlebt hatten, und das half mir, die Wirkung dieser Arbeit in einer Gruppe zu begreifen. Denn außer der Medizin und den Ritualen gab es noch die vereinigte Energie der anderen, alles auf einen einzigen Menschen, auf ein einziges Ergebnis ausgerichtet. Wir hatten auch erlebt, wie der Wachuma nach drei Bechern die geistigen und körperlichen Abwehrmechanismen lockerte (Judith kann normalerweise nicht einmal eine Massage ertragen!), wie er die Macht der starren Erzählungen brach, in denen wir uns sagen, wer wir sind und sein müssen. Mithilfe der Medizin hatte Judith etwas vermeintlich Wesenhaftes und Unerschütterbares ihrer Person offengelegt. Obwohl nicht sicher war, dass es dazu kommen würde, war Raum für die Entwicklung einer neuen Geschichte geschaffen worden.

Nach der ganzen Dramatik konnte ich es kaum erwarten, zu meinen eigenen Träumereien zurückzukehren, deshalb bat ich um den fakultativen vierten Becher. Als ich vor Talomas Altar stand, stellte sie mir ein paar Fragen, um meine Gemütsverfassung zu beurteilen, und war einverstanden, dass ich noch etwas bekam. Sie beschloss, den Tee stärker zu machen, und gab einen großen Löffel pulverisierten Wachuma aus Peru dazu. Dadurch wurde das Gebräu dickflüssiger, was das Herunterschlucken erschwerte, doch ich war dankbar, dass es mich schnell zu meiner inneren Reise zurückbrachte und mich weiter und tiefer vordringen ließ als vorher.

Den Rest der Nacht trieb ich auf den warmen Strömen meiner Gedanken und Gefühle, in einer angenehm fließenden Meditation, wie sie oft auf den Höhepunkt einer psychedelischen Erfahrung folgt, auch wenn der Höhepunkt nichts mit mir zu tun gehabt hatte. Ich plauderte mit Menschen aus meinem Bekanntenkreis, die schon tot waren oder noch lebten. Schwierige Probleme, mit denen ich mich hatte befassen wollen, kamen mir plötzlich nicht mehr schwierig vor, sie strömten in mein Bewusstsein und wieder hinaus, nicht gelöst, sondern eher losgelassen. Irgendwann fragte ich mich, warum *ich* keine emotionale oder seelische Krise hatte, ob sich meine Abwehrmechanismen von der Medizin nicht überwinden ließen oder in meinem Unbewussten nicht so viel vorging, wie ich gern glaubte.

Schließlich konzentrierte ich mich auf die Übungen, die Taloma vorgeschlagen hatte – die »drei Ebenen der Vergebung« und die Praxis der Dankbarkeit, von denen auch Don Victor gesprochen hatte. Wenn wir für den Schmerz, den wir anderen zugefügt haben, um Vergebung bitten, hatte Taloma gesagt, »durchtrennen wir die Stränge zu den widerstreitenden oder zerstörerischen Energien, die uns in der Vergangenheit mit anderen verbinden«. Als Nächstes verzeihen wir denen, die uns Leid zugefügt haben. Ich beschwor meinen Vater, Judith, unseren Sohn, meine Schwestern, bestimmte Freunde herauf und bat um Vergebung oder gewährte sie. Offenbar lockert die Medizin die Bande in die Vergangenheit und erleichtert es, seine Reue loszulassen. Und zuletzt verzeihen wir uns selbst.

Auf Vergebung folgt Dankbarkeit, die plötzlich in einer warmen Woge der Tränen über mich hereinbrach – Dankbarkeit für das Geschenk, all diese Menschen in meinem Leben, ja dieses Leben selbst zu haben, egal wie viele Jahre mir blieben, und eine Pflanze kennengelernt zu haben, die diese Tränen auslösen konnte und mir half zu erkennen, für wie vieles ich sogar in dieser trostlosen Zeit des Verlusts dankbar sein musste. Verzweiflung schien mir keine Option mehr zu sein.

(Wie zuckersüß diese Worte klingen müssen! Ich kann es mir nur vorstellen. Ich befürchte, dass Banalität ein unvermeidlicher Nebeneffekt der Arbeit mit Psychedelika ist, sie sind tiefsinnige Lehrer des Offensichtlichen. Doch manchmal sind das genau die Lektionen, die wir lernen müssen.)

Ich trieb noch immer auf diesen warmen Gefühlsströmen, als Taloma mit einem Wassergebet das Ende der Zeremonie einleitete. Wir hatten die ganze Nacht keinen Schluck Wasser bekommen, und die Aussicht darauf war herrlich. Aber erst die Zeremonie. Taloma entzündete eine dicke Tabakrolle, blies Rauch über den Wasserkrug und sprach ein langes, trauriges Gebet von der »Dankbarkeit für das heilige Wasser«, das sich in einer immer größeren Kreisbewegung von der Reinheit dieses lebensspendenden, aus den Quellen von Esalen geschöpften Wassers über die Verschmutzung der Flüsse und Meere der Erde durch die Achtlosigkeit und Gier des Menschen bis zu den noch größeren Schändungen der Natur in unserer Zeit, der Verdorbenheit unseres Landes und den unmittelbaren Gefahren durch das Virus und die Brände erstreckte. Die Pandemie und die große Pause, die sie der Welt auferlegt hatte, sei für die Menschheit die Gelegenheit, wie Taloma inbrünstig mahnte, sich darüber klar zu werden, was sie der Erde angetan hatte, und ihre Lebensweise zu ändern. Taloma erinnerte daran, dass der Lockdown zeigte, wie schnell die Natur sich selbst heilen kann, wenn sie die Möglichkeit erhält. »Doch es ist höchste Zeit«, warnte sie, und angesichts einer Dringlichkeit, die aus den Tiefen der

Erde selbst zu kommen schien, versagte ihr plötzlich die Stimme. Konnte das unsere letzte Chance sein?

Das Wassergebet überrumpelte mich. Ohne Vorwarnung hatte uns Taloma aus unseren nächtlichen Träumereien gerissen und ins Licht unserer Geschichte zurückgestoßen, uns mit den Gefahren konfrontiert, die außerhalb von Raum und Zeit unseres privilegierten nächtlichen Beisammenseins warteten. Unsere Auszeit von der Zeit, eine kurze, wohltuende Pause vom Virus und den Bränden, war vorbei. Was kam als Nächstes? Taloma sprach von den Wellen im Wasser, davon, wie weit sie reisen konnten. Sie erbat, dass wir uns in Wellen der Heilung verwandelten und aus diesem Zimmer aufbrachen, um die Welt wieder in Ordnung zu bringen, bevor es zu spät war. Um die rohe Kraft ihrer Worte zu spüren, hätte man wahrscheinlich in diesem Zimmer sein müssen, das Herz geöffnet durch diese Pflanze, doch sie waren frustrierend und schön zugleich.

Als das erste weiche Licht des Tages ins Zimmer fiel, tranken wir gierig das reine Wasser und bedankten uns.

Der letzte Akt der Zeremonie war das Herumreichen des Redestabs, die Gelegenheit für jeden von uns, zu erzählen, was in der Nacht geschehen war, und zu versuchen, es zu verstehen. Mich überraschte, wie stark Judiths Erfahrungen die der anderen beeinflusst hatten, besonders, wie sie die Geister unserer Eltern in unseren gemeinsamen Raum gebracht hatten. In den Schilderungen einiger Teilnehmerinnen waren Mütter von großer Bedeutung. Unsere getrennten Seelen waren nicht miteinander verschmolzen, doch sie hatten sich überlappt, und wie lange war es her, dass so etwas geschehen war?

Als Judith den Stab nahm, entschuldigte sie sich kleinlaut für »die ganze Dramatik der letzten Nacht«. Und dann sprach sie die Worte aus, die sie nicht hatte sagen können: dass sie bereit sei, die Last ihres Vaters abzulegen. Doch sie sagte es im Futur. Als Taloma sie darauf hinwies und daran erinnerte, dass »die Zukunft nicht existiert«, lächelte Judith und wiederholte ihre Worte, diesmal im Präsens.

Bevor alle auseinandergingen, um zu ihrem Leben zurückzukehren, machten wir ein Selfie von unserer Gruppe, dicht zusammengedrängt, um aufs Bild zu passen, als befänden wir uns in einem Traum, in dem die Pandemie vorbei war. Auf dem Foto sahen wir alle struppig und erschöpft, aber auch vergnügt aus, miteinander verbunden, wie wir es zwölf Stunden vorher nicht gewesen waren. Es war, als wären wir auf einem Floß zusammen einen Fluss hinabgefahren und hätten Qualen durchgestanden, die wir nicht genau beschreiben konnten, obschon sie uns spürbar verändert hatten, auf eine Art und Weise, dic wir Taloma zufolge vielleicht erst Tage oder Wochen später erkennen würden. »Der Geist der Pflanze wird ein paar Tage oder noch länger in euch bleiben«, sagte sie. »Haltet Ausschau danach.« Nachdem Taloma ihren Altar abgebaut und die heiligen Gegenstände wieder in den dazugehörigen Beuteln und Schachteln verstaut hatte, gab sie Judith die Wachumablüte, die inzwischen verblasst, aber immer noch prachtvoll war.

DANK

Um allen zu danken, die etwas zu der Recherche, dem Schreiben und der Veröffentlichung von *Kaffee, Mohn, Kaktus* beigetragen haben, muss ich mich mehr als fünfundzwanzig Jahre zurückbegeben. Damals schickte mir mein Freund Paul Tough, Redakteur beim *Harper's Magazine*, ein Exemplar von *Opium for the Masses*, dem in der Untergrundpresse erschienenen Buch, das meine kurze Karriere als Opiumanbauer in Gang setzte und die ursprüngliche Fassung des in diesem Buch enthaltenen Kapitels über den Mohn inspirierte. Auch John R. »Rick« MacArthur, dem Verleger des *Harper's Magazine*, bin ich zu großem Dank verpflichtet. Rick ging weit über alles hinaus, was ein normaler Verleger getan hätte, um die Veröffentlichung meines Artikels möglich (und ungefährlich) zu machen. Ich möchte mich auch bei Lewis Lapham bedanken, dem damaligen Herausgeber von *Harper's*, der den Artikel in Auftrag gab und meine ersten Versuche unterstützte, über die Arbeit in meinem Garten zu schreiben. Victor Kovner, der angesehene First-Amendment-Anwalt, spielte für die Veröffentlichung des Artikels eine bedeutende Rolle. Das gilt auch für meinen Schwager, den Topjuristen Mitchell Stern, der mir half, während der ganzen Strapazen klar zu denken und gelassen zu bleiben. Auch dem Strafverteidiger David Atkins bin ich für seine sorgfältige Beratung dankbar, obwohl ich seinem Rat letztlich nicht folgte.

Eine frühere, kürzere Fassung des Kapitels über Kaffee erschien 2020 zunächst als Hörbuch bei Audible. Ich bedanke mich bei dem Team von Audible, besonders bei Doug Stumpf, der die Idee für Erfolg versprechend hielt, und bei Susan Banta für ihre gewissenhafte Faktenüberprüfung und das Redigieren des Manuskripts. Ich habe eine erhebliche Menge neues Material über Tee in den Text aufgenommen, ein Thema, über das ich im Lauf der Zeit viel von Sebastian Beckwith, dem Inhaber von In Pursuit of Tea, gelernt habe. Auch David Hoffman, wegbereitender Teesucher, Importeur und Sammler, war sehr freigebig mit seiner Leidenschaft und seinem grenzenlosen Wissen sowie einer unvergesslichen Verkostung. Meinem Freund und Kollegen Peter Sacks bin ich dankbar, weil er mich auf die Rolle des Koffeins in »Der Lockenraub« aufmerksam machte, und Raj Patel, weil er mich auf Texte zur volkswirtschaftlichen Bedeutung von Tee und Kaffee hinwies, die ich allein nicht entdeckt hätte.

Was die Recherche zu Meskalin betrifft, so schulde ich zahlreichen Helfern Dank. Adele Getty und Michael Williams von der Limina Foundation erzählten mir viel über die Nutzung von Meskalin aus indigener und westlicher Sicht. Mein Freund Cody Swift, Gründer der Indigenous Peyote Conservation Initiative, und seine Kollegin Miriam Volat informierten mich über die Bedrohung des Peyote-Kaktus und machten mich mit den Mitgliedern der Native American Church bekannt, die in diesem Text vorkommen. Die Arbeit der IPCI zum Erhalt von Peyote für amerikanische Ureinwohner ist wichtig und verdient unsere Unterstützung (ipci.life). Jerry Patchen, ein Anwalt, der seit den 1990er-Jahren für das Recht der Ureinwohner kämpft, Peyote zu benutzen, gab mir einen fundierten Einblick und zeigte mir aufschlussreiche historische Dokumente. Adrian Jawort las das Kapitel sorgfältig durch und brachte bei meiner Schilderung des Peyotismus die Sichtweise eines Ureinwohners ein. Ich danke Nick Cozzi und Dave Nichols, die mir die chemischen und pharmakologischen Eigenschaften von Meskalin erklärten. Keeper Trout und Tania Manning halfen mir, mich in der verwirrenden botanischen Einordnung der Kakteen zurechtzufinden, die unter der Rubrik San Pedro zusammengefasst sind, und Martin Terry übernahm diese Aufgabe bei Peyote. Michael Zeigler, einem der klügsten Menschen aus der psychedelischen Community, bin ich für seine langfristige Sichtweise und gärtnerische Großzügigkeit zu Dank verpflichtet. Bob Hass half mir, das Haiku-Bewusstsein zu verstehen, das vom Meskalin hervorgerufen wird, zumindest mit dem Verstand. Und ich danke Bob Jesse, Joe Green, Mike Jay, Bia Labate, Françoise Bourzat, Tom Pinkson, Dawn Hofberg und Erika Gagnon, weil sie mein Wissen über diese Pflanzenmedizin und ihre Geschichte vertieft haben. Außerdem muss ich betonen, dass ich bei der Veröffentlichung meiner Bücher stets ein besseres Gefühl habe, wenn Bridget Huber die Fakten unter die Lupe genommen hat, und besser schlafen kann, wenn mein alter Freund Howard Sobel und sein Kollege Rob Ellison von Latham & Watkins das Manuskript mit juristischem Scharfblick gelesen haben – danke, Howard und Rob.

Wie immer möchte ich mich bei meiner einzigartigen Lektorin Ann Godoff für ihren Enthusiasmus und die souveräne Leitung dieses Projekts und bei meiner einzigartigen Literaturagentin Amanda Urban bedanken. Jeder neue Umbruch im Verlagswesen erinnert mich daran, wie glücklich ich mich schätzen kann, weil ich diese beiden klugen Frauen während meiner ganzen Karriere an meiner Seite hatte. Ihre jeweiligen Teams sind die besten in der gesamten Branche. Mein besonderer Dank gilt Sarah Hutson, Casey Denis, Sam Mitchell, Darren Haggar, Karen Mayer, Danielle Plafsky, John Jusino und Diane McKiernan bei Penguin Press, Jennifer Simpson, Sam Fox, Rory Walsh und Ron Bernstein bei ICM sowie Daisy Meyrick und Charlie Tooke bei Curtis Brown in London. Und einen herzlichen Gruß an Simon Winder bei Penguin UK für sein scharfsinniges Lektorat, die jahrelange Unterstützung und die lehrreiche Erinnerung daran, dass nicht alle Leser Amerikaner sind. Es ist ein Privileg und eine Freude, mit Ihnen allen zu arbeiten.

Es gibt eine dritte kluge Frau, die bei jedem meiner Bücher eine bedeutende Rolle gespielt hat, hinter den Kulissen und diesmal sogar *in* mehreren Szenen, damit ist natürlich Judith Belzer, meine Frau und Lebensgefährtin, gemeint. Danke für den Resonanzboden, die großartigen Ratschläge, das findige Redigieren, die Nachbereitung *und* deine Bereitschaft, mich auf dieser Reise zu begleiten und über deine Erfahrung zu sprechen: Du warst hochherziger, als ich es in meinen kühnsten Träumen erwarten konnte. Ich danke auch dir, Isaac Pollan, für dein anhaltendes Interesse an den journalistischen Abenteuern deines Vaters und deine stetige Unterstützung. Ich ziehe stets Nutzen aus unseren Gesprächen über die Arbeit, ganz zu schweigen von den guten Ratschlägen, wie man Kaffee am besten zubereitet. Und ich bin dankbar für meine Kollegen, für die Fachgespräche und jeglichen Rat: Mark Edmundson, Mark Danner, Gerry Marzorati, Jack Hitt und Dacher Keltner, ihr seid gute Freunde. Ob beim Wandern oder am Telefon, ihr macht unsere Arbeit weniger einsam.

Und zu guter Letzt möchte ich mich bei meinen Lesern bedanken, denn sie halten das ganze Unterfangen in Gang. Manche von Ihnen begleiten mich schon seit 1991, als *Meine zweite Natur: Vom Glück, ein Gärtner zu sein* veröffentlicht wurde. Ich kann mich glücklich schätzen, eine Lesergemeinde zu haben, die bereit ist, mich auf dieser unglaublichen, verschlungenen Reise vom Garten zur Farm und Küche und dann zum menschlichen Geist und wieder zurück zum Anfang zu begleiten, zu den Pflanzen, auf die wir vertrauen, und dem menschlichen Verlangen, mit dem sie so geschickt spielen. Danke für Ihre Aufgeschlossenheit, Ihre Neugier und Großmut und ganz besonders für all Ihre Briefe, E-Mails, Nachrichten und Tweets – ich habe bestimmt so viel von Ihnen gelernt wie Sie von mir. Ich betrachte es stets als Privileg, wenn Sie mir ein paar Stunden Ihrer Zeit und Aufmerksamkeit gewähren.

FUSSNOTEN

EINFÜHRUNG

1 »Entkriminalisieren« ist eine falsche Bezeichnung; das Volksbegehren fordert, dass Polizei und Staatsanwälte der Verfolgung von Straftaten, die den Anbau, Besitz oder Konsum – aber nicht den Verkauf – von pflanzlichen Arzneimitteln betreffen, die geringste Priorität beimessen sollen. Die Kampagne wurde von einer neuen Drogenreform-Bewegung namens Decriminalize Nature organisiert, mit der ich mich in dem Kapitel über Meskalin befasse.

2 »Set und Setting« sind zwei Begriffe, die Timothy Leary einführte, um den großen Einfluss der eigenen Einstellung und der örtlichen Gegebenheiten bei einer psychedelischen Erfahrung hervorzuheben.

3 Der Gedanke, dass Psychedelika eine entscheidende Rolle in der Religion gespielt haben, ist mindestens seit den 1970er-Jahren in religiösen Studien herumgegeistert, als R. Gordon Wasson (der Mann, der Psilocybin wiederentdeckte) zusammen mit Albert Hofmann (dem Erfinder von Lysergsäurediäthylamid oder LSD) und einem jungen Altphilologen namens Carl A. P. Ruck an *Der Weg nach Eleusis. Das Geheimnis der Mysterien* (Frankfurt/Main: Suhrkamp 1990) arbeitete. Siehe auch John M. Allegro: *The Sacred Mushroom and the Cross* (London: Hodder and Stoughton; New York: Doubleday 1970). Eine ausgezeichnete neuere Untersuchung der Rolle von Psychedelika in frühen Religionen ist in Brian C. Murareskus *The Immortal Key: The Secret History of the Religion with No Name* (New York: St. Martin's Press 2020) zu finden.

KAFFEE

1 Auch ein paar andere Pflanzen produzieren Koffein, allerdings in geringerer Menge, darunter die Kolanuss, Kakao, der Matestrauch, Guaraná und *Ilex vomitoria*, das von Südstaatlern als Koffeinquelle genutzt wurde, als Tee und Kaffee nicht verfügbar waren.

2 Für weitere Informationen zur Teezeremonie und ganz allgemein zur Bedeutung des Tees im spirituellen Leben Chinas und Japans siehe Beatrice Hohenegger: *Liquid Jade: The Story of Tea from East to West* (New York: St. Martin's Press 2006).

3 Das ist Knochenarbeit und wird bis auf den heutigen Tag von Hand erledigt. Ein Teepflücker soll bis zu dreißig Kilo pro Tag pflücken, das sind 60 000 Schnitte, die jeweils aus einer Knospe und zwei Blättern bestehen.

4 In den amerikanischen Kolonien verlief die Geschichte des Tees ganz anders. Als Engländer übernahmen die Kolonialisten die Gewohnheit des Teetrinkens um dieselbe Zeit wie ihre Landsleute. Doch im 18. Jahrhundert widersetzten sie sich in einem der ersten Akte im Drama der Revolution den hohen Steuern, die der König auf Tee erhob. Am 16. Dezember 1773 kippten Protestierende 342 Teekisten, die 25 000 Kilogramm Tee enthielten, in den Hafen von Boston. Nach der Boston Tea Party wurde Kaffee zum Nationalgetränk der Vereinigten Staaten und ist dort seither beliebter als Tee.

5 Das könnte helfen, ein offensichtliches Paradox zu erklären: Wie können Kaffee und Tee so eine gesundheitsfördernde Wirkung haben, wenn sie gleichzeitig für den schlechten Schlaf verantwortlich sind, der unsere Gesundheit beeinträchtigt? In einem 2017 veröffentlichten Übersichtsartikel wurde festgestellt, dass koffeinfreier Kaffee dieselbe positive Auswirkung auf die Gesundheit hat wie koffeinhaltiger, was darauf hindeutet, dass die Antioxidantien und nicht das Koffein am wichtigsten sind. (Grosso et al.: *Annual Review of Nutrition*, 2017.)

MOHN

1 Einige von Ehrlichmans Kollegen in der Regierung stellten das Zitat infrage, und da Baum 2020 starb, konnte ich ihn weder nach Belegen noch nach einer Erklärung fragen, warum er mit der Veröffentlichung mehr als zehn Jahre gewartet hatte.

2 Die Sacklers setzten eine Tradition illustrer amerikanischer Familien fort, deren Vermögen aus dem Verkauf von Opium und seinen Derivaten stammt, darunter auch John Jacob Astor und die Cabots, Perkins und Cushings aus Boston, alle eher bekannt für Philanthropie und Mäzenatentum.

3 Die Leser meines letzten Buchs, *Verändere dein Bewusstsein*, und des noch folgenden Kapitels über Meskalin, dürften über diese Behauptung schmunzeln.

4 Moore wurde in mehreren Punkten angeklagt, u. a. wegen der Herstellung von Morphin und des Besitzes einer Schusswaffe während der Begehung einer Straftat. Damit einige Anklagepunkte fallen gelassen wurden, bekannte er sich schuldig und wurde zu einer zehnjährigen Gefängnisstrafe, von der er zweieinhalb Jahre absaß, und einer Geldstrafe von 57.000 Dollar verurteilt.

5 2019 schränkte das Bundesgericht diese Regelung ein und berief sich dabei auf die Begrenzung »übertriebener Geldstrafen« im Eighth Amendment.

6 Man könnte fragen, wie ich es bei dem Anwalt getan habe, ob der Umstand, dass ich ein Journalist bin, der Mohn anbaut, um darüber zu schreiben, mir im Rahmen des First Amendments oder eines staatlichen Schildgesetzes irgendeinen Schutz bot. Die Antwort lautet Nein. In Connecticut gab es 1996 kein Schildgesetz, und selbst wenn es so gewesen wäre, bieten Schildgesetze einem Journalisten, der in kriminelle Handlungen verstrickt ist, keinen Schutz.

7 Die Regierung ließ die Klage während der Berufungsverhandlung fallen und erklärte die Sache als hinfällig, nachdem die in dem Artikel stehenden Informationen größtenteils öffentlich geworden waren.

KAKTUS

1 Für künftige Leser: »Fauci« ist der Mann, den einmal alle Amerikaner als Dr. Anthony Fauci, Direktor des National Institute of Allergy and Infectious Diseases und Corona-Berater der U.S.-Regierung, kannten. In der Zeit, als dieses Buch verfasst wurde, war es überflüssig, Faucis Vornamen zu nennen.

2 Seither habe ich von zwei Meskalin-Forschungsprojekten im Planungsstadium erfahren, eins an der University of Alabama und das andere in einem in der Bay Area angesiedelten psychedelisch-pharmazeutischen Start-up-Unternehmen namens Journey Colab.

3 Shulgin nannte seine Erinnerungen *PiHKAL: Eine molekulare Liebesgeschichte*. Das Wort »PiHKAL« ist sein Akronym für »Phenethylamines I Have Known and Loved«. Phenethylamine sind eine Klasse organischer Substanzen, die in Pflanzen und Tieren vorkommen, u. a. Meskalin und MDMA, auch bekannt als Ecstasy.

4 In seiner Rezension in *Newsweek* schrieb Geoffrey Wolff, er habe noch nie ein Buch gelesen, das »mich so traurig gemacht und beschämt hat wie dieses. Denn die Lektüre hat mir endgültig klargemacht, dass wir wirklich nicht wissen, wer wir sind, wo wir herkommen oder was wir aus welchem Grund getan haben.«

5 Die Verwendung des Begriffs »amerikanische Ureinwohner« breitete sich in dieser Zeit weiter aus, da er respektvoller schien als »Indianer«, ein postkolonialistischer Begriff, der auf Kolumbus' schlechtem Orientierungssinn beruhte. Doch »amerikanische Ureinwohner« ist auch nicht unproblematisch, da die Bezeichnung »amerikanisch« ebenfalls ein europäisches Konstrukt ist, noch dazu ein lächerliches – es beruht auf Amerigo Vespuccis falscher Behauptung, er habe den Kontinent entdeckt. Ralph Waldo Emerson bezeichnete Vespucci als »Dieb« und »Gurkenhändler zu Sevilla«, der »es in dieser lügnerischen Welt dazu [brachte], Kolumbus auszustechen und die halbe Erde mit seinem eigenen unehrlichen Namen zu taufen«. Dem Amt für Statistik zufolge bezeichnen sich in den letzten Jahren mehr indigene Auskunftspersonen als »Indianer« denn als »amerikanische Ureinwohner«. Ich verwende in diesem Buch beide Begriffe, abhängig vom Kontext, finde

aber, dass es keine zufriedenstellende Lösung gibt. (Die Kanadier kaschieren diese Probleme mit den Begriffen »Erste Nationen« und »Erste Völker«.)

6 Einer der besten indigenen Berichte über eine Peyote-Zeremonie, detailliert geschildert von Leonard Crow Dog, findet sich in Lame Deers *Seeker of Visions* (New York: Washington Square Press 1979), S. 207–209.

7 Bei der Wahl von 2020 brachten die Wähler von Washington, D.C., ein von Decriminalize Nature finanziertes Volksbegehren durch. Und Anfang 2021 haben auch Denver, Somerville (MA), Cambridge (MA) und das Washtenaw County (MI) pflanzliche Arzneimittel entkriminalisiert.

8 Nicht alle sind dieser Meinung. Einige Leute glauben, dass diese Einstufung helfen könnte, die Kakteen zu schützen, und die amerikanischen Ureinwohner nicht davon betroffen wären.

9 Davis meldete sich später noch mal bei mir, um zu sagen, dass sie diesen Standpunkt nicht länger vertritt, da sie nicht genau wisse, ob das als synthetisch bezeichnete Meskalin nicht doch aus Kakteen gewonnen wird. Das Vorgehen sei nicht transparent genug, um es mit Sicherheit auszuschließen.

10 Die Zeile stammt aus dem Prosagedicht »Esse« des polnischen Dichters Czesław Miłosz.

11 Google zufolge ist Agua de Florida ein Wasser mit Zitrusduft, das von Schamanen benutzt wird, »um [bei Zeremonien] schwere Energie rings um das Energiefeld des Körpers zu vertreiben«. Es enthält auch so viel Alkohol, dass man damit während einer Pandemie die Hände desinfizieren kann.

AUSWAHLBIBLIOGRAFIE

KAFFEE

ALLEN, STEWART LEE. *The Devil's Cup: A History of the World According to Coffee.* New York: Soho Press, 1999.

BALZAC, HONORÉ DE: *Abhandlung über moderne Reizmittel.* Aus dem Französischen von W. Fred. München, Zürich: Piper 1978.

BRAUDEL, FERNAND. *The Structures of Everyday Life, Vol. 1.* New York: Harper and Row, 1981.

CARPENTER, MURRAY. *Caffeinated: How Our Daily Habit Helps, Hurts, and Hooks Us.* New York: Plume, 2015.

COUVILLON, MARGARET J., ET AL. »Caffeinated Forage Tricks Honeybees into Increasing Foraging and Recruitment Behaviors.« *Current Biology* 25, no. 21 (November 2, 2015): 2815–18. doi:10.1016/j.cub.2015.08.052.

EKIRCH, A. ROGER. *At Day's Close: Night in Times Past.* New York: W. W. Norton, 2005.

GROSSO, GIUSSEPPE, ET AL. »Coffee, Caffeine and Health Outcomes: An Umbrella Review.« *Annual Review of Nutrition* 37 (2017): 131–56.

HALPRIN, MARK. *Memoir from Antproof Case.* New York: Harcourt, Brace, 1995.

HOBHOUSE, HENRY. *Seeds of Change: Six Plants That Transformed Mankind.* Berkeley: Counterpoint, 2005.

HOHENEGGER, BEATRICE. *Liquid Jade: The Story of Tea from East to West.* New York: St. Martin's Press, 2006.

HOUTMAN, JASPER. *The Coffee Visionary: The Life and Legacy of Alfred Peet.* Mountain View, CA: Roundtree Press, 2018.

JULIANO, LAURA M., SERGI FERRÉ, and ROLAND R. GRIFFITHS, »The Pharmacology of Caffeine.« *The ASAM Principles of Addiction Medicine: Fifth Edition.* Wolters Kluwer Health Adis (ESP), 2014.

KRETSCHMAR, JOSEF A., and THOMAS W. BAUMANN. »Caffeine in Citrus Flowers.« *Phytochemistry* 52, no. 1 (September 1999): 19–23.doi: 10.1016/S0031-9422(99)00119-3.

KUMMER, CORBY. *The Joy of Coffee.* Boston: Houghton Mifflin, 1995.

MILHAM, WILLIS I. *Time and Timekeepers: Including the History, Construction, Care, and Accuracy of Clocks and Watches.* New York: Macmillan, 1923.

MINTZ, SIDNEY W. *Sweetness and Power: The Place of Sugar in Modern History.* New York: Penguin, 1985.

MORRIS, JONATHAN. *Coffee: A Global History.* London: Reaktion Books, 2019.

PENDELL, DALE. *Pharmako/Dynamis: Stimulating Plants, Potions, and Herbcraft.* San Francisco: Mercury House, 2002.

PENDERGRAST, MARK. *Uncommon Grounds: The History of Coffee and How It Changed Our World.* New York: Basic Books, 1999.

REICH, ANNA. »Coffee and Tea: History in a Cup.« *The Herbarist Archives* 76 (2010).

REID, T. R. »Caffeine – What's the Buzz?« *National Geographic Magazine.* January 2005.

SABERI, HELEN. *Tea: A Global History.* London: Reaktion Books, 2010.

SCHIVELBUSCH, WOLFGANG: *Das Paradies, der Geschmack und die Vernunft. Eine Geschichte der Genussmittel.* München, Wien: Hanser 1980.

SEDGEWICK, AUGUSTINE. *Coffeeland: One Man's Dark Empire and the Making of Our Favorite Drug.* New York: Penguin Press, 2020.

SPILLER, GENE A., ED. *Caffeine.* Boca Raton, FL: CRC Press, 1998.

STANDAGE, TOM: *Sechs Getränke, die die Welt bewegten.* Aus dem Englischen von Rita Seuß. Düsseldorf: Artemis und Winkler 2006.

UKERS, WILLIAM H. *All About Coffee.* New York: The Tea and Coffee TradeJournal Company, 1922.

VAN DRIEM, GEORGE. *The Tale of Tea: A Comprehensive History of Tea from Prehistoric Times to the Present Day.* Leiden, NL: Brill, 2019.

WALKER, MATTHEW: *Das große Buch vom Schlaf. Die enorme Bedeutung des Schlafs – beste Vorbeugung gegen Alzheimer, Krebs, Herzinfarkt und vie-*

les mehr. Aus dem Amerikanischen von Annika Tschöpe. München: Goldmann 2018.

WEINBERG, ALAN, and BONNIE K. BEALER. *The World of Caffeine: The Science and Culture of the World's Most Popular Drug*. Abingdon, UK: Routledge, 2001.

WRIGHT, G. A., ET AL. »Caffeine in Floral Nectar Enhances a Pollinator's Memory of Reward.« *Science* 339, no. 6124 (March 8, 2013): 1202–4.doi:10.1126/science.1228806.

MOHN

BAUM, DAN. »Legalize It All.« *Harper's Magazine*, April 2016.

DERS., *Smoke and Mirrors: The War on Drugs and the Politics of Failure*. New York: Little Brown, 1996.

BOOTH, MARTIN. *Opium: A History*. New York: Thomas Dunne Books, 1998.

DE QUINCEY, THOMAS: *Bekenntnise eines englischen Opiumessers*. Übersetzt von Leopold Heinemann. Berlin: Henricus 2019.

HALPERN, JOHN H., MD, and DAVID BLISTEIN. *Opium: How an Ancient Flower Shaped and Poisoned Our World*. New York: Hachette, 2019.

HOGSHIRE, JIM. *Opium for the Masses: Harvesting Nature's Best Pain Medication*. Port Townsend, WA: Loompanics Unlimited, 1994.

KEEFE, PATRICK RADDEN. »The Family That Built an Empire of Pain.« *New Yorker*, October 23, 2017.

LENSON, DAVID. *On Drugs*. Minneapolis: University of Minnesota Press, 1995.

MACY, BETH. *Dopesick: Dealers, Doctors and the Drug Company That Addicted America*. New York: Back Bay Books, 2019.

NUTT, DAVID. *Drugs Without the Hot Air: Minimising the Harms of Legal and Illegal Drugs*. Cambridge, UK: UIT Cambridge, 2012.

PENDELL, DALE. *Pharmako/Poeia: Power Plants, Poisons, and Herbcraft*. Berkeley: North Atlantic Books, 2010.

KAKTUS

ARTAUD, ANTONIN: Mexiko. *Die Tarahumaras, Revolutionäre Botschaften, Briefe.* Mit einem Essay von Luis Cardoza y Aragón. Herausgegeben von Bernd Mattheus. (Werke in Einzelausgaben, Band 7.) München: Matthes und Seitz 1992.

BOURZAT, FRANÇOISE, and KRISTINA HUNTER. *Consciousness Medicine: Indigenous Wisdom, Entheogens, and Expanded States of Consciousness for Healing and Growth: A Practitioner's Guide.* Berkeley: North Atlantic Books, 2019.

BROWN, DEE: *Begrabt mein Herz an der Biegung des Flusses.* Deutsch von Helmut Degner. Hamburg: Hoffmann und Campe 1995.

CALABRESE, JOSEPH D. *A Different Medicine: Postcolonial Healing in the Native American Church.* New York: Oxford University Press, 2013.

GWYNNE, S. C. *Empire of the Summer Moon: Quanah Parker and the Rise and Fall of the Comanches, the Most Powerful Indian Tribe in American History.* New York: Scribner, 2011.

HASS, ROBERT, ED. *The Essential Haiku: Versions of Bashō, Buson, and Issa.* New York: Ecco Press, 1995.

HUXLEY, ALDOUS: *Die Pforten der Wahrnehmung. Himmel und Hölle.* Übersetzt von Herberth E. Herlitschka. München: Piper 1975.

JAY, MIKE. *Mescaline: A Global History of the First Psychedelic.* New Haven: Yale University Press, 2021.

JESSE, BOB. *On Nomenclature for the Class of Mescaline-Like Substances and Why It Matters.* San Francisco: Council on Spiritual Practices, 2000.

KEEPER TROUT AND FRIENDS, ed. *Trout's Notes on San Pedro and Related* Tricho-cereus *Species: A Guide to Assist in Their Visual Recognition; with Noteson Botany, Chemistry, and History.* Austin, TX: Mydriatic Productions/Better Days Publishing, 2005.

LABARRE, WESTON. *The Peyote Cult.* Norman: University of Oklahoma Press, 1989.

LAME DOG. *Seeker of Visions.* New York: New York University Press, 1976.

MAROUKIS, THOMAS C. *Peyote Road: Religious Freedom and the Native American Church.* Norman: University of Oklahoma Press, 2012.

PENDELL, DALE. *Pharmako/Gnosis: Plant Teachers and the Poison Path.* Berkeley: North Atlantic Books, 2010.

PINKSON, TOM SOLOWAY. *The Shamanic Wisdom of the Huichol: Medicine Teachings for Modern Times.* Rochester, VT: Destiny Books, 2010.

SHULGIN, ALEXANDER T. und ANN SHULGIN: PiHkal. *Eine molekulare Liebesgeschichte.* Norderstedt: TWENTYSIX 2018.

SMITH, HUSTON, and REUBEN SNAKE. *One Nation Under God: The Triumph of the Native American Church.* Santa Fe, NM: Clear Light Publishers, 1996.

STEWART, OMER C. *Peyote Religion: A History.* Norman: University of Oklahoma Press, 1993.

SWAN, DANIEL C. *Peyote Religious Art: Symbols of Faith and Belief.* Jackson: University Press of Mississippi, 1999.

INDEX

Die Originalausgabe erschien unter dem Titel *This is your mind on Plants – Opium – Caffeine – Mescaline* bei Penguin Random House, New York 2021
Covergestaltung: Heidi Sorg und Christof Leistl nach dem Originalentwurf von Evan Gaffney
Typografie und Satz: frese-werkstatt.de
Druck und Bindung: Pustet, Regensburg
ISBN 978-3-95614-486-8